Td 35 66

913

DES MALADIES
DE L'AGE CRITIQUE
CHEZ LES FEMMES,

BIBLIOTHÈQUE ROYALE

ET DES MOYENS DE LES PRÉVENIR ET DE LES COMBATTRE,

Par le Docteur MENVILLE,

EX-AIDE DE CLINIQUE MÉDICALE A L'HÔPITAL DE LA CHARITÉ, A PARIS;

Chez BÉCHET *et* BAILLÈRE, *Libraires*,

Et chez l'Auteur, rue Saint-Honoré, N° 362.

L'ouvrage du docteur Menville, sur les maladies de l'âge critique chez les femmes, le place dans un rang distingué parmi nos médecins spéciaux. Ses savantes et profondes méditations sur les affections de l'utérus et du sein, et le traitement rationnel qu'il indique et qu'il emploie depuis longtemps avec succès, ouvrent une nouvelle route à l'étude des maladies malheureusement trop communes aux femmes.

L'expérience et l'observation ont démontré à ce médecin que les affections de la matrice sont dues à un engorgement de cet organe, engorgement toujours produit par l'exaltation ou l'exaspération vitale; qu'un traitement sédatif peut, en modifiant ou en déprimant l'exaltation vitale qui préside à la formation des engorgemens de l'utérus, arrêter leur développement, et qu'enfin ce traitement sédatif, modifié et convenablement associé à un traitement résolutif, en favorise heureusement les effets en contrebalançant ou en empêchant l'action irritante des médicamens qui le composent.

L'auteur a remarqué aussi que l'engorgement glandulaire du sein est très commun, qu'il a une grande tendance à passer à l'état cancéreux lors du temps critique, et que cette disposition est produite par un excès d'énergie vitale qui diminue vers l'utérus et se porte avec violence aux mamelles.

Le docteur Menville, après de longues et pénibles recherches sur les maladies graves du sein et de la matrice, a eu le bonheur de formuler un traitement qui amène presque toujours la guérison.

Consultations spéciales pour les maladies des femmes, tous les jours, de midi à deux heures, rue Saint-Honoré, n. 362.

Paris. — Imprimerie administrative de Paul Dupont.

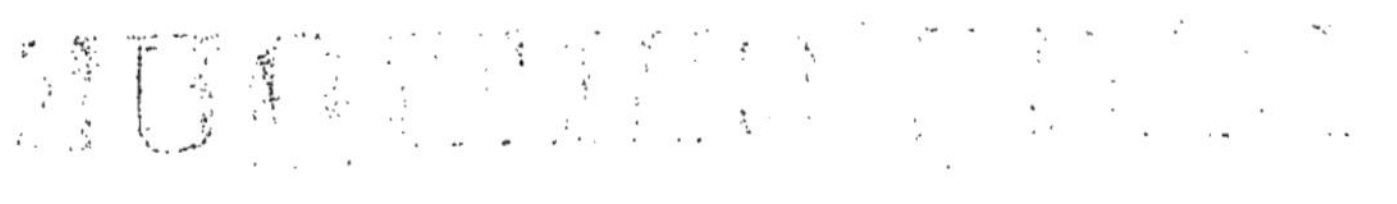

DE
L'AGE CRITIQUE
CHEZ LES FEMMES.

PARIS. — IMPRIMERIE DE BOURGOGNE ET MARTINET,
rue Jacob, 30.

DE
L'AGE CRITIQUE
CHEZ LES FEMMES,

DES MALADIES

QUI PEUVENT SURVENIR A CETTE ÉPOQUE DE LA VIE,

ET DES MOYENS

DE LES COMBATTRE ET DE LES PRÉVENIR;

PAR

Le Dr MENVILLE,

Ancien aide de clinique médicale à la Faculté de médecine
de Paris, etc.

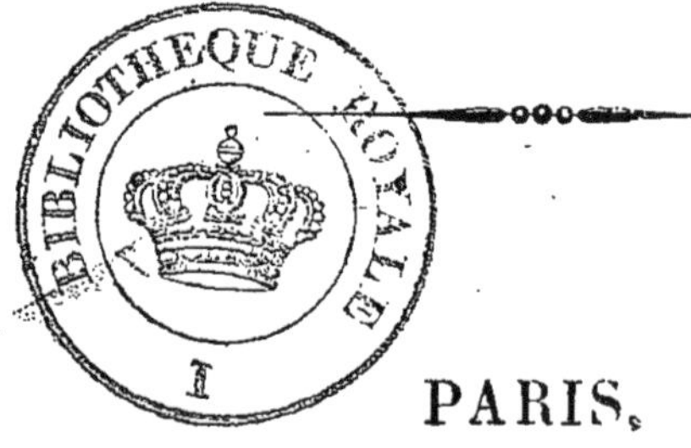

PARIS,

GERMER BAILLIÈRE, LIBRAIRE-ÉDITEUR,

RUE DE L'ÉCOLE-DE-MÉDECINE, 17.

1840.

AVANT-PROPOS.

Tous les êtres qui jouissent de la vie marquent leur passage sur la terre par des modifications ou des changements continuels de forme et de texture. L'homme, que ses facultés physiques et ses attributs intellectuels surtout élèvent au premier rang parmi ces êtres, ne peut échapper à cette loi; comme eux, il est soumis à des périodes successives d'accroissement et de dépérissement; comme eux, il change depuis le moment de sa naissance jusqu'à l'époque fatale où, entraîné vers sa fin par des altérations progressives, suite inévitable de la marche de la vie, il rend à la nature les parties élémentaires dont elle l'avait formé.

Tel est le sort commun à tous les êtres de la terre; mais l'homme, plus qu'aucun autre, se trouve, à l'occasion des changements que le temps fait subir à son organisation, dans un nouveau rapport avec tous les objets qui l'environnent; et ce qui mérite surtout de captiver l'attention du médecin philosophe et sensible, dans l'étude des phénomènes de la vie humaine, c'est que ces différents changements ne s'opèrent pas de la même manière dans les deux sexes. Dans l'homme, ils se succèdent le plus ordinairement avec une telle régularité, qu'on a quelque peine à saisir avec précision le moment où chacun d'eux s'effectue. La femme, cette compagne assidue de ses souffrances et de ses plaisirs, est loin de se trouver, sous ce rapport, dans des circonstances aussi favorables que l'homme. Chacune des périodes principales de son existence est marquée par quelques secousses qui ne sont propres qu'à rendre sa vie plus orageuse. Les douleurs auxquelles est asservi tout être faible dans les premiers moments d'une vie mal assurée, assiègent son enfance; aux éclats orageux et quelquefois funestes de la puberté succèdent d'autres époques plus dangereuses encore.

Chargée du rôle le plus important de la reproduction de l'espèce humaine, la femme semble n'acheter ce privilége que par le nombre et la gravité des maux dont il est la source; car le titre de mère, la plus pure et la plus douce des jouissances qu'elle éprouve, elle ne l'obtient qu'aux dépens de ses forces, de sa santé, et quelquefois de sa vie; à peine a-t-elle échappé à tant de périls, que la jeunesse de ses enfants alarme à chaque instant sa tendresse, et leur sort futur est pour elle un motif continuel d'inquiétudes et de tourments. Heureuse encore si cette époque en était le terme! Mais de nouvelles inquiétudes, de nouveaux tourments, de nouveaux dangers l'attendent, lorsqu'il faut perdre le signe de cette fécondité qui lui a déjà coûté si cher;

de grands dangers précèdent et accompagnent trop souvent la cessation du flux menstruel, et c'est sans doute ce qui a fait appeler cette époque *âge critique*. Ainsi, par une condition aussi affligeante qu'inexplicable, la femme, destinée à faire le bonheur de l'homme, trouve dans le bienfait de la reproduction les principales causes de sa perte; il s'ensuit qu'elle est sujette à une infinité de vicissitudes, et que sa vie n'est qu'une longue suite de révolutions orageuses et de dangers. Il est donc du devoir du médecin de consacrer ses études et ses méditations à découvrir les moyens prophylactiques et thérapeutiques propres à prévenir les maladies qui la menacent, et à mener à une cure radicale celles dont elle est atteinte.

Tout ce qui a rapport au sujet que je me suis proposé de traiter dans cet ouvrage, m'a semblé pouvoir être renfermé dans trois parties. Dans la première je parlerai de la femme en général; de sa constitution physique; de ses attributs intellectuels; du tempérament qui lui est propre;

des phénomènes qui précèdent et accompagnent la puberté, de la menstruation, de ses causes; de l'âge critique; des modifications et des changements qui s'opèrent dans la constitution physique et morale chez la femme à l'époque de la cessation de ses règles; des véritables dangers que présente cette cessation et de l'époque à laquelle elle s'opère.

La seconde partie sera exclusivement consacrée à présenter les moyens de disposer l'économie à subir sans trouble les modifications et les changements que lui imprime la cessation des règles, et de préserver les femmes des maladies qui les menacent à cette époque.

Dans la troisième et dernière partie enfin, je donnerai un relevé des maladies observées par les meilleurs auteurs, comme naissant ou se développant ordinairement à l'époque de la cessation des menstrues, et une description exacte de ces mêmes maladies, avec tous les moyens les plus propres à les guérir.

Tel est le but que je me suis proposé; telle est

la tâche que je vais essayer de remplir. Heureux, si mes efforts sont couronnés de quelque succès! Heureux, si j'ai contribué en quelque chose à rendre moins orageuse, moins périlleuse la vie d'un sexe dont l'existence tout entière, vouée à notre félicité, doit être l'objet éternel de nos hommages et de nos respects.

Paris, ce 1er juillet 1840.

MENVILLE.

DE L'AGE CRITIQUE

CHEZ LES FEMMES.

PREMIÈRE PARTIE.

CHAPITRE PREMIER.

Avant de parler des changements qu'on remarque chez la femme à l'âge de retour, et de présenter le tableau des maladies qui surviennent à cette époque de la vie, il nous a paru convenable de retracer dans un aperçu succinct les principaux traits qui la distinguent.

Dans tous les traités des maladies des femmes, on se borne à une simple exposition des parties qu'on croit être le siége accoutumé des affections de ce sexe; mais toutes ces connaissances solitaires, comme le remarque le spirituel et savant

Roussel, représentent les membres séparés d'un corps (*digesti membra poetæ*) qu'il fallait réunir, pour leur donner l'unité, l'ensemble et l'accord nécessaires à un tout.

Bien que notre livre n'ait pas pour objet toutes les maladies des femmes, nous avons pensé que ce corps aurait tous les traits convenables, si, à des considérations physiologiques sur les organes spéciaux de la femme, on prenait la peine d'ajouter, après les avoir liées, pour en former les membres, les notions détachées et particulières que nous avons sur les attributs et les fonctions du sexe, considéré sous le rapport du physique et du moral.

Roussel était persuadé qu'en cela on rappelait la médecine à ses véritables droits, puisque ce n'est, dit-il, que dans son sein qu'on peut trouver les fondements d'une véritable morale, et que, si rien peut conduire la médecine à sa perfection, on devra cet avantage à l'attention qu'on aura de ne jamais perdre de vue ce ressort intérieur qui régit les êtres animés, et qui exerce une si grande influence sur les fonctions et sur les dispositions particulières des femmes à certaines maladies.

Les anciens médecins n'ont peut-être pas été assez convaincus de cette vérité, voilà vraisemblablement pourquoi il y eut si peu de relation entre ceux-ci et les anciens philosophes.

Parmi les philosophes modernes, deux paraissent avoir senti la nécessité de faire marcher de front ces deux genres de connaissances : l'un est Descartes, qui a dit que si l'on pouvait trouver quelque moyen de rendre l'homme plus sage et plus ingénieux, ce ne serait que dans la médecine; le second est Montesquieu, qui s'est servi quelquefois heureusement du flambeau de la médecine et de quelques unes des vérités qu'elle fournit, pour pénétrer dans les sombres détours du cœur humain et découvrir la base profonde sur laquelle porte la législation des différents peuples.

La philosophie (s'écrie un écrivain éloquent, dans le noble enthousiasme qui le saisit à la vue des richesses accumulées par Fontana dans le muséum anatomique de Florence), la philosophie a eu tort de ne pas descendre plus avant dans l'homme physique; c'est là que l'homme moral est caché; l'homme extérieur n'est que la saillie de l'homme intérieur. (*Dupaty*, 33e *lettre sur l'Italie.*)

DE LA FEMME EN GÉNÉRAL.

Comparée à l'homme, la femme, cette fleur de la nature vivante, cette tige essentielle de l'espèce humaine, est d'une stature petite, délicate, débile et grêle; ses os sont petits ainsi que ses muscles, qui manquent de force relative, parce que leurs fibres sont délicates et molles.

Les vaisseaux des diverses circulations sont remarquables chez les femmes par leur mollesse et leur ténuité. Leurs nerfs sont grêles et déliés, ils ont peu de solidité et sont susceptibles d'une grande mobilité. Le défaut de consistance est cause qu'ils ne sont pas susceptibles d'exercer une réaction soutenue; aussi la force d'action est immense. Le tissu cellulaire est très abondant et fort expansible, il est très graisseux et peu dense. La peau, cette vaste membrane, siége du toucher, et qui sert d'enveloppe à tout le corps, est délicate, fine et susceptible de recevoir promptement toutes les influences de l'air et des corps avec lesquels elle se trouve en contact.

Tous les organes de la femme sont d'une extrême mobilité, ce qui tient, selon Roussel, à la petitesse de sa stature. Plus sensible que robuste, dit cet élégant écrivain, plus mobile que capable d'émouvoir, la femme possède toutes les qualités vitales dans le degré le plus exquis, mais avec des forces physiques très bornées; de manière que son existence consiste plus en sensations qu'en idées et en mouvements corporels.

La sensibilité vive dont jouissent les femmes est le principe de leurs qualités morales; la faiblesse, la mobilité et l'inconstance de ce sexe, duquel Labruyère a dit que « le caprice était tout proche de la beauté, pour être son contre-poison, » tiennent à cette vive sensibilité qui est due elle-même à la mollesse du tissu cellulaire; celle-ci rend la fibre nerveuse plus mobile sous l'action des stimulants physiques et moraux et qni permet des oscillations plus libres et plus nombreuses.

Telles sont en général les qualités physiques qui caractérisent ce sexe aimable que la nature a destiné à être le dépositaire du genre humain, et de qui Thomas a dit avec raison que « sans lui les deux extrémités de la vie seraient sans secours et le milieu sans plaisirs. »

De la matrice ou utérus.

L'utérus, ce centre du système de la reproduction, ce réceptacle du produit de la conception, est logé dans le bassin entre la vessie et le rectum. Très peu développée dans le premier âge, puisque, d'après les observations de Rederer et de Dugès, la matrice n'a que douze ou quatorze lignes dans son plus grand diamètre, elle est dure, aplatie; sa cavité contiendrait à peine une petite amande; mais lorsque, aux approches de la puberté, la nature vient mettre cet organe en exercice, les humeurs qui y abondent et qui le pénètrent en changent la consistance, le volume et les dimensions; il devient plus mou, plus arrondi et plus grand. Le commerce des deux sexes et ses suites rendent encore ces rapports plus sensibles; mais le plus grand degré d'expansion que l'utérus reçoive est celui qu'il a dans les derniers mois de la grossesse.

Cet organe ressemble assez à une poire creuse; la partie pointue qu'il présente, et qu'on appelle museau de la matrice, est percée par une ouverture transversale et s'avance dans le vagin, et c'est par cette ouverture et par le vagin que l'enfant vient au monde, comme c'est par là que l'amour a été lui donner l'être.

La membrane externe ou péritonéale, qui a revêtu la face postérieure de la vessie, se réfléchit sur la face antérieure de l'utérus, dont elle recouvre les trois quarts supérieurs seulement, le quart inférieur répondant immédiatement à la vessie. Dans l'état de développement qu'il acquiert pendant la grossesse, l'utérus s'approprie le péritoine des ligaments larges, espèces de mésentères qui se dédoublent pour prêter à l'ampliation de cet organe.

A l'âge adulte, les dimensions de l'utérus sont ordinairement de deux pouces et demi à trois pouces de hauteur, seize à dix-huit lignes de largeur. Chez les femmes qui ont eu des enfants, il ne revient jamais à son volume primitif; par l'effet de la grossesse et du développement de certaines tumeurs, son volume s'accroît éminemment; à l'âge critique, il se resserre et diminue beaucoup de volume, et dans la vieillesse, il s'atrophie au point d'être réduit quelquefois au volume qu'il offre chez les enfants nouveau-nés.

Bien que sur un sujet vivant, la forme, la situation, les dimensions, le poids, la consistance de l'utérus ne puissent être appréciés avec la même exactitude que quand une dissection soignée le dépouille, sur le cadavre, de toutes les parties qui l'environnent, il est cependant possible de juger, à un certain degré, de ces diverses conditions par des explorations variées; et c'est pour rendre les explorations vraiment fructueuses, qu'il faut avoir bien présent à l'esprit le véritable état normal dans ses détails essentiels; c'est le moyen de juger de ce qu'on n'aperçoit pas par ce qu'on peut directement et essentiellement apprécier.

Le tissu propre de l'utérus est grisâtre, très dense, criant un peu sous le scalpel à la manière d'un cartilage; il est composé de fibres, dont la disposition n'offre rien de particulier selon Malpighi, Monro, et que traversent un grand nombre de vaisseaux. Pendant la grossesse ou par suite du développement de tumeurs, d'accumulation de liquide dans sa cavité, ce tissu propre revêt tous les attributs du tissu musculaire, tel qu'on le trouve dans les appareils de la vie organique, et possède comme lui la contractilité.

Les anatomistes qui ont étudié la surface interne de l'utérus après l'accouchement, et en particulier Morgagni et Chaussier, ont contesté l'existence de la membrane muqueuse dans la cavité de cet organe; mais aujourd'hui tout le monde est d'accord que la muqueuse du vagin se continue dans la cavité du col, puis dans celle du corps de l'utérus; seulement, en pénétrant dans la cavité utérine, elle se dépouille de son épithélium.

L'utérus contient une multitude de filets nerveux qui répandent une vélocité pleine d'énergie; une sensibilité exquise qui souvent devient vicieuse et entraîne les plus funestes accidents, surtout à raison des sympathies nombreuses qui règnent entre ce viscère et un grand nombre d'organes.

Les fonctions que la matrice est destinée à remplir, savoir la menstruation et la gestation, jointes à la sensibilité extrême dont elle est douée, ont fait considérer cet organe par Hippocrate comme la cause de toutes les maladies spéciales de la femme.

A l'âge de retour le col de l'utérus est plus gonflé que de coutume, son tissu est moins dense, sa sensibilité se trouve diminuée, son extrémité inférieure, qui est étroitement embrassée par le vagin, forme une saillie beaucoup plus grosse et plus arrondie. L'orifice vaginal du col, nommé museau de tanche, ostintæ, orifice externe, est à peine sensible chez les jeunes filles; on ne peut en donner une meilleure idée qu'en se servant d'une comparaison qu'employait ordinairement l'illustre professeur Dubois, dont je me glorifierai toujours d'avoir été le disciple : il fait ressentir, disait-il, au doigt index qui le touche la même impression que celle que l'on éprouve en portant le même doigt sur le bout du nez et en l'agitant de droite à gauche.

A l'époque de la cessation des règles, cette ouverture est béante, ses lèvres sont plus ou moins inégales, on y remarque, chez les femmes qui ont eu beaucoup d'enfants, de petits tubercules, des déchirures, qui en font paraître la circonférence comme frangée; ces diverses lésions résultent de la rupture de ces parties au moment même de la sortie du fœtus.

Des ovaires.

Les ovaires sont deux corps ovales et aplatis, placés à côté et près du fond de la matrice, à laquelle ils tiennent par le ligament large et par un côté du pavillon des trompes. Ils sont plus volumineux proportionnellement chez le fœtus que chez l'adulte, diminuent après la naissance, augmentent après la puberté et s'atrophient dans la vieillesse; ils acquièrent dans les derniers temps de la grossesse un volume quelquefois double de celui qu'ils présentent ordinairement.

Les ovaires sont constitués par une écorce fibreuse, dense, recouverte par le péritoine, par un tissu spongieux et vasculaire, dont les mailles semblent formées par des prolongements très déliés de l'enveloppe extérieure et au milieu duquel sont déposées de petites vésicules ou œufs de Graaf. Ces vésicules ou ovules sont en nombre variable depuis trois ou quatre jusqu'à cinquante.

D'après le professeur Cruveilhier, ces ovules ou vésicules ne sont autre chose que de petits kystes ou poches, variables pour le volume, à parois très minces, transparentes, adhérentes au tissu de l'ovaire et contenant une sérosité limpide, incolore ou d'un jaune citron; suivant M. Baër, les vésicules les plus superficielles, celles qui avoisinent le pavillon de la trompe, contiendraient un corps flottant entrevu par Malpighi et qui constituerait le germe.

Le corps jaune, *corpus luteum*, que l'on considère, d'après les observations de Haller, comme le débris d'ovules déchirés, par suite de l'acte fécondant, est une sorte de tubercule d'un brun jaunâtre, d'une consistence assez ferme. On assure avoir rencontré ce corps chez des femmes qui n'avaient jamais eu d'enfants. On ne sera point étonné de cette disposition lorsqu'on aura pris connaissance des recherches anatomiques de M. Gendrin, sur l'état des organes génitaux internes, aux différentes phases de la menstruation.

Des trompes utérines.

Les trompes utérines, trompes de Fallope, *tubæ Fallopinæ*, sont des conduits de communication de l'utérus aux ovaires : longues de quatre à cinq pouces, elles ont un calibre extrêmement étroit dans leur moitié interne, augmente progressivement dans leur moitié externe jusqu'à leur extrémité, qui s'évase et se découpe en festons irréguliers à la manière du calice de certaines fleurs ; c'est cette extrémité renflée qui constitue le pavillon de la trompe ou morceau frangé. Pour bien voir cette disposition il faut plonger la trompe dans un liquide ; on voit alors une multitude de franges ou petits lambeaux inégaux en longueur, flottants et constitués par des plis inégalement découpés.

Toutes ces franges viennent aboutir à un cercle un peu plus rétréci que la portion de la trompe à laquelle il fait suite : c'est ce cercle qui constitue l'orifice libre de la trompe (*ostium abdominale*). L'étroitesse que présente la partie interne de la trompe, comparée à la partie externe, est telle qu'en dehors elle reçoit l'extrémité d'une sonde de moyen calibre, tandis qu'en dedans elle peut à peine admettre une soie de sanglier, dans la portion de ce conduit qui traverse la paroi de l'utérus; le diamètre est capillaire, et ce n'est qu'avec beaucoup de peine qu'on parvient à voir à l'œil nu l'orifice utérin de la trompe (*ostium uterinum*). Le conduit de la trompe s'ouvrant d'une part dans la cavité utérine et d'autre part dans la cavité péritonéale, il en résulte que ces deux cavités communiquent entre elles, disposition qui a fait admettre que certaines péritonites pouvaient bien dépendre du transport, dans la cavité péritonéale à travers les trompes, du liquide contenu dans la cavité de l'utérus (il n'est pas rare de trouver le pavillon de la trompe oblitéré, ce qui produit la stérilité).

Le péritoine forme à la trompe une tunique externe qui ne lui adhère que lâchement; une membrane muqueuse revêt sa surface interne, elle peut aisément y être démontrée dans toute l'étendue de la partie large et plissée. Continue d'une part à la muqueuse utérine, cette membrane se continue d'autre part avec la séreuse péritonéale sur le bord frangé de la trompe.

Les trompes, qui sont chez la femme les analogues du conduit déférent chez l'homme, servent de conduit de transmission d'une part au principe fécondant, d'une autre part au produit fécondé, qui de l'ovaire doit être transporté dans l'utérus, où il doit séjourner jusqu'à son entier développement.

Le pavillon de la trompe a pour usage d'embrasser l'ovaire au moment de l'acte fécondant, et de s'appliquer sur le point d'où se détache le germe; il suit de là que toute adhérence de l'ovaire ou de la trompe, qui s'oppose à ce jeu des organes, est une cause de stérilité.

Du vagin et de la vulve.

Pour transmettre hors de la matrice les produits qui s'y sont formés, pour y conduire ceux qu'elle est destinée à recevoir dans l'acte de la fécondation, une voie large, dit le professeur Dugès, et directe lui est ouverte au moyen d'un canal, qui a plus de capacité qu'elle-même, dans dans son état le plus ordinaire, et d'une fente extérieure qui a plus d'étendue aussi que le canal même qui s'y ouvre; ce canal, c'est le vagin, la fente, c'est la vulve.

Le premier a chez l'adulte quatre pouces environ de longueur, un pouce et demi de diamètre dans un état de distension modérée.

De la constitution et des attributs propres à la femme ou de la nature de son sexe.

Les différences sexuelles ne sont point bornées aux seuls organes de la génération chez la femme; chez l'homme et chez la femme, toutes les parties de leurs corps, celles même qui paraissent indifférentes aux sexes, en éprouvent cependant quelques influences. La femme, dit Virey, a communément des cheveux longs, fins et flexibles comme ses fibres; une peau blanche et délicate, une chair tendre et molle, à cause du grand développement de son tissu cellulaire et graisseux, des formes arrondies, le contour des membres gracieux, les hanches fort larges, les cuisses grosses, et les extrémités petites. Les parties supérieures du corps de l'homme, telles que la poitrine, les épaules et la tête sont fortes et puissantes; la capacité de son cerveau est considérable, et contient trois à quatre onces de plus que le cerveau de la femme; mais les hanches, les fesses, le bassin, sont plus étroits, plus maigres, que chez celle-ci.

La structure de l'homme, outre une plus grande taille d'ordinaire, est donc plus large en haut qu'en bas, et ressemble à une pyramide renversée. Dans la femme, au contraire, la tête, les épaules, la poitrine, sont petites; mais serrées, tandis que le bassin ou les hanches, les fesses, les cuisses et les autres organes du bas-ventre, sont amples et larges aussi son corps monte en pointe.

Cette différence de conformation est analogue aux fonctions de chaque sexe. L'homme est destiné, par sa nature, au travail, à l'emploi des forces physiques, à l'usage de la pensée, à se servir de la raison et du génie pour soutenir sa famille, dont il est le chef. La femme, à qui le dépôt de la génération devait être confié, avait besoin d'un bassin spacieux qui se prêtât à la dilatation de la matrice pendant la grossesse, et au passage du fœtus dans l'accouchement : aussi le tronc de la femme est plus large que celui de l'homme, dont la moitié du corps répond au pubis, tandis que chez celle-ci, le milieu du corps est entre le pubis et l'ombilic; elle a en effet les lombes plus étendues, le col plus mince, mais les jambes, les cuisses et les bras plus courts que ceux de l'homme : de là vient cette taille svelte, et cette élégance des membres avec la souplesse et l'aisance des mouvements, la légèreté, la grâce, résultats naturels de la molle flexibilité de l'organisation féminine.

La différence des moyens constitue le sexe, dont l'essence ne se borne point à un seul organe, mais s'étend, par des nuances plus ou moins sensibles, à toutes les parties, de sorte que la femme n'est pas femme seulement par un seul endroit, mais encore par toutes les faces par lesquelles elle peut être envisagée.

Outre cette organisation particulière des parties constituantes de la femme, il est naturel de penser que le tissu cellulaire qui les embrasse toutes, en abreuvant continuellement ces parties de l'humeur qui flotte en tous sens dans ses cellules, doit aussi modifier leur structure et leur sensibilité; mais c'est lui surtout qui donne aux membres de la femme ces surfaces uniformes et polies; cette rondeur et ces contours gracieux que ceux de l'homme ne peuvent et ne doivent point avoir : des masses de ce tissu, diversement distribuées, remplissent les cavités et les enfoncements qui choqueraient la vue, ôtent aux articulations ce qu'elles ont de raboteux et d'inégal, adoucissent le passage d'un organe à un autre. On dirait que dans la femme la nature a tout fait pour les grâces et pour les agréments ; si on ne savait qu'elle a eu un objet plus essentiel et plus noble, qui est la santé de l'individu et la conservation de l'espèce. C'est ainsi que, dans toutes ses opérations, la beauté naît d'un ordre qui tend au bien, et qu'en ne voulant faire que ce qui est utile, elle fait nécessairement en même temps ce qui plaît.

C'est dans ces différences, dans lesquelles la raison froide ne trouve qu'un objet d'utilité et qu'une simple convenance d'instruments, que réside cependant le lien invariable dont la nature se sert pour rapprocher les deux sexes, et cet attrait puissant qui les porte à s'unir.

Nous sommes excités à la conservation de notre espèce par un sentiment aussi vif, aussi involontaire que celui qui nous attache à la conservation de notre individu; des fonctions aussi intéressantes ne devaient point dépendre des incertitudes d'une volonté capricieuse, nous devions y être poussés par un mouvement qui fît taire tous les autres intérêts devant celui-là. Chaque individu a bien en lui les moyens de se conserver, mais non celui de se reproduire; il a besoin, pour remplir ce grand objet, du concours d'un autre individu, qui lui ressemble par son espèce et qui soit différent par son sexe. De ce besoin naît la dépendance réciproque des deux sexes. Aussitôt qu'ils viennent à connaître leurs véritables rapports, il ne leur est plus permis de se regarder de sang-froid, l'un ne voit dans l'autre qu'un moyen de félicité et que le complément de son être; ils s'élancent l'un vers l'autre avec une vivacité proportionnée à la force avec laquelle la nature leur parle en faveur de l'espèce, et pour s'enchaîner mutuellement, l'un emploie la prière et l'autre un tendre artifice. « L'homme, dit Roussel, voit dans la femme comme la femme dans l'homme, la seule chose au monde qui puisse changer ses inquiétudes en plaisirs ; » il n'est pas surprenant qu'un intérêt aussi vif que tendre les porte d'abord l'un vers l'autre, et que la passion, les amenant par degrés à se prêter une importance exclusive, ils n'en viennent enfin à ne voir qu'eux seuls dans toute la terre. Dans cet état, qui est le dernier de l'amour, l'homme n'est plus un mortel, c'est un dieu, la femme est une divinité.

La beauté, ce mobile puissant, dont jamais mortel sensible ne prononça le nom sans émotion (on sait trop que la philosophie ne se met pas toujours à couvert de ses traits; on dit que Démocrite, tyrannisé par la vue du sexe, et ne pouvant supporter la forte impression qu'elle lui faisait, prit le parti de se rendre aveugle), n'est, aux yeux du philosophe qui peut un moment échapper à ses prestiges et contempler d'un œil calme les bouleversements et les tempêtes qu'elle excite dans l'univers, qu'un simple rapport de moyens appropriés à un effet naturel; mais un rapport qui, ayant pour objet une nécessité impérieuse, doit à la passion sa principale force, et à l'imagination humaine les traits séduisants qui l'embellissent.

Aux convenances physiques que la nature a mises dans la femme pour exciter l'homme à se rapprocher d'elle, elle joint deux qualités morales, qui, quoique opposées par leur effet, contribuent également à faire valoir les premières : ces qualités sont la pudeur et la coquetterie; elles sont comme deux ressorts qui agissent en sens contraire : l'un tâche de faire naître les désirs que l'autre repousse, pour en augmenter l'activité, comme quelques gouttes d'eau redoublent celle de la flamme; l'une, par des amorces artificielles, engage le combat, que l'autre tâche de faire durer pour rendre la victoire plus douce et la défaite plus honorable. La coquetterie fait rechercher ce que la pudeur refuse, et l'infaillible effet de ces deux moyens ainsi combinés est d'augmenter, d'un côté, le prix de l'objet qu'on défend, et de l'autre, l'ardeur de celui qui le poursuit.

La pudeur, dans un être intelligent comme l'homme, ne produit pas seulement l'effet d'une résistance physique, elle fait encore naître en lui l'idée d'une vertu, et l'estime qui l'accompagne est alors un nouveau lien qui vient renforcer tous les autres.

La coquetterie est un autre sentiment naturel, mais opposé à la pudeur : c'est un désir vague de plaire et de captiver l'attention de tous les hommes, sans se fixer à aucun. Ce sentiment est si inhérent au sexe, que rien ne peut l'effacer : ce qui a fait dire au duc de La Rochefoucault, que les femmes peuvent moins surmonter leur coquetterie que leur passion.

De la femme considérée relativement à son existence morale.

Toute la constitution morale de la femme dérive de la faiblesse innée de ses organes ; tout est subordonné à ce principe, par lequel la nature a voulu rendre la femme inférieure à l'homme. Il faut dire cependant que madame de Genlis ne partage pas cette manière de voir, lorsqu'elle dit : « L'organisation des femmes n'est point inférieure à celle des hommes. Le génie se compose » de toutes les qualités qu'on ne leur conteste » pas, et qu'elles peuvent posséder au plus haut » degré : l'imagination, la sensibilité, l'élévation » de l'âme. Le manque d'étude et d'éducation

» ayant dans tous les temps écarté les femmes de » la carrière littéraire, elles ont montré leur » grandeur d'âme, non en retraçant dans leurs » écrits des faits historiques, ou en présentant » d'ingénieuses fictions ; mais par des actions » réelles. Elles ont mieux fait que peindre, elles » ont souvent, par leur conduite, fourni les mo- » dèles d'un sublime héroïsme. Nulle femme, » dans ses écrits, n'a peint la grande âme de Cor- » nélie; qu'importe, puisque Cornélie elle-même » n'est point un être imaginaire ! Et n'avons-nous » pas vu de nos jours, durant les tempêtes révo- » lutionnaires, des femmes égaler les héros par » l'énergie de leur courage et par leur grandeur » d'âme ? Les grandes pensées viennent du cœur, » et de la même source doivent (quand rien ne » s'y oppose) résulter les mêmes effets. »

La sensibilité de la femme est inséparable de la fragilité de son sexe ; l'impression vive que lui fait la vue d'un objet aimé ou odieux, une odeur forte ou désagréable, un bruit soudain, la mobilité de son caractère, de son humeur, de ses goûts, de ses penchants, la véhémence passagère de quelques passions, le rôle qu'elle a joué dans l'histoire des folies humaines ; tout en elle prouve des organes faciles à exciter.

Il ne faut pas croire que la sensibilité soit un

stérile avantage; elle est pour ceux qui en sont doués la source d'une foule de jouissances inconnues aux autres hommes. Le plaisir trouve chez eux un accès plus facile, et leurs sensations sont plus vives. Cette précieuse qualité a d'autres conséquences : elle est dans la société le germe de toutes les vertus. L'homme faible connaît seul les douceurs de la pitié, le prix des bienfaits, l'empire de l'amitié, et le charme de la confiance; il aime ses semblables, il abhorre l'injustice, il respecte les lois, et le simple récit d'un acte de générosité ou d'héroïsme l'attendrit jusqu'aux larmes.

Les femmes nous offrent des modèles de cette heureuse faiblesse. La douceur, l'indulgence et la soumission sont des vertus essentielles à leur sexe. On ne trouve jamais qu'en elles ce tendre intérêt, ces soins délicats, qui adoucissent les maux et font oublier le malheur.

La femme n'est pas femme seulement par les attributs de son sexe, elle l'est en toutes choses et jusque dans les jeux de son enfance; elle prélude sur sa poupée à ses propres sentiments, qui ne doivent s'éteindre qu'avec la vie. Ce qui annonce très évidemment, comme le remarque Jean-Jacques Rousseau, son goût déterminé pour sa destination.

En effet, si l'on considère la délicatesse de ses fibres, la mollesse de son tissu cellulaire, les formes douces et gracieuses de cette moitié du genre humain, l'on en doit attendre toutes les affections d'humanité, de compassion, de charité tendre, de conciliation, qui entretiennent la société, lient ses divers membres, resserrent les nœuds de la famille, et forment le plus délicieux apanage de la maternité. Par sa faiblesse, la femme sent le besoin de s'attacher, d'aimer, de plaire; elle s'adresse au cœur, elle se plaît au cœur; jamais l'enfant n'implore en vain sa pitié; elle brave toutes les souffrances, affronte tous les dangers pour son fils; elle s'élance, pour le sauver, dans les flammes comme dans les ondes; tous les infortunés lui appartiennent: dévouée à l'opprimé, à l'infirme, elle partage ses afflictions, elle se charge de ses douleurs; on la voit marcher à l'échafaud avec une victime, et, satisfaite de ses sacrifices, elle ne demande point de plus douce récompense que d'être aimée.

La femme, en effet, aime, non pas plus énergiquement, mais plus profondément, et surtout plus délicatement que l'homme; ses soins sont dictés par une tendresse mieux entendue; nous en voyons l'exemple dans la manière dont elle soigne les malades; elle s'identifie pour ainsi dire avec eux, et devine leurs besoins; elle console mieux; elle sait mieux parler le langage du cœur, par cela même que c'est le seul qu'elle comprenne bien et auquel elle cède toujours : aussi a-t-on dit fort honorablement pour elle : *Ubi non est mulier, ibi ingemuit æger.*

La femme, dit Virey, est beaucoup plus variable et plus changeante que l'homme. Il résulte de cette combinaison d'une sensibilité active et d'une grande flexibilité une disposition à s'émouvoir de toutes choses, à s'inspirer des émotions toujours nouvelles, à se gouverner d'après ses seules inspirations. Qu'on examine combien la femme est avide de tout ce qui peut l'affecter; combien elle recherche les spectacles, même les plus douloureux; quelle attention elle prête aux récits les plus capables d'ébranler l'imagination; comment elle se transporte facilement par des scènes tumultueuses, des querelles, le jeu, les passions; combien elle aime, dans les romans, par exemple, les sentiments exaltés, chevaleresques, de grands coups d'épée, selon le mot de madame de Sévigné; comment elle passe tout-à-coup des larmes au rire; combien elle est curieuse de nouveautés, de mouvements, d'objets éclatants qui l'agitent, qui lui fournissent matière à sentir, à exercer son talent pour la parole;

combien elle soutient les partis, fomente les intrigues, embrouille les divisions dans les affaires, s'intéresse vivement aux picoteries, aux dissensions, suscite même à plaisir des querelles en amour, afin de jouir de l'intimité du raccommodement; enfin, combien elle se plaît à créer, corriger, inspirer dans tous les petits détails si multipliés du ménage, et l'on aura une idée de la femme, disons, en général.

Si elle n'a pas, ainsi que Voltaire l'avoue, ce pouvoir d'invention et de création, qui semble ne se développer chez l'homme qu'avec la faculté d'engendrer son semblable; si elle manque de cette vigueur de pensée, de cette suite de raisonnement, de cette méditation isolée de toute existence extérieure, qui seule peut creuser les sujets à fond; si cette légèreté, ce babil indiscret, qui la fait voltiger ou plutôt papillonner à la superficie de tous les objets, qui la subjugue par l'éclat des choses présentes; l'empêche de percer dans leur nature; si cette frivolité éternelle d'idées et de penchants doit retenir toujours la femme au-dessous de la perfection dans les sciences, les lettres ou les arts; le lôt que la nature lui a départi n'en est pas moins brillant.

Tout ce qu'il y a de gracieux, de délicat, ces traits fins, ces rapports déliés des choses, ce goût rapide et sûr, ce tact de convenances et leurs nuances subtiles, ces aperçus d'une exquise sensibilité, cet art de démêler un ridicule, ce talent charmant de conversation, qui sait deviner d'un coup d'œil, pénétrer les sentiments qu'on se cache à soi-même, ouvrir, intéresser le cœur; tout cela n'est donné qu'à la femme au plus haut degré. Elle est juge-née de tout ce qui plaît : elle polit la société, elle civilise les mœurs farouches et adoucit nos habitudes; elle donne du jeu, du tour au langage; elle orne au moins de fleurs la triste carrière de la vie. « Si les femmes, dit madame de Genlis, ne sont pas destinées par leur nature à combattre, à porter les armes, et qui ne peut défendre n'est pas fait pour commander et pour régner, par la même raison elles ont droit à la protection ; la force généreuse doit les dédommager par les égards et toutes les déférences du pouvoir que la raison leur refuse; beaucoup de princesses ont gouverné avec génie, avec succès; mais elles auraient acquis plus de gloire encore si elles eussent été des hommes. Les grâces sont si nécessaires à un être, dont le véritable empire est fondé sur l'amour, que ni la morale, ni la politique n'empêcheront les femmes d'attacher un grand prix à ce frivole avantage ; on n'en trouverait peut-être pas une seule de vingt ans, qui, possédant une éclatante beauté, consentît (si l'échange était possible) à la perdre pour acquérir un trône, et dans une souveraine quel pernicieux résultat peut avoir cette frivolité! Ce fut une rivalité de figure et d'agrément qui décida Elisabeth, reine d'Angleterre, à violer tous les droits sacrés de l'hospitalité, de la justice et de la royauté, en faisant périr sur l'échafaud, au bout de dix-neuf ans de captivité, la reine infortunée, qui était venue volontairement se remettre entre ses mains et lui demander un asile. »

« On accorde aux femmes, poursuit madame de Genlis, une extrême sensibilité, on dit même qu'elle est plus vive que celle des hommes et on leur refuse de l'énergie; mais qu'est-ce qu'une extrême sensibilité sans énergie; c'est-à-dire une sensibilité qui ne rendrait pas capable de tous les sacrifices et d'un grand dévouement? et qu'est-ce que l'énergie sinon cette force d'âme, cette puissance de volonté qui, bien ou mal employées, donnent une constance inébranlable pour arriver à son but, ou font tout braver, les obstacles, les périls, la mort même pour l'objet d'une passion dominante? La ténacité de volonté des femmes pour tout ce qu'elles désirent ardemment a passé en proverbe : ainsi donc ; on ne leur conteste pas ce genre d'énergie, qui exige une extrême persévérance ; qui pourrait ne pas reconnaître en elles l'énergie que demande le courage héroïque ? En manquait-elle cette princesse infortunée, qui vient de se précipiter au milieu des flammes pour chercher sa fille? Et parmi tant de nobles victimes de la foi, parmi tant de martyrs qui ont persisté dans leur croyance avec une énergie aussi sublime, et malgré l'horreur des plus affreux supplices, ne compte-t-on pas autant de femmes que d'hommes ? »

L'extrême sensibilité dont jouit le sexe et qui l'expose à une multitude d'impressions vives, mais de peu de durée, explique pourquoi l'imagination des femmes est vive et non forte, et pourquoi leurs écrits, plus brillants que profonds, sont rarement marqués au coin du génie; c'est que, dit un auteur, leur cerveau est ébranlé vivement mais non fortement, et que d'ailleurs l'épigastre n'est point chez elles susceptible de ce degré de tension qu'exigent les grands travaux de l'âme et les profondes méditations.

Mais si la nature, ô femmes! sexe enchanteur, vous a refusé ces dons, combien n'en êtes-vous pas amplement dédommagées par les agréments du corps et de l'esprit? N'avez-vous pas les droits les plus beaux et les plus légitimes à notre amour et à notre reconnaissance, et ne régnez-vous pas en souveraines sur nos cœurs ? Le charme que vous répandez sur notre vie, les douces illusions que vous faites naître dans nos âmes, toutes les sensations délicieuses, et la perfection de la faculté de les sentir, voilà votre ouvrage, et c'est là le moindre de vos titres à nos hommages; nous vous devons encore les vertus. Sans vous, nous n'aurions de notre caractère que l'âpreté sans l'énergie, l'humanité serait foulée aux pieds; la pitié trouverait nos cœurs cuirassés d'un triple airain. C'est vous qui placez sur notre poitrine l'égide du courage, qui ennoblissez nos actions et qui nous formez au bonheur et à la gloire.

Écoutons encore Lachaise à ce sujet : « En se bornant aux véritables rapports sociaux que réclame la nature de leur sexe, les femmes contribuent à l'élégance de notre langage, à la politesse de nos mœurs et par cela même aux progrès de notre civilisation; et si elles ne sont pas plus appelées à briller par la profondeur et l'étendue de leurs facultés intellectuelles qu'à régner par l'ascendant de leurs forces physiques, de combien aussi ne sont-elles pas supérieures aux hommes par tout ce qui est du ressort des facultés affectives ou, comme on le dit généralement, par tout ce qui tient au sentiment et au cœur. C'est de cette source commune qu'émanent, la perspicacité avec laquelle elle sait démêler les mouvements secrets du cœur humain, ce sentiment si exquis de convenances qui ne la trahit jamais, et lui permet de régler adroitement ses actions et son langage selon les circonstances, cette bienveillance, dénuée d'intérêt, cette humanité sans prétention, cette douceur et cette élégante politesse de mœurs, capables d'adoucir les caractères les plus farouches ; dons précieux de la nature, qui voulut faire les délices d'une moitié du genre humain, avec les mêmes moyens qui devaient assurer à l'autre moitié un triomphe moins éclatant, il est vrai, mais, du moins, doux et surtout éternel. »

Si la femme cède parfois à des considérations de vanité, d'amour ou de haine, si un crime est moins impardonnable à ses yeux qu'un ridicule, si le clinquant la séduit, si l'esprit de jalousie peut la rendre injuste envers ses rivales, si elle préfère souvent un sémillant petit maître à l'homme simple et modeste ; enfin, si la coquetterie est le fond essentiel de son caractère, comme le soutient Larochefoucault, par combien d'aimables qualités ne rachète-t-elle pas ce qui nous paraît des défauts !

Qu'une femme, en effet, au lieu de cette agréable frivolité, de cette adresse agaçante, de cette timide pudeur, premier ornement de ses charmes; au lieu de ces douces faiblesses qui donnent tant de prix à ses faveurs, qui les assaisonnent de piquantes résistances et de tendres nennis, comme dit Marot, au lieu de ces parures légères, qu'elle ne prend que pour nous séduire, de cette politesse, qui attire et retient tant de téméraires emportements, qu'elle paraisse, à nos yeux, avec des qualités viriles, une franchise audacieuse, une austérité repoussante, une sale négligence, qui dégoûte de la beauté même, une insensibilité refrognée, une raison âpre et sévère, alors nous redemanderons à la nature la femme avec ses charmants défauts, qui semblent formés exprès pour nous subjuguer et nous plaire : oui, s'il ne nous est pas donné de vivre parfaitement heureux avec elle, il existe encore bien moins de bonheur sans elle.

Si tout, dans l'homme, continue Virey, doit aspirer à s'ouvrir, à s'étendre au-dehors, si la chaleur et la vigueur de son sexe lui imposent cette loi d'expansion au physique comme au moral, tout dans la femme doit concourir à renfermer, rassembler en quelque manière ses affections, ses pensées, ses actions en un centre, qui est celui de la reproduction et l'éducation de sa famille ; ce ne sont pas nos institutions, c'est la nature qui proclame cette vérité, que la femme n'est dans son élément, dans sa place la plus respectable, la plus heureuse, même pour elle, que là où ses devoirs naturels l'appellent, l'instinct le lui dicte. Elle se sent faite pour ce rôle, elle y brille de tout son mérite et de toutes ses grâces; si elle en sort, ses vertus manquant leur but, deviennent des vices, auxquels il est bien rare qu'on pardonne.

Que le médecin étudie donc la femme, qu'il observe comment la nature a disposé cette timide et coquette Galatée, sa pudeur, ce charmant attribut de la beauté aimante, qui feint de refuser ce qu'elle brûle d'accorder; cette aimable vanité, qui, se complaisant dans les mondanités féminines, s'affecte du nouvel ornement qui pare une rivale et qui pleure secrètement la perte d'une grâce ; qu'il observe les profondes racines de cet amour-propre entretenu, exalté par tant d'hommages séducteurs : quelles vives démangeaisons de coquetterie de voir et d'être vue ! qu'il remarque cette veuve dans la tristesse, les sentiments tendres naissent sous ses pleurs, un consolateur se fait aimer, le deuil sert bientôt de parure; l'amour, qui n'est, d'après madame de

Staël, qu'un épisode dans la vie de l'homme, devient pour la femme un roman tout entier. Jeune, elle aime sa poupée; dans l'âge nubile, elle aime un époux et ses enfants; dans la vieillesse, cessant de plaire aux hommes par la beauté, elle se voue à son Dieu, elle guérit un amour par un autre, sans en être jamais désabusée. La femme peut commencer par aimer son amant, mais ensuite elle aime l'amour pour lui-même, c'est-à-dire pour le plaisir.

Que l'observateur judicieux remarque cette jeune et vive élégante des cercles les plus brillants, c'est un enfant gâté par l'adulation et rassasié de fadeurs. La dissipation, les spectacles, les bals ajoutent à ses minauderies, à sa gracieuse impertinence; ils impriment à son système nerveux une mobilité, une sensibilité extraordinaires. Il faut des vapeurs, des migraines, des nerfs agacés à cette jolie nymphe, élevée dans la molle oisiveté et les délices. Tout sourit à ses moindres caprices, elle est blasée sur tout; mais lorsque le temps, cet insigne larron, lui dérobe ses charmes, lorsqu'elle voit décroître les hommages et les plaisirs, quel mécompte dans sa fierté! quelle humiliation cruelle pour l'amour-propre! quels trompeurs éloges indignement démentis! qu'il en coûte à se résoudre à ne plus pouvoir plaire!

et, que les miroirs deviennent perfides, on accuse en vain les hommes de fausseté et d'ingratitude; on vante en vain l'antique politesse de nos aïeux : il s'élève au fond du cœur, je ne sais quel obscur chagrin qui ronge la vie et sillonne les joues.

Heureuse alors la femme modeste et sensée, qui sait se résoudre à sa destinée, et réparer, par des soins plus importants, ceux des ruines de la beauté!

Combien ne faut-il pas au médecin de précaution et de prudence pour gouverner la santé d'une organisation aussi frêle et aussi mouvante que celle de la femme dans tous les états de sa vie! Combien de saccades dans les affections, de jeu et de retours dans les ressorts de cette inconstante sensibilité! Comment enchaîner cette imagination flexible et toujours ondoyante! Dans quels abîmes du cœur le médecin doit descendre, tantôt avec discrétion, tantôt avec une imposante fermeté! un dépit, un chagrin, une blessure d'amour-propre renfoncée, une tendresse déguisée, le venin d'une jalousie secrète, une espérance déçue, une crainte vive ou prolongée, une joie immodérée, un désir trop concentré, une douleur ou une volupté trop poignante; tantôt des larmes forcément contenues, tantôt un caprice frustré, voilà de quoi exciter des spasmes, des secousses désordonnées dans toute l'économie de la femme. Et lorsque ces mouvements se réfléchissent vers l'utérus, cet animal indocile (comme parle un ancien) entre en fureur, s'agite et ébranle tout le corps, c'est le centre d'où partent une multitude d'irradiations nerveuses, surtout à l'époque de la nubilité et dans diverses circonstances. C'est par les communications de cet appareil d'organes avec le système nerveux abdominal que l'utérus est intéressé dans presque toutes les affections de la femme; de sorte que la sensibilité hystérique semble être non seulement son état le plus naturel, mais peut-être l'une de ses perfections mêmes. En effet, dit Virey, qui lui inspire le désir de plaire, si ce n'est l'influence secrète de l'organe sexuel? D'où s'élèvent les ardentes émotions de la jalousie, ou de cette tendresse affectueuse, ce penchant à s'émouvoir, sinon de ce foyer de sensibilité? Non seulement l'amour sexuel, mais celui de la maternité, ou des enfants, celui même de la dévotion ne sont pas exempts de ces rapports merveilleux avec l'organe utérin ou ses dépendances. Qu'on examine cette tendre mélancolie, ces talents soudains, qui fermentent et éclatent tout-à-coup chez plusieurs filles vers l'époque de la puberté; qu'on suive la chaîne des idées, des sentiments qui accompagnent l'explosion de cette floraison du physique et du moral, ce délire érotique, cette fièvre de vie qui semblent enivrer cette vierge naguère si timide; qu'on en voie d'autres plongées dans les langueurs de la chlorose, s'abandonner à des goûts absurdes ou dépravés, etc., l'on reconnaîtra combien, tantôt l'oisiveté, tantôt l'atonie, les divers tiraillements nerveux de l'organe utérin affectent toute l'économie de la femme. Enfin, lorsque l'âge détruit en elle la vie de cet organe et l'espérance des plaisirs, lorsque l'écoulement des règles a cessé avec la faculté de concevoir, la mort du système sexuel semble reporter un surcroît de force dans tout le reste de l'organisation. En effet, pendant la gestation surtout, si la vie semble concentrée vers l'organe utérin, pour fomenter, couver celle d'un nouvel être, si la femme alors manifeste moins de facultés d'intelligence, plus de faiblesse et de bizarreries qu'à toute autre époque, au contraire, lorsque les forces vitales cessent de conspirer vers l'utérus, elles augmentent celles de l'esprit et du reste du corps.

Passé l'âge critique, les femmes ont l'espérance d'une plus longue vie que les hommes, leur esprit acquiert plus de netteté, d'étendue et de vivacité, il y a moins d'instinct maternel désormais que de prudence pour diriger une famille, on donne moins au sentiment qu'à la réflexion ; enfin, la consolation de ses derniers jours est de mourir entre les embrassements d'une nombreuse famille et d'une féconde postérité.

Telle est la nature morale du sexe féminin ; telles sont les modifications qui résultent des phases de son existence. La femme est donc un être extrême dans ses affections et ses qualités naturelles. Rarement elle conserve ce milieu de froideur et d'indifférence dont la raison de l'homme tire tant d'avantage et de force, pour affermir ses jugements puisés dans la juste balance de l'équité.

CHAPITRE II.

DU TEMPÉRAMENT PROPRE A LA FEMME.

Le savant Roussel dit dans son livre sur le *Système physique et moral de la femme:* « Si les philosophes, qui ont fait de la morale le principal objet de leurs méditations, ont cru devoir connaître l'organisation physique de l'homme, quelques médecins n'ont pas cru pouvoir donner à leurs connaissances médicales de base plus solide que la morale. Stalh est celui qui a le plus insisté sur le moral, lorsqu'il a développé les causes physiques de nos affections corporelles. En faisant de l'âme le principe de tous nos mouvements vitaux, il a renversé la barrière qui séparait la médecine de la philosophie. D'après ces dogmes, il n'est plus permis d'être médecin sans connaître le jeu des passions, l'influence des habitudes, et la différence qu'il y a entre une machine active et dont tous les mouvements sont spontanés, et une machine mue par un enchaînement de ressorts inanimés. Son système doit à jamais laver les médecins des imputations de matérialisme, dont l'ignorance maligne de leurs ennemis les a quelquefois chargés, ou auxquelles la légèreté imprudente de quelques-uns d'entre eux peut avoir donné lieu. Si son système est le plus orthodoxe, il est aussi le plus vrai, le plus simple et le plus conforme aux faits. On a dit qu'il semble n'être qu'une extension des principes d'Hippocrate. »

Stalh aurait sans doute subjugué toute la médecine si, plus complaisant pour ses lecteurs, ou plus zélé pour sa réputation, il eût pris soin de polir ses ouvrages, et d'y répandre ces agréments, dont la vérité même a si souvent besoin. J'ai fait un essai, continue Roussel, des mêmes principes sur la constitution de la femme; Stalh m'a souvent servi de guide. Lorsque j'ai voulu appliquer sa théorie des tempéraments à celui de la femme, j'ai vu avec plaisir qu'elle s'y appliquait naturellement; ce qu'il appelle le tempérament sanguin, m'a paru être le plus propre et le plus commun à ce sexe. Ce n'est pas qu'il ne soit susceptible de toutes les autres espèces de tempérament; mais comme je m'étais proposé de présenter la femme dans l'état de parfaite santé, et comme le tempérament sanguin réunit plus souvent cet avantage et celui de la beauté, je me suis fixé à celui-là ; ainsi que les peintres, qui, parmi les objets de toute espèce qui s'offrent à leurs yeux, s'attachent de préférence à ceux qui leur retracent le mieux la belle nature.

Roussel pense donc que le tempérament sanguin est en général celui de la femme ; il convient qu'elles sont disposées aux affections convulsives à raison de la faiblesse de leur constitution; mais il n'admet point qu'elles soient susceptibles de tempérament nerveux ; selon cet auteur, la même cause qui fait qu'elles sentent vivement, fait qu'elles ne sentent pas long-temps. Si les chagrins font sur elles des impressions vives, leur constitution n'en comporte point de durables ; les sentiments les plus disparates se succèdent chez elles avec une rapidité qui étonne, de sorte qu'il n'est pas rare de les voir rire et pleurer plusieurs fois dans la même heure. Roussel attribue cette facilité de pleurer au peu de consistance de leurs organes.

Vigarous pense, avec Roussel, que le tempérament sanguin est le tempérament commun des femmes ; mais ce savant médecin remarque, avec raison, que ce tempérament diffère trop essentiellement de celui que l'on nomme sanguin chez l'homme, pour que l'on doive les confondre. L'abondance des vaisseaux lymphatiques, beaucoup plus nombreux que les vaisseaux sanguins; l'exubérance des sucs nutritifs dont le corps de la femme est continuellement abreuvé, l'énergie du système lymphatique, qui pompe, absorbe ces sucs et les entraîne dans la circulation, le peu d'activité relative du système sanguin, en consumant moins, donnent à la force digestive une prédominance manifeste et qui se trouve liée avec l'organisation. Cette force digestive préside à tous les actes qui ont l'être vivant pour objet, et la digestion, la nutrition, les sécrétions, la conception, le développement du fœtus, sont de son domaine. Aussi devait-elle avoir dans la femme ce degré d'énergie proportionné à l'importance des fonctions qu'elle est appelée à remplir.

Vigarous, d'après ces considérations, conclut que le tempérament des femmes se compose de l'épanouissement du tissu cellulaire et de la mollesse des organes qui le suit, de la prédominance du système lymphatique, de l'action excessive du système nerveux; de l'influence des organes sexuels, et principalement de l'utérus, qui introduit plus ou moins de modifications.

Ce savant auteur remarque fort judicieusement que le tempérament sanguin, tel qu'il vient d'être expliqué, est commun à toutes les femmes, pendant le temps seulement qu'elles conservent l'aptitude nécessaire pour accomplir la génération, et démontre que ce qui se passe à l'époque de la grande révolution qui frappe la femme de stérilité, en faisant cesser l'influence de l'utérus, en distribuant plus également les forces vitales, apporte de grandes modifications dans le tempérament de la femme, et qu'alors il devient susceptible des mêmes variétés que celui de l'homme.

Un médecin de beaucoup d'esprit établit entre l'homme et la femme une ligne de démarcation qui ne peut échapper aux regards de l'observateur philosophe, lorsqu'il dit : « La nature a rarement donné aux femmes un tempérament bien prononcé, presque toujours c'est une combinaison de plusieurs tempéraments qui constitue leur manière d'être matérielle ; elle a voulu, sans doute, par une heureuse association d'éléments divers, donner à leur caractère cette utile flexibilité qui, dans la suite, doit préparer leur succès et assurer leur puissance. Les femmes ont presque toutes un tempérament combiné de la même manière, à quelques exceptions près, qui suffisent pour modifier leur caractère. La tâche que la nature a voulu leur faire remplir étant de quelque importance et toujours la même, il a bien fallu qu'elle leur donnât une constitution uniforme, afin qu'elle y trouvât sa garantie, et les femmes les moyens de remplir ses vues, qui sont la propagation de l'espèce humaine.»

Un autre écrivain, éclairé par les lumières de la physiologie moderne et par les observations pratiques, a prouvé que le tempérament sanguin appartient exclusivement à l'homme; que celui de la femme est éminemment lymphatique; que le système nerveux dominant dans sa constitution, à l'exclusion de l'appareil musculaire, elle est douée d'une sensibilité, d'une mobilité excessives, et disposée aux ébranlements nombreux précités, souvent tumultueux, quelquefois opposés.

Cet auteur conclut que le tempérament lymphatique, porté à l'excès, mais dont l'influence est toujours modifiée par la combinaison des systèmes sanguin et nerveux, est le tempérament qui distingue la femme.

Cette définition est fondée sur la nature des

choses, et peut être adoptée sans aucune restriction, comme convenant à la femme en général, considérée depuis l'invasion de la puberté, jusqu'à l'époque où la cessation des règles vient modifier tout l'organisme.

CHAPITRE III.

DE LA PUBERTÉ CHEZ LA FEMME.

De toutes les révolutions auxquelles est sujette la femme à chaque période principale de son orageuse existence, il n'en est pas qui mérite davantage d'appeler les méditations du médecin que celle de la puberté.

A cette époque brillante de la vie, nommée par Buffon le printemps de la vie et la saison des plaisirs, la compagne de l'homme, qui jusque là semblait à peine différer de lui, sort de la vie commune aux deux sexes, et revêt les importantes attributions de celui que la nature destina à la reproduction de l'espèce. Ce n'est plus, dit Saucerotte, un enfant n'existant que dans le présent et pour lui-même, mais c'est un membre intéressant de la grande famille. Des changements dans le moral de la jeune fille s'associent à ceux qui s'opèrent dans son physique; une vague mélancolie succède au folâtre enjouement de l'enfance, une réserve inaccoutumée naît de l'étonnement où la jette sa nouvelle position ; cependant un mouvement est imprimé, la nature travaille de longue main, et déploie à cette époque toutes ses ressources pour mettre la femme en état de se reproduire, et donner aux organes qui doivent servir à cette œuvre importante le degré de perfection qu'elle exige; son corps éprouve une secousse générale, qui va frapper avec une force particulière ces deux parties opposées par leur siége et différentes par les fonctions, dont l'une est l'instrument immédiat de l'ouvrage de la génération, et l'autre le nourrit, l'augmente et le fortifie; alors toute la masse cellulaire s'ébranle aussi et se modifie; elle s'arrange autour de ces deux parties, qu'elle rend plus saillantes, comme autour de deux centres, d'où elle envoie ses productions aux différents organes qui lui sont soumis. Les productions qui partent du centre supérieur, après avoir arrondi le col et lié les traits du visage, vont se perdre agréablement vers les épaules et se prolonger sur les bras, pour leur donner ces contours fins, déliés, moelleux, qui se continuent jusqu'aux extrémités des mains. Les productions qui partent de l'autre centre vont modifier à peu près de la même manière toutes les parties inférieures. Le principe actif ou la force intérieure qui produit ce développement, imprime en même temps aux humeurs un mouvement de raréfaction qui donne à toutes les parties de la consistance, de la chaleur et du coloris; tout s'anime alors dans la femme: ses mamelles s'élèvent gracieusement au-devant de la poitrine; la peau se trouve soulevée; de là, ces formes rondes et gracieuses qui sont l'apanage de la beauté, ces contours moelleux, l'agrément de la physionomie, et la noblesse de toute l'habitude du corps; le visage a plus de douceur, les traits prennent le caractère qui convient au reste du physique; les yeux, auparavant muets, acquièrent de l'éclat et de l'expression, sont aussi plus timides et plus réservés; son teint plus brillant est encore embelli par la pudeur; en un mot, c'est un tableau vivant où les passions sont rendues avec autant d'énergie que de délicatesse. Tout ce que les grâces légères et naïves ont de piquant, tout ce que la jeunesse a de fraîcheur, brille dans sa personne; de ce nouvel état résulte en elle une surabondance de vie qui cherche à se répandre et à se communiquer; elle est avertie de ce besoin par de tendres inquiétudes et par des élans, qui ne sont que la voix tyrannique et douce de la volupté.

L'action de ce nouveau foyer de vitalité qui s'est établi dans les organes sexuels s'accroît de plus en plus et réagit vivement sur tout le système. Sous l'influence des irradiations sympathiques de l'utérus, la sensibilité générale se trouve modifiée et surexcitée d'une manière particulière. Bientôt un sentiment nouveau fait naître des désirs qui ne sont encore que des élancements sans but, et des mouvements vagues d'un instinct qui cherche un objet sans le connaître. Ce besoin naissant fait éprouver les impressions d'une mélancolie attendrissante, et une douce pudeur, dont l'amour ingénu est alors le principe, présage des dispositions nouvelles, et annonce que les penchants et les habitudes de l'enfance ont fait place à d'autres sentiments. La jeune vierge devient timide, réservée, distraite et rêveuse. Elle désire moins le plaisir que le bonheur ; le besoin d'aimer lui fait rechercher la solitude, et ce nouveau besoin qui trouble son cœur et l'occupe tout entier, devient pour elle, s'il n'est pas satisfait, une source de désordre et de dérangements de toute espèce.

CHAPITRE IV.

DU FLUX PÉRIODIQUE CHEZ LA FEMME.

Sans le flux menstruel, sa beauté ne naît point ou s'efface, l'âme tombe dans la langueur et le corps dans le dépérissement.

Dans la constitution actuelle de l'espèce humaine, la femme est sujette à un écoulement de sang qui revient exactement tous les mois, dont les retours périodiques sont depuis la puberté, c'est-à-dire depuis l'âge de quatorze à quinze ans jusqu'à celui de quarante-cinq à cinquante, une fonction caractéristiquement nécessaire au sexe, à laquelle toutes les autres fonctions semblent subordonnées. L'écoulement menstruel est le signe, et pour ainsi dire la mesure de la santé; sans lui la beauté ne naît point ou s'efface, l'ordre des mouvements vitaux s'altère, l'âme tombe dans la langueur, et le corps dans le dépérissement. On peut encore regarder l'écoulement menstruel comme la source de la santé; en effet la santé ne peut guère être notablement altérée sans que la menstruation n'éprouve quelque changement, et les lésions de cette fonction influent presque toujours sur l'exercice des autres. (L'excès des règles amène presque toujours des maladies, et leur suppression, des maladies qui dépendent de l'utérus. Hippocrate.)

Deux ou trois jours avant l'apparition de cet écoulement, la vulve, les grandes et les petites lèvres, le clitoris, la muqueuse vaginale, présentent une légère tuméfaction, une injection vasculaire prononcée, une chaleur plus vive, et de la turgescence, qui s'étendent jusqu'au col de l'utérus. Les lèvres du museau de tanche sont tuméfiées, légèrement ramollies; son orifice est entr'ouvert et élargi transversalement; l'utérus participe à cet état d'hypérémie, qui est même plus prononcé en lui que dans les organes génitaux externes; il augmente de volume, et s'abaisse au point que son col est plus rapproché de la vulve.

Pendant que les organes de la génération deviennent le siége de ces phénomènes, appréciables à l'exploration directe, la femme éprouve une douleur gravative, obtuse dans les lombes, aux aines et dans le bassin; elle ressent aux parties génitales une chaleur insolite, elle se plaint de lassitudes dans les cuisses; les glandes mammaires augmentent de volume et deviennent légèrement douloureuses au toucher; les vaisseaux mammaires se gonflent et deviennent plus apparents, les mamelles sont dans un état de turgescence manifeste et sont le siége d'une chaleur prurigineuse.

Le lendemain ou le surlendemain, ou au plus tard le troisième jour de la manifestation de ces phénomènes précurseurs, l'écoulement utérin se manifeste. Le premier jour, il survient par le vagin un léger écoulement séro-sanguinolent qui ne paraît même que par intervalles. Le deuxième jour, le fluide qui s'écoule est moins séreux et paraît d'une manière presque continue. Le troisième jour, c'est du sang qui s'écoule sans interruption. Le quatrième jour le sang sort en moindre quantité et seulement par intervalles. Le cinquième et dernier jour, il ne reste qu'un flux liquide, séreux, sanguinolent, peu considérable, et ne se montrant que par intervalles.

La turgescence des organes génitaux ne cesse que lorsque l'écoulement sanguin commence à décroître. Les symptômes d'hypérémie, que la femme perçoit du côté des organes internes, diminuent dès le premier jour et sont complètementterminés; après le deuxième de la manifestation de l'hémorrhagie : chez beaucoup de femmes abondamment réglées, quelques uns des symptômes de l'hémorrhagie menstruelle, et principalement ceux qui se rattachent à l'hypérémie utérine, comme les douleurs lombaires, les douleurs gravatives sur la vessie et sur le rectum, un sentiment douloureux de courbature sur les cuisses, persistent pendant quelques jours après l'hémorrhagie menstruelle.

Quoique la menstruation paraisse un résultat nécessaire de l'organisation de la femme, il est cependant quelques femmes chez qui elle n'a pas lieu, mais ces exceptions sont individuelles. Ainsi, Linné rapporte avoir vu en Laponie plusieurs femmes qui pendant toute leur vie n'avaient pas été réglées; mais elles étaient restées stériles. On observe la même chose dans tous les pays; cependant la stérilité n'est pas la conséquence nécessaire de l'absence de la menstruation. On a des exemples assez nombreux de femmes qui, pendant toute leur vie, n'ont point éprouvé d'évacuation menstruelle, ou chez qui elle a manqué pendant un certain nombre d'années, sans que leur santé ait été dérangée, et sans que cela les empêchât d'être fécondes. De Haller cite une de ses parentes qui, après son premier accouchement, n'a eû ni lochies ni règles. Devanter cite une autre femme qui n'aurait été réglée que pendant le cours de ses grossesses. Baudelocque cite aussi plusieurs exemples semblables.

On connaît aussi plusieurs exemples de femmes qui n'auraient été réglées qu'après une ou plusieurs grossesses : M. Kahleis parle d'une femme qui n'eut ses règles qu'après trois grossesses consécutives ; M. Kleemann nous dit qu'une femme mariée à vingt-sept ans ne vit ses règles que deux mois après son huitième accouchement, et continua ensuite d'être réglée jusqu'à l'âge de cinquante-quatre ans.

Nous avons dit que la menstruation commençait à l'âge de quatorze ou quinze ans; cette époque présente encore des variations, suivant le genre de vie et le tempérament des femmes: elle est plus avancée chez celles qui habitent les grandes villes, ont une nourriture succulente, mènent une vie oisive, sont d'un tempérament sanguin, et surtout d'un tempérament nerveux; plus retardée chez celles qui sont dans des conditions opposées. Dans le premier cas, il n'est pas rare de voir la première éruption des règles se faire à onze et douze ans, tandis que, dans le second, elle n'a souvent lieu qu'à dix-huit, dix-neuf, vingt ans, et même au-delà.

Dans les climats tempérés on observe beaucoup de menstruations précoces. De Haller parle d'une personne de neuf ans qui était réglée depuis plusieurs années sans que sa santé en souffrît; il cite en même temps une jeune fille de la Suisse qui accoucha à neuf ans.

Le professeur Velpeau rapporte, dans son *Traité d'accouchements*, l'exemple d'une jeune fille de la Havane dont les règles ont paru pour la première fois à l'âge de dix-huit mois, et ont continué depuis à se montrer régulièrement tous les mois. L'enfant a d'ailleurs de la gorge, des traits prononcés, et tous les caractères d'une puberté anticipée.

La durée de l'écoulement sanguin, à chaque période menstruelle, est en général invariable chez une femme bien portante, mais elle diffère d'individu à individu; elle est ordinairement de quatre à cinq jours. Aristote regardait comme de courte durée un flux de deux à trois jours. Ambroise Paré remarque que les femmes les mieux réglées sont celles qui ont un écoulement sanguin de quatre à cinq jours.

La quantité de sang est de même invariable chez le même individu, et très variable selon les différents individus. Selon de Haller, la quantité de sang qui s'évacue à chaque période des règles est de dix à douze onces. Baudelocque dit qu'on l'évalue à trois ou quatre onces.

D'après M. Gendrin, l'habitude de la continence exerce évidemment une influence prononcée sur la menstruation, car les femmes qui vivent dans cet état présentent plus fréquemment que les autres des irrégularités dans les règles, et surtout des épiphénomènes à leur apparition périodique. L'habitude des excès vénériens augmente ordinairement l'abondance des règles, et expose les femmes à éprouver à chaque époque menstruelle, tous les accidents d'une hypérémie utérine intense; elle détermine aussi une susceptibilité nerveuse qui fait que le retour des menstrues est souvent marqué par des accidents nerveux.

Les femmes robustes et libidineuses, dit le professeur Richerand, ne sont pas celles dont les règles durent plus long-temps et coulent en plus grande abondance. Les femmes qui ont beaucoup d'embonpoint sont, en général, peu réglées, tandis que les femmes maigres et nerveuses le sont pendant plusieurs jours, et perdent à chaque époque une quantité considérable de sang : pertes énormes qui expliquent leur pâleur et leur peu d'embonpoint. Le sang qu'elles répandent est rouge, artériel, et n'a, dans une femme saine, aucune des qualités malfaisantes qu'on s'est plu à lui attribuer.

On observe que, chez la plupart des femmes, le sang des règles est d'abord très liquide, séreux, peu abondant et peu coloré; du reste une foule de circonstances influent, pendant la durée de cet écoulement, sur sa quantité, etc. La moindre émotion morale, chez certaines femmes, l'arrête et le supprime. Personne n'ignore que l'action du froid le fait cesser tout-à-coup pendant un temps plus ou moins long.

Pendant tout le temps de la menstruation, les femmes sont plus faibles, plus délicates, plus impressionnables; tous les organes participent plus ou moins à l'affection de l'utérus, et il n'est pas difficile à un observateur un peu exercé de reconnaître cet état, non seulement au rhythme du pouls, mais encore à l'altération du visage et au son de la voix. La femme exige alors de grands ménagements : une saignée indue, un purgatif ou tout autre médicament administré mal à propos peut supprimer l'écoulement et occasionner les affections les plus graves.

On a eu à diverses époques des idées différentes sur la nature et la qualité du sang menstruel. Hippocrate et Aristote affirment que le sang menstruel est semblable à celui d'un animal récemment tué, et qu'il se coagule promptement: *Procedit autem sanguis velut à victimâ, cito congeletur, si sana fuerit mulier*. Malgré de si graves autorités, on vit s'établir les préjugés populaires, que ce sang est fétide et vénéneux, et que ses exhalations mêmes produisent les effets les plus délétères (ce qui, comme nous le dirons plus bas, a contribué beaucoup à faire regarder la cessation des règles comme la source d'une foule de maladies). Dionis pense que le sang des règles ne forme point de caillot; cette opinion est adoptée par beaucoup d'accoucheurs, qui fondent sur ce caractère un des signes distinctifs de la menstruation et de la métrorrhagie pendant la grossesse.

Aujourd'hui c'est une chose universellement reconnue que le sang des règles ne possède aucune qualité morbifique, et qu'il est tout aussi pur que celui qui coule dans les autres parties du corps. Laissons parler Fother Gill à ce sujet: « La plus grande partie du flux menstruel provient du superflu d'un sang de bonne qualité; ce superflu est formé pour des vues qu'il est nécessaire de remplir, et cesse dès que, d'après les lois de l'organisation de la femme, il n'est plus d'aucune utilité. »

Quant à la question de l'incoagulabilité du

sang des règles, elle est loin d'être jugée, selon le professeur Dubois, qui assure avoir vu des caillots dans le sang des règles, et d'autres observateurs, dit le savant professeur, ont fait la même remarque.

Les expériences de M. Braude en Angleterre, et de M. Lavagna en Italie, tendent à faire admettre que le sang des règles est incoagulable; ce qui semblerait confirmer cette opinion, c'est que le sang qui s'est amassé dans l'utérus chez les jeunes filles imperforées, et qui s'écoule après l'incision de la membrane qui le retenait, noirâtre et poisseux, n'est ordinairement pas coagulé.

M. Gendrin assure que le sang menstruel est toujours liquide, brun, séreux, incoagulable. Il ne devient coagulable que lorsque les menstrues se changent en hémorrhagie morbide; il n'est guère de femme intelligente qui n'ait remarqué l'incoagulabilité et l'aspect séreux du sang menstruel, et la sortie du sang rouge, grumeleux, formant des caillots quand il survient des pertes.

Le sang menstruel est versé par la surface interne de l'utérus, et surtout par celle du corps de cet organe; c'est un fait dont il n'est plus permis de douter. Haller et Osiander l'ont reconnu par l'observation directe dans des cas de renversement de la matrice.

En disséquant des femmes mortes pendant l'écoulement des règles, on a vu la surface interne de l'utérus parsemée de taches et de grumeaux de sang. Dans des cas d'occlusion de l'orifice de l'utérus ou de la partie supérieure de l'orifice du vagin, la cavité de l'utérus se remplit de sang filtré à chaque période menstruelle.

Les phénomènes produits par l'écoulement menstruel ne se bornent point à ceux que nous venons d'indiquer; presque toujours le système nerveux éprouve l'influence de la fonction menstruelle. On le reconnaît à la susceptibilité nerveuse extrême qui rend les femmes plus sensibles à toutes les impressions morales pendant cet écoulement. Les organes des sens sont plus irritables et les passions plus impétueuses; il se manifeste quelquefois des accidents spasmodiques pour la moindre cause; l'imagination prend une activité insolite, quelquefois même elle devient désordonnée chez les femmes prédisposées aux vésanies, dit M. Gendrin; il est rare que les facultés intellectuelles ne soient pas modifiées aux époques menstruelles; chez celles qui sont sujettes à des accidents hystériques ou épileptiques, c'est surtout à l'époque de l'apparition des règles qu'on les voit renouveler. Pendant que ces phénomènes s'accomplissent, les femmes présentent extérieurement un aspect de souffrance, un air de langueur qui se montre dans leurs traits, et qui se caractérise surtout par une teinte bronzée autour des yeux, qui sont, comme on dit vulgairement, cernés. Les rides du visage sont plus prononcées; les yeux sont plus ternes; le regard est comme languissant; les mouvements sont plus lents et moins énergiques.

CHAPITRE V.

CAUSES DE LA MENSTRUATION.

Les physiologistes ne sont point d'accord sur les causes de la menstruation : les uns l'attribuèrent à une pléthore qui s'établit à l'époque où le corps a pris tout son accroissement. Aristote, qui a émis cette opinion, dit que le superflu du sang, chez les femelles qui ne sont pas vivipares, est employé à l'augmentation du corps. D'autres, tels que Paracelse et de Graaf, avaient fait consister cette cause dans une fermentation développée, soit dans la masse totale du sang, soit seulement dans celui qui est contenu dans les vaisseaux utérins. Enfin, on a cru expliquer cette cause en disant que, lorsque la femme est arrivée au terme de son accroissement, ce qui arrive à l'époque où la matrice elle-même a acquis son entier développement et est devenue apte à la conception, le superflu du sang, qui n'est plus employé à l'accroissement du corps, se porte à l'utérus pour servir à la nutrition du fœtus ; mais que, ne trouvant point d'emploi, il s'écoule au dehors par l'effet d'une disposition particulière dans la texture de l'organe. Suivant l'opinion de Lobstein, le sang menstruel est un sang qui, depuis le commencement de la puberté, se porte habituellement à la matrice, et opère dans cet organe les changements nécessaires pour le mettre en état de remplir ses fonctions; mais, avant la conception, ce même sang sort par les vaisseaux qui s'ouvrent à la surface interne de l'utérus. Cette opinion se rapproche de celle d'Astruc, qui admet comme cause de la menstruation la pléthore locale de l'utérus. Lecat admet une phlogose voluptueuse de l'utérus, un engorgement hémorroïdal. Robert prétend que ce sont les désirs amoureux qui déterminent l'afflux du sang, l'érection et le gonflement de l'utérus, l'irritation des vaisseaux par le séjour du sang, leur contraction et l'écoulement de ce liquide.

Le savant professeur Vigarous pensait que la menstruation était due à une érection périodique de l'utérus; que cette érection est un acte remarquable de la vie particulière que l'utérus acquiert à l'époque de la puberté; qu'une grande partie de cet acte vital consiste à appeler dans la substance de l'organe et dans les vaisseaux environnants une grande abondance de sang; à écarter, à la manière des glandes, le sang menstruel, qui ensuite s'échappe au-dehors. D'autres ont regardé la menstruation comme une maladie; d'autres enfin ont écrit : « qu'il a dû exister une époque où les femmes n'étaient point assujetties à ce tribut incommode; que le flux menstruel, loin d'être une institution naturelle, est au contraire un besoin factice contracté dans l'état social. » Ce même auteur attribue cette évacuation à une pléthore déterminée par l'intempérance; il l'assimile au flux hémorroïdal chez l'homme.

Le spirituel Virey remarque avec raison qu'il est plus que probable que les habitudes sociales, en modifiant la constitution de la femme civilisée, en la disposant aux maladies, ont dû rendre le flux menstruel plus abondant chez celle-ci que parmi d'autres qui vivent dans l'état de nature. Le fait est même constant; mais il y a loin de cette circonstance remarquable sans doute à un ordre de choses tout différent.

Il est d'observation constante que toutes les femmes sont menstruées; elles l'ont été dans tous les âges du monde connu; le livre le plus ancien, la Bible, fait mention formelle de ce phénomène;

et lorsque Moïse dictait ses lois aux Israélites, la civilisation était trop peu avancée chez les peuples de Dieu, pour qu'on puisse supposer qu'elle eût déjà opéré un changement aussi notable dans l'état physiologique de la femme.

Toutes les théories qui ont été données de ce phénomène si constant et en même temps si essentiel, dit le professeur Dubois, ne nous paraissent pas avoir une bien grande importance; et, à vrai dire, nous ne voyons pas la nécessité de se perdre ainsi en conjectures et en théories, cela n'est plus de notre époque.

Toutefois, les réflexions suivantes d'un auteur d'un grand mérite sont bonnes à rappeler, car elles donnent une idée de la manière dont il envisage la menstruation. « C'est, dit-il, le prototype de la parturition, et quand nous réunissons toutes les circonstances sous un même point de vue, nous pouvons en conclure qu'elle est le prototype et comme l'œuvre entière de la procréation chez la femme. La génération domine tellement chez elle, que, hors la grossesse et la lactation, celle-ci tombe dans un état voisin de la maladie, qui ne cesse que par la mise en jeu d'une activité analogue à cette fonction, et semblable à un commencement de monogénie. La femme porte en elle-même une telle surabondance de force plastique, tendant à la conservation de l'espèce humaine, que quand cette force ne peut pas atteindre son but proprement dit, elle est obligée de se répandre pour ainsi dire en une excrétion particulière, qui lui facilite cependant les moyens d'arriver à ce but. La formation de la substance vitale du sang est si abondante ici, que quand cette substance ne peut être employée à la conservation de l'espèce, elle sort de son cercle et détermine la seule hémorrhagie qui soit normale.

Un de nos honorables confrères, le docteur Gendrin, vient de se livrer, avec tout le talent qu'on lui connaît, à de nouvelles recherches sur les causes de la menstruation ; il est parvenu à des résultats si intéressants, que nous regardons comme un devoir de les rapporter avec les observations qui leur servent de base et les considérations qui les accompagnent. Laissons parler l'auteur : « Toutes les hypothèses qui ont été proposées sur la cause immédiate de la menstruation ne satisfont point l'esprit et ne supportent pas la discussion, parce qu'aucune ne découle d'observations directes ; le seul moyen d'arriver à la vérité était d'interroger l'état des organes génitaux internes dans les différentes conditions qui se rapportent à l'apparition et aux retours périodiques des règles, et de rapprocher les résultats de ces investigations des différentes circonstances connues auxquelles se rattachent l'établissement des suspensions temporaires et la cessation définitive de la menstruation.

Les faits suivants nous ont mis dans le cas de recueillir des observations anatomiques sur l'état des organes pendant la menstruation.

Premier fait. — Une femme de trente ans, chez laquelle on avait remarqué un certain degré de dérangement des facultés intellectuelles aux époques des règles, fut trouvée pendue à la tringle de son lit, le 8 février 1828; son mari déclara qu'elle était à l'époque de ses règles. Nous reconnûmes une injection vasculaire très prononcée de la muqueuse du vagin et du col de l'utérus. La matrice contenait un mucus rouge, évidemment mêlé de sang; son tissu était fort injecté; sa surface interne présentait surtout sur son fond des villosités d'un rouge grisâtre, comme fungiformes, d'une ligne de hauteur au plus, qui ne se distinguaient très bien que sous l'eau. L'ovaire et la trompe droite n'offraient rien d'anomal; il y avait trois vésicules de Graaf entières et peu développées dans cet ovaire; elles étaient à la profondeur d'une demi-ligne à deux lignes sous la surface de l'organe. La trompe gauche était dilatée, au point que son canal avait près d'une ligne de diamètre; il contenait une matière muqueuse rougeâtre, qui se prolongeait dans le pavillon qu'elle remplissait. L'ovaire gauche était injecté à sa surface dans une étendue de trois à quatre lignes, sur le milieu de laquelle on distinguait une déchirure d'une ligne et demie de diamètre, à bords frangés et flottant sous l'eau. Cette déchirure conduisait dans une petite loge qui eût pu contenir un grain de chènevis, et dont les parois étaient d'un rouge vif : c'était évidemment une vésicule de Graaf rompue. Quatre vésicules, chacune du volume d'un grain de chènevis, existaient à des profondeurs inégales dans le tissu de cet ovaire.

Deuxième fait. — Une fille de dix-neuf ans, appartenant à une famille dans laquelle trois personnes s'étaient suicidées, son grand-père, son oncle et sa mère, était à l'époque de ses règles lorsqu'elle se jeta par une fenêtre du quatrième étage et s'enfonça le crâne; elle périt une heure après. La membrane hymen existait; une très petite quantité de sang demi-liquide se trouvait dans le vagin. La muqueuse vaginale, surtout autour et à la surface du museau de tanche, était injectée; l'utérus contenait un sang liquide mêlé de mucus, ses parois présentaient des villosités très prononcées; ces villosités, examinées au microscope, étaient rougeâtres et comme fungiformes; leur extrémité renflée ressemblait à celle de certaines moisissures; elles avaient une ligne au plus de longueur; nous n'y distinguâmes point de vaisseaux. Les trompes étaient remplies de mucus rougeâtre jusqu'au milieu de la longueur de leur canal, pour la trompe gauche et pour la trompe droite jusqu'à son pavillon, qui se trouvait appliqué à l'ovaire. La surface de ce dernier organe présentait un lacis de vaisseaux très serré et admirablement injecté. Une petite solution de continuité, comme arrondie, à bords lacérés, conduisait dans une loge qui avait deux lignes de diamètre; le fond et les parois de cette loge étaient d'un rouge livide. Le réseau vasculaire, injecté de la surface de l'ovaire, devenait plus serré et se fondait dans une teinte rouge uniforme sur une étendue de deux ou trois lignes autour de la petite solution de continuité. Trois vésicules, dont deux du volume d'un grain de chènevis et l'autre à peu près de celui d'une très petite tête d'épingle, se remarquaient sur cet ovaire; les plus grosses étaient presque à sa surface, la plus petite était à peu près à une ligne et demie au-dessous. L'ovaire gauche contenait dans son épaisseur, à une profondeur variable d'une demi-ligne à deux lignes, cinq vésicules du volume de grains de millet; il présentait une petite tache jaune très peu apparente, et sur laquelle nous ne pûmes constater aucune trace de cicatrice. Le mucus rougeâtre contenu dans le pavillon et le canal de la trompe, examiné sous un grossissement de cent cinquante diamètres, ne nous présenta aucun corps organisé.

Troisième fait. —Une fille de vingt-sept ans eut le bras arraché dans l'engrenage d'une machine mue par la vapeur. Elle était au troisième jour de ses règles, qui duraient ordinairement six jours. Cette fille fut immédiatement jetée dans un état de stupeur avec délire; ses règles furent supprimées. Dupuytren pratiqua la résection des lambeaux de la plaie. L'état nerveux persista et la mort arriva trente heures après l'accident. A l'ouverture du cadavre, nous ne trouvâmes pas d'apparence d'injection prononcée de la muqueuse du vagin et du col de l'utérus. La cavité de la matrice contenait une très petite quantité de mucosité sanguinolente; sa surface interne ne présentait que de faibles apparences de villosités situées sur le fond de l'organe. Les trompes, dont les parois étaient comme dans l'état ordinaire, ne contenaient l'une et l'autre qu'une très petite quantité de mucus à peine rosé. L'ovaire droit présentait deux cicatricules évidentes inachevées; l'une de ces cicatricules, déprimée et comme ombiliquée, offrait encore le vestige d'une petite excavation centrale; l'autre était d'une teinte jaune, et l'apparence d'une excavation adjacente ne s'y remarquait plus. Cependant, une loge vide, d'une ligne et demie de diamètre, à parois d'un rouge jaunâtre, se trouvait sous cette cicatricule. Deux ou trois vaisseaux capillaires injectés, apparents à la surface de l'ovaire, rampaient entre ces cicatricules. Nous trouvâmes cinq vésicules entières de Graaf dans l'ovaire gauche et une seule dans le droit.

Quatrième fait. — Une fille de vingt ans fut apportée à l'hôpital Cochin, avec une pleurésie double et une péricardite qui duraient depuis trois jours. Le cinquième jour de sa maladie, cette fille fut prise de ses règles, qui reparaissaient à leur époque ordinaire; elles durèrent vingt-quatre heures et se supprimèrent. La mort arriva le troisième jour après leur apparition. Le vagin et le col de l'utérus ne nous offrirent rien d'insolite. Un caillot de sang demi-coagulé remplissait la cavité utérine. On ne distinguait pas à la loupe de villosités sur les parois utérines; les deux trompes étaient remplies de mucus incolore jusque dans leurs pavillons. L'ovaire droit

6

présentait une petite déchirure d'une ligne environ de diamètre, surmontant une dépression dans laquelle ses bords se confondaient. Cette dépression marquait l'orifice d'une cavité loculaire dilatée, de deux lignes de diamètre environ, dont les parois étaient rouges et semblaient comme tomenteuses à leur surface, examinée sous l'eau. Une injection vasculaire entourait comme une aréole d'une ligne de diamètre cette petite solution de continuité. Une seule vésicule de Graaf, n'offrant rien d'anomal, se rencontrait dans cet organe. L'ovaire gauche ne présentait aucune trace de cicatricule, ni de vésicule de Graaf; il était d'un volume très petit, ayant à peine la moitié du volume ordinaire; il ne pesait que vingt-trois grains.

Cinquième fait. — Une femme de quarante-quatre ans avait eu trois enfants avant une attaque d'apoplexie qui avait laissé une paralysie incomplète du bras gauche et une céphalalgie continue; elle avait régulièrement ses menstrues qui duraient trois jours. Ses règles parurent le 11 juillet; le 12, elle eut un étourdissement, suivi d'une perte de connaissance qui dura une demi-heure; quand elle revint à elle, son bras et sa jambe gauches étaient privés de mouvement, et elle tenait des propos incohérents. Les symptômes suivirent une marche rapidement croissante. Apportée le soir à l'hôpital, elle était sans connaissance, et la respiration était embarrassée ; elle mourut à la fin de la nuit. A l'ouverture du cadavre, nous trouvâmes un épanchement de sang qui occupait le centre de l'hémisphère droit du cerveau et avait fait irruption dans le ventricule latéral. Le vagin contenait du sang à demi coagulé ; l'utérus en était rempli. Cet organe avait un volume qui nous sembla de moitié plus considérable que dans l'état normal ; sa surface interne était couverte de villosités rougeâtres, d'apparence vasculaire très prononcée. La trompe gauche était dilatée et pleine d'un mucus rouge ; son pavillon était appliqué à l'ovaire, sur la surface duquel on distinguait une petite déchirure de deux lignes de diamètre ; du mucus sanguinolent pénétrait par cette solution de continuité et remplissait la petite excavation qu'elle surmontait. Cette locule, examinée sous l'eau, paraissait avoir une ligne de profondeur. Elle formait le centre d'une injection vasculaire qui n'avait pas moins de quatre à cinq lignes de diamètre. Trois vésicules, du volume d'un grain de chènevis, étaient disséminées dans cet ovaire et ne présentaient rien d'insolite. L'ovaire droit n'était le siége d'aucune lésion ; il contenait deux vésicules à l'état ordinaire.

Nous avons fait de nombreuses recherches sur l'état des ovaires de jeunes filles mortes avant la puberté, nous n'y avons jamais rencontré la moindre trace des modifications que nous venons d'indiquer. Le développement de l'ovaire est toujours chez elles fort peu considérable. Avant l'âge de dix ans, nous n'avons presque jamais pu constater l'existence du canal des trompes, au moins dans toute sa longueur. On le trouve ouvert, du côté des pavillons, sur une largeur de quelques lignes seulement; il nous a même semblé évident dans quelques cas qu'il formait un cordon plein jusqu'à l'utérus. Deux fois seulement dans un cas, sur le cadavre d'une jeune fille de huit ans, et dans l'autre sur celui d'une fille de neuf ans, ce canal existait pour les deux trompes sur cette dernière et pour la trompe gauche sur l'autre. Il faut cependant remarquer que ce point de recherche est des plus difficiles, à cause du petit volume des trompes sur ces sujets. Ces conduits sont alors fort petits; ils n'ont aussi que quinze à vingt lignes de longueur, et leurs parois sont très peu épaisses. Le pavillon est toujours extrêmement peu développé, excepté par son ligament d'attache à l'ovaire, lequel est toujours assez prononcé et plus long qu'il ne le sera à un âge plus avancé, à cause de l'éloignement de l'ovaire de l'utérus ; éloignement dû en partie au volume encore très petit de la matrice et en partie à la position de l'ovaire, qui est de près d'un pouce au-dessus de la place qu'il doit occuper vers la région lombaire.

Nous avons constaté constamment dans ces recherches l'absence des vésicules de Graaf dans l'ovaire des jeunes filles impubères, fait déjà reconnu par les anatomistes. L'observation ne nous a présenté sur ce point d'exception que dans trois cadavres de jeunes filles, âgées de plus de douze ans, qui cependant n'avaient pas été réglées et ne présentaient pas les caractères extérieurs de la puberté. Dans ces trois cas, les trompes étaient perforées, et avaient avec les ovaires leurs rapports normaux comme dans un âge plus avancé de la vie ; ces ovaires étaient encore peu développés ; les vésicules étaient profondément cachées dans l'épaisseur de ces organes et n'avaient que le volume d'une petite tête d'épingle. Nous en avons trouvé de un à quatre dans chaque ovaire.

Nous ne tenons compte que des observations faites sur des cadavres de sujets morts de maladies aiguës, telles que des pneumonies, des péritonites, des angines laryngées, des trachéo-bronchites couenneuses, des encéphalites, etc.

Nous avons toujours constaté en même temps les lésions propres à ces maladies aiguës, et nous avons écarté les observations faites sur des cadavres de sujets sur lesquels nous avons constaté des tubercules ou phlegmasies chroniques, parce que ces maladies, par l'influence qu'elles exercent sur la nutrition, peuvent ralentir le développement normal des organes génitaux.

Les anatomistes sont d'accord pour signaler l'absence des vésicules de Graaf dans les ovaires, et l'atrophie plus ou moins grande de ces organes chez les femmes qui ont dépassé l'âge critique.

L'atrophie de l'ovaire, chez les vieilles femmes, se caractérise surtout par la conversion de cet organe en un tissu cellulaire solide, multiloculaire, avec un épaississement et une condensation en un tissu comme fibreux de cette couche superficielle de l'ovaire, que quelques anatomistes considèrent à tort comme une tunique albuginée, distincte du tissu ovarique proprement dit. La surface ovarique, ainsi condensée, présente des rides et des anfractuosités irrégulières, sur lesquelles on ne distingue plus de traces des cicatricules jaunes de Graaf, évidentes avant l'âge critique. Dans quelques cas, une matière brune rougeâtre et quelquefois noirâtre, ressemblant à une sorte de pigmentum, colore quelques points de la surface de l'ovaire.

L'ovaire n'est pas le seul organe de la génération modifié chez les sujets avancés en âge; les trompes aussi ont subi des changements; leurs parois sont devenues plus minces; leur canal est évident et même plus large que dans l'état ordinaire avant l'âge critique, mais dans l'extrémité utérine seulement; il se rétrécit vers le tiers de la longueur de la trompe, souvent au point de n'être plus perméable à son extrémité supérieure. Nous nous en sommes assuré deux fois en injectant du mercure de bas en haut; mais, comme à la partie supérieure, les trompes et le pavillon sont amincis et évidemment convertis en un tissu cellulaire peu résistant, que l'on sépare même quelquefois avec difficulté de l'ovaire; il est très difficile de constater si le canal de la trompe reste ouvert, par la facilité avec laquelle, dans les six à huit dernières lignes de la largeur de ce canal, le stylet dont on se sert ou l'injection mercurielle peuvent se frayer un chemin dans ce tissu cellulaire.

La dissection des ovaires et des trompes, que nous n'avons presque jamais négligée dans les ouvertures de cadavres de femmes, pendant plusieurs années, nous a mis à même de vérifier bien des fois sur les femmes menstruées, la présence dans l'ovaire des vésicules de Graaf; le siége de ces vésicules, d'autant plus rapproché de la surface de l'ovaire qu'elles sont plus volumineuses; la présence de cicatricules, qui varient depuis la cicatricule encore rouge, et offrant une injection vasculaire manifeste, et une dépression centrale irrégulière, jusqu'à la cicatricule qui n'est plus annoncée que par une teinte jaunâtre et une légère perte de poli de la surface de l'ovaire, qui se reconnaît surtout sous l'eau. Toutes les fois que les femmes avaient eu leurs règles, de une à plusieurs semaines avant leur mort, ce qui n'est rien moins que rare dans les maladies aiguës, nous avons toujours reconnu que la cicatricule était d'autant plus récente et d'autant plus vasculaire, que moins de temps s'était écoulé depuis l'apparition des règles.

Chez les femmes dont les règles ont été interrompues depuis peu de mois, quelquefois l'ovaire ne contient pas de vésicules, et l'on ne reconnaît à sa surface aucune trace de cicatrice. Le plus souvent, cependant, on rencontre des vésicules très petites et profondes dans l'ovaire. Deux fois seulement nous avons trouvé dans l'épaisseur de cet organe une cellule de deux lignes de diamètre, à parois très rouges et lisses, remplie d'une matière comme sanieuse, d'un brun jaune, ressemblant à un petit caillot de sang ramolli et à demi décoloré. Des capillaires injectés entouraient ces cellules jusqu'à plusieurs lignes de distance; elles étaient à plus d'une ligne de profondeur dans l'ovaire, et ne paraissaient pas disposées à s'ouvrir à sa surface. Ces deux faits recueillis, l'un sur une fille morte d'encéphalite, après trois mois d'absence de règles, et l'autre chez une femme qui n'avait pas eu ses règles depuis deux mois et qui se croyait grosse, quand elle succomba à un typhus, montraient-ils que des altérations inflammatoires, qui ont probablement leur siége dans ou autour des vésicules de Graaf, peuvent se produire dans des vésicules plongées dans l'ovaire et non encore arrivées à sa surface? ou bien cette disposition des parties serait-elle le résultat d'une modification semblable à celle qui accompagne les règles, qui cependant présenterait cette différence, qu'elle ne siégerait pas à la surface de l'ovaire, et resterait ainsi latente? Ces questions ne peuvent être décidées qu'après un plus grand nombre d'observations, recueillies dans des circonstances diverses.

La suppression des menstrues, chez les femmes affectées de maladies chroniques, et surtout de maladies tuberculeuses, s'observe très souvent. Dans beaucoup de cas, les femmes en proie à ces maladies ont leurs règles de temps en temps, à des intervalles éloignés quand la maladie n'est point encore arrivée à sa dernière période; quelques unes conservent leur écoulement menstruel jusqu'à la fin de la vie. Ces trois conditions se retrouvent à l'inspection des ovaires sur les cadavres.

Chez les femmes dont les règles ne paraissent plus depuis long-temps, les ovaires ne contiennent, le plus souvent, pas de vésicules; dans le plus petit nombre des cas, l'on y en trouve encore une ou deux au plus pour chaque ovaire ou seulement pour un seul; elles sont très petites, d'une demi-ligne de diamètre au plus, et profondément situées dans l'épaisseur de l'organe. Le plus ordinairement, les ovaires sont chez ces femmes d'un très petit volume et ridés à leur surface, presque dépourvus de vaisseaux et véritablement atrophiés; cette atrophie se reconnaît quelquefois en même temps chez ces femmes au volume excessivement petit des vaisseaux ovariques; elle coïncide toujours avec l'absence complète des vésicules. Nous ne parlons pas des cas assez fréquents dans lesquels nous avons trouvé les ovaires tuberculeux.

Les ovaires des femmes qui ont eu leurs règles par intervalles, pendant leur maladie chronique, contiennent le plus habituellement des vésicules. Dans un cas récemment observé, où les règles avaient paru six jours avant la mort, il y avait une cicatricule rouge jaunâtre sur la surface de l'ovaire droit. Jamais dans ce cas les deux ovaires ne sont également atrophiés; fréquemment l'un des deux est seul atrophié, et seul ne contient pas de vésicule.

Les ovaires des femmes qui ont eu leurs règles jusqu'à la fin de leur vie, quoique affectées de maladies chroniques, présentent les mêmes variétés de lésions qu'après les maladies aiguës.

Deux filles, la première rachitique, âgée de vingt-six ans, et l'autre de trente-quatre, ont succombé l'une et l'autre à une maladie de cœur: elles n'avaient jamais été réglées. Nous avons trouvé sur l'une et l'autre les ovaires atrophiés, comme chez les jeunes filles impubères.

Les observations que nous venons de rapporter sont, les unes positives, les autres négatives. Celles-ci acquièrent de leur concordance avec les premières, et du rapport direct qui existe entre l'état des organes et les modifications qui se sont montrées dans la manifestation des phénomènes, une valeur incontestable.

Toutes ces observations anatomiques se réunissent pour montrer que le phénomène de l'hémorrhagie menstruelle est constamment lié à des conditions toutes spéciales qui s'accomplissent dans les ovaires.

Ces conditions sont :

Pour l'aptitude à la menstruation :

1° Le développement normal de l'ovaire et de la trompe, qui s'accomplit à la puberté et dure jusqu'à l'âge critique;

2° La présence dans l'ovaire des vésicules de Graaf, d'autant plus développées qu'elles sont plus voisines de la surface de l'ovaire.

Pour l'existence actuelle de l'hémorrhagie menstruelle :

1° La présence, à la surface de l'ovaire, d'un ou de deux alvéoles enflammés, résultat évident d'une rupture vésiculaire qui tend à se cicatriser par une phlegmasie réparatrice ;

2° La dilatation de la trompe et la position de son pavillon, encore très voisin de la surface de l'ovaire ;

3° La réplétion de la trompe ou des trompes par un mucus rougeâtre plus ou moins sanguinolent ;

4° La présence, dans l'utérus, d'un mucus sanguinolent ou de grumeaux sanguins ;

5° La manifestation, à la surface interne de la matrice, de villosités comme fongiformes, peut-être vasculaires;

6° Enfin la turgescence du système vasculaire de l'ovaire, de la trompe, et même de l'utérus et du vagin, pouvant même être reconnue pendant la vie pour ce dernier organe, de même que la turgescence mammaire.

Pour l'hémorrhagie menstruelle terminée, et dans les intervalles des règles :

1° La cicatrisation plus ou moins avancée de l'alvéole ovarique;

2° Les taches jaunes restées des cicatrices achevées, déjà notées par Graaf, mais attribuées par lui à la condition d'une fécondation préalable;

3° Le développement progressif des vésicules de Graaf, et leur rapprochement progressif aussi de la surface de l'ovaire.

Pour l'hémorrhagie menstruelle non encore établie avant la puberté, ou ayant cessé de paraître après l'âge critique :

1° L'absence des vésicules ovariques de Graaf;

2° Le non-développement ou l'atrophie des ovaires et des trompes.

Pour la menstruation devenue irrégulière et souvent interrompue dans la succession des hémorrhagies périodiques :

1° Le petit nombre des vésicules de Graaf, et leur éloignement de la surface de l'ovaire ;

2° Quand les règles ont paru, la présence de l'alvéole ovarique en voie de cicatrisation plus ou moins avancée, et l'absence des vésicules de Graaf d'un certain développement, et déjà voisines de la surface de l'ovaire.

Pour la menstruation supprimée depuis un certain temps par cause morbide :

1° L'absence des vésicules de Graaf, soit profondes, soit superficielles, dans les ovaires ;

2° L'atrophie des ovaries et des trompes plus ou moins prononcée.

Pour la menstruation qui ne s'est jamais établie :

L'absence des vésicules de Graaf, et l'atrophie des ovaires et des trompes.

CHAPITRE VI.

DES CAUSES PROCHAINES DE L'HÉMORRHAGIE MENSTRUELLE ET DE LA NATURE DE LA MENSTRUATION.

Toutes les recherches anatomiques dont les résultats viennent d'être exposés établissent évidemment que l'hémorrhagie menstruelle n'est qu'un phénomène périodique d'une fonction qui commence à la puberté et finit à l'âge critique. Cette fonction consiste dans la production et le développement des vésicules dans l'ovaire; elle amène périodiquement une vésicule, et par conséquent un œuf à maturation à la surface de l'ovaire, pour y être, soit expulsé, soit détruit par la rupture et la phlegmasie de la vésicule. Ce dernier acte étant la terminaison de la formation et de l'évolution de chaque vésicule et de l'ovule qu'elle contient, ne peut être continu; il s'accomplit à des époques régulières; c'est à lui que se rattache la turgescence hémorrhagique de tout l'appareil génital, dont l'hémorrhagie utérine est le résultat.

La disposition du pavillon de la trompe, trouvé encore en rapport avec l'ovaire (2e fait) pendant la menstruation subitement interrompue par la mort violente de la femme; les fonctions bien connues de cet organe, comme chargé de recevoir l'ovule devenu libre; l'association synergique de l'utérus et de l'ovaire, marquée dans cette circonstance, comme dans les cas de conception, par la turgescence utérine, et même par un travail organique spécial à la surface intra-utérine; la présence constante d'une vésicule rompue et à l'état de phlegmasie évidente à la surface de l'ovaire à chaque apparition des menstrues; toutes ces circonstances nous font présumer que, dans cette occasion, le pavillon reçoit le contenu de la vésicule, et le transmet par la trompe à l'utérus.

Il n'est donc pas vrai, et Home l'avait déjà reconnu, que la rupture d'une vésicule ovarienne, et par suite l'obstruction de cette vésicule, par un travail de cicatrisation, n'arrivent qu'à chaque fécondation. Les alvéoles enflammés de l'ovaire et les cicatrices consécutives se rapportent à chaque apparition d'hémorrhagie menstruelle, et non à chaque conception des femmes. La rapidité avec laquelle les lésions physiologiques de l'ovaire s'effacent, serait d'ailleurs encore un argument décisif contre cette opinion, puisqu'on trouve des cicatricules en voie de formation chez les femmes réglées qui n'ont pas conçu depuis long-temps.

Les résultats des observations directes sur les femmes menstruées sont confirmés par les faits négatifs recueillis chez les femmes non encore menstruées, ou qui ont cessé de l'être physiologiquement par l'âge critique ou par des causes morbides; ils sont concordants avec l'absence, reconnue par tous les physiologistes, des vésicules de Graaf, et par conséquent des ovules avant le développement de l'ovaire et la puberté, et avec la disparition de ces vésicules et des ovules après l'âge critique.

La coïncidence constante de la menstruation avec la présence de ces organes dans l'ovaire établit une relation nécessaire de cause à effet. On voit par là pourquoi la menstruation indique l'aptitude à concevoir; elle est immédiatement liée à une fonction qui continue dans l'ovaire et qui y amène tous les mois une vésicule et un œuf à maturation.

Il paraît, d'après une des observations précédentes (troisième fait), qu'il peut se faire que deux vésicules du même ovaire arrivent en même temps à maturation et s'ouvrent simultanément.

BIBLIOTHEQUE ROYALE

Cette circonstance, dans le cas de fécondation, expliquerait les grossesses doubles. Il est remarquable que dans tous les cas qui se sont offerts à nous, la fonction ne s'accomplissait que dans un nouvel ovaire. Si cette loi était constante, il faudrait en conclure que la maturation de l'œuf exigerait un temps plus long que l'intervalle des règles, et que les ovaires ne la termineraient qu'alternativement; cette induction sera vérifiée par la manière dont s'accomplit la menstruation chez les femmes qui n'ont qu'un ovaire.

Nous n'avons pas trouvé l'ovule expulsé dans les trompes ni dans l'utérus. Nous pourrions bien supposer que la présence du mucus, plus ou moins sanguinolent, trouvé constamment dans ces cas dans la trompe qui correspond à l'ovaire, qui est le siége du travail de formation de la cicatricule, serait le résultat du passage de l'ovule; mais ce serait une hypothèse, puisque ce produit peut encore s'expliquer par l'état de turgescence semi-inflammatoire dont la trompe est alors le siége. Cette hypothèse ne deviendrait un fait avéré que si l'ovule avait été réellement retrouvé dans ces cas dans la trompe ou dans l'utérus. Il faut se rappeler que, jusqu'aux observations récentes de Baër et de Coste, les plus habiles anatomistes, Haller, Cruikshank, Haigton, Prévost et

Dumas, Hausmann, s'accordaient à reconnaître que pendant les premiers jours qui suivent la fécondation, quand on trouve la vésicule ovarienne rompue, on ne peut constater que la présence du mucus dans les trompes et dans l'utérus; et que récemment, Baër et Coste n'ont pu distinguer l'ovule, composé de granulations régulièrement agglomérées, qu'à l'aide d'instruments d'optique très puissants. Valentin a d'ailleurs constaté que l'ovule, dans la vésicule de Graaf, n'excède pas chez la femme le volume de 0,0376, calculé en lignes; il est à peine la vingt millième partie du volume du corps. Est-il nécessaire d'ailleurs que l'ovule soit reconnu directement, quand nous voyons la vésicule rompue et son contenu évacué; lorsqu'il est certain que cette vésicule contient toujours le premier germe d'un nouvel être, qui n'acquiert que par la fécondation la faculté de se développer normalement; et lorsque, d'un autre côté, nous trouvons toujours la disposition du pavillon de la trompe, et du canal de cette trompe, indispensable pour la possibilité de la transmission de l'œuf à l'utérus, liée aussi à la possibilité de la menstruation par l'état de l'ovaire, sans lequel cette fonction ne s'accomplit pas?

Si l'on ne peut maintenant douter que l'apparition mensuelle des règles ne se lie à la maturation et à la rupture des vésicules de l'ovaire, avec expulsion ou destruction dans les vésicules d'œufs non fécondés, il faut aussi admettre que la cause immédiate de l'hémorrhagie se trouve dans l'état d'hyperhémie de l'utérus, et dans une modification qui s'opère sur la surface interne de cet organe par la manifestation de villosités, d'apparence vasculaire, que nous avons toujours rencontrées dans ces cas. Jean Hunter avait reconnu cette hyperhémie de l'utérus, et la facilité avec laquelle le sang transsude sur la surface interne de cet organe, après la mort survenue durant la menstruation ; mais c'est Jœrg qui a le premier signalé la présence, dans ce cas, sur les parois utérines, des villosités d'apparence vasculaire et comme fongueuses. L'hyperhémie de l'utérus et de ses annexes, la formation de villosités à sa surface interne, la turgescence simultanée de tous les organes qui concourent à l'accomplissement de la génération ; tous ces phénomènes sont les mêmes que ceux qui se produisent quand il y a fécondation par l'imprégnation spermatique. La similitude ne reste incomplète que par rapport à ce que devient l'ovule : s'il est détruit dans la cellule ovarienne, c'est une disposition spéciale, qui n'appartient pas à la conception, et qui serait particulière à la fonction menstruelle; s'il descend dans la trompe et l'utérus, il y aurait cette différence que, n'ayant pas en lui, ou peut-être ne trouvant pas dans l'utérus les conditions qui la font vivre et se développer comme un être à part, ainsi qu'il arrive après la fécondation, son adhérence intra-utérine ne se fait pas, et l'hémorrhagie vient l'entraîner au dehors. Dans tous les cas, chaque menstruation correspond à la rupture d'une vésicule ovarienne, et à l'expulsion ou à la destruction d'un œuf arrivé à maturation, mais qui n'a pas recu, soit dans l'ovaire, soit dans la matrice, par l'action fécondante du sperme, le mode de vitalité nécessaire pour adhérer dans l'utérus et continuer de s'y développer.

Les observations que nous venons de présenter modifient profondément les opinions admises jusqu'ici sur la génération de la femme. Elles établissent que, pendant tout le temps de la vie que dure l'aptitude à concevoir, il se développe dans l'ovaire des vésicules et des ovules : chaque mois, une vésicule arrivée à la surface de l'ovaire devient le siége d'un travail organique que partagent par synergie tous les organes génitaux : le résultat de ce travail est la rupture de la vésicule et la perte d'un œuf non fécondé, soit par destruction ovarienne, soit par expulsion utérine. Les observations récentes de Valentin et de Bernhardt confirment ce que l'on avait pu établir auparavant, que par des inductions si bien déduites qu'elles équivalaient presque à des preuves, ont démontré que les vésicules de Graaf contiennent un ovule dans lequel se trouvent toutes les parties essentielles de l'œuf animal. Comme on trouve en même temps dans l'ovaire des vésicules à différents degrés de développement, l'on ne peut douter qu'elles n'y existent que pendant un certain temps, depuis leur origine jusqu'à leur rupture spontanée, qui survient quand leur accroissement et celui de l'ovule qu'elles contiennent est achevé. Cette rupture s'accomplit régulièrement, à intervalles égaux, par un travail organique auquel est liée l'hémorrhagie menstruelle.

Si l'on ne peut plus maintenant considérer la menstruation comme ne consistant que dans la manifestation périodique d'une hémorrhagie qui pourrait même se déplacer et s'accomplir par d'autres organes que l'utérus, il faut néanmoins encore distinguer dans les phénomènes menstruels la fonction primordiale ovarique et utérine à laquelle l'hémorrhagie est liée, et cette hémorrhagie elle-même.

La quantité de sang plus ou moins considérable que les femmes perdent à chaque époque menstruelle provient de l'appareil vasculaire utérin. L'hyperhémie et l'extravasation sanguine extérieure sont dont nécessairement subordonnées immédiatement à toutes les conditions, soit physiologiques, soit morbides, dans lesquelles peut se trouver cet appareil vasculaire. La métro-hémorrhagie menstruelle dépend donc nécessairement d'une manière directe, pour sa quantité, pour sa durée, et pour les phénomènes dont elle s'accompagne, de toutes les conditions qui font varier et qui modifient l'hyperhémie dans l'utérus. C'est pourquoi toutes les causes qui agissent sur la circulation utérine exercent sur la manifestation de cette hémorrhagie une très grande influence.

La cause occasionnelle de la reproduction menstruelle de l'hémorrhagie se trouve dans la fonction qui s'accomplit principalement et qui commence dans l'ovaire ; fonction à laquelle concourent, chacune selon son mode de participation à la génération, toutes les parties de l'appareil génital, savoir : les ovaires, les trompes, l'utérus, le vagin, et jusqu'aux mamelles. La cause occasionnelle de l'hémorrhagie menstruelle, isolement considérée, se trouve dans l'état de l'appareil vasculaire utérin. Les causes prédisposantes et déterminantes qui modifient son intensité et les symptômes qui se rattachent directement à sa présence, comprennent les agents qui peuvent influencer médiatement ou immédiatement l'appareil vasculaire utérin.

On ne peut donc se rendre raison de tous les phénomènes menstruels qu'en séparant par l'analyse les éléments étiologiques des différents actes de cette fonction. En procédant ainsi, l'on ne se bornera plus à considérer l'hémorrhagie menstruelle et toutes les conditions qui se rapportent à son origine immédiate dans l'appareil vasculaire de la matrice comme constituant toute la menstruation; on tiendra compte avant tout de l'acte initial qui s'accomplit dans l'ovaire, et de la loi qui règle les phases progressives et la durée de cet acte, puisqu'il est la condition première et essentielle de la fonction à laquelle appartient l'hémorrhagie utérine menstruelle.

Mais là ne doit pas encore se borner pour le médecin l'analyse des phénomènes menstruels. Pour saisir à la fois tous les éléments constitutifs et les effets de la menstruation, il faut qu'il considère aussi son influence sur l'organisme en entier; c'est surtout à l'hémorrhagie périodique qui appartient à cette fonction qu'elle est due. Elle introduit dans l'organisme une habitude d'hémorrhagie comparable à l'habitude de toute autre perte de sang, qui fait naître une disposition procathartique à la pléthore et aux hyperhémies hémorrhagiques; elle exerce de plus sur toute l'économie une action évidente, liée et proportionnée aux rapports qui rattachent les organes par lesquels elle s'accomplit, à tous les principaux appareils de l'organisme, et principalement aux centres nerveux. C'est à cette action spéciale que se rapportent comme effets la plupart des phénomènes menstruels qui ont leur siége dans des organes très divers, et qui sont variables selon les circonstances et les individus. Ces phénomènes, évidemment indépendants de l'abondance et de la durée de l'hémorrhagie menstruelle, comprennent tous les accidents nerveux et toutes les altérations fonctionnelles qui s'observent si souvent à chaque retour des règles, dans des parties différentes qui n'ont aucun rapport direct avec les organes génitaux.

En tenant compte de ces divers modes d'influences exercés d'une manière habituelle et pendant long-temps sur l'économie, par un acte périodique qui détermine des pertes de sang, et qui agit sur la plupart des grandes fonctions, on se rend raison de tous les accidents qu'on comprend sous la dénomination de déviations menstruelles. Ces déviations qui arrivent après l'interruption des règles, consistent dans des hémorrhagies, des hypérémies, des congestions inflammatoires sur divers organes qui se reproduisent pendant un certain temps d'une manière périodique comme le faisaient les menstrues elles-mêmes. On comprend facilement la possibilité, après l'interruption de la fonction ovarique menstruelle, d'une reproduction de l'hémorrhagie selon le type périodique habituel de la menstruation, au moins pendant un certain temps. On conçoit de la même manière que dans ce cas, l'utérus n'appelant plus sur lui au même degré, par suite de la suspension de l'influence physiologique qui lui venait de l'ovaire, la fluxion et l'hyperhémie hémorrhagique ; l'hémorrhagie affecte d'autres organes qui se trouvent dans des conditions favorables pour sa reproduction. Enfin l'on s'explique les reproductions dans l'économie à des intervalles plus ou moins réguliers des phénomènes sympathiques qui accompagnaient la manifestation des règles actuellement suspendues. Pourquoi ne verrait-on pas, après l'interruption accidentelle ou normale, des actes menstruels se reproduire, sous la seule influence d'une habitude contractée, une partie des phénomènes que ces actes ramenaient périodiquement? Cette reproduction arrive après l'interruption de presque tous les actes organiques normaux ou anomaux qui ont duré assez long-temps pour habituer l'organisme à leur présence, et surtout au renouvellement périodique de leurs phénomènes; et cependant la plupart de ces actes n'exercent pas sur l'économie une influence comparable à celle de la menstruation.

Comme fonction de l'état normal, la menstruation peut être modifiée dans les différents phénomènes qui se rattachent à son accomplissement, de manière à déterminer des accidents qui constituent un état de maladie. Quelque variés que les accidents paraissent dans leurs formes et leur intensité, ils sont identiques par leur cause immédiate, l'irrégularité et les anomalies de la fonction menstruelle; c'est pourquoi nous les comprenons sous la dénomination commune de dysménorrhées.

Des indications thérapeutiques relatives à la menstruation dans les maladies.

Les circonstances dans lesquelles se présentent, pour la curation des maladies, des indications thérapeutiques relatives à la menstruation, sont l'absence des règles ou l'aménorrhée, l'hémorrhagie menstruelle trop peu abondante, la suppression de cette hémorrhagie, et la présence de cet écoulement pendant le cours des maladies.

L'absence des règles ou l'aménorrhée, poursuit M. Gendrin, n'étant que l'absence du phénomène principal par lequel se caractérise l'accomplissement normal de la menstruation, est nécessairement liée à l'état de l'ovaire ou à l'influence exercée sur cet organe, peut-être par le système nerveux, et certainement par le système circulatoire, considéré non seulement dans l'action des appareils de la circulation, mais aussi dans l'action du sang, comme stimulant et aliment immédiat de tous les actes organiques.

Aussi voit-on l'absence des règles se montrer comme symptôme après les ébranlements moraux et dans les maladies qui affaiblissent à un haut degré les fonctions du système nerveux, dans les maladies aiguës et chroniques des ovaires, dans les différentes cachexies aiguës et chroniques qui jettent le système circulatoire dans un état d'atonie prononcé, soit en agissant sur ses organes constitutifs, soit en modifiant l'état du sang. Le même résultat s'observe aussi dans les oligohémies produites par des hémorrhagies artificielles ou morbides. L'absence des règles dans ces circonstances est complète ou seulement imparfaite. Dans le premier cas, l'hémorrhagie menstruelle périodique n'arrive pas, et l'on ne voit survenir aucun des phénomènes qui se rapportent à la menstruation; il est probable qu'alors la fonction ovarique est suspendue. Dans le second cas, l'hémorrhagie périodique menstruelle est si peu considérable, qu'elle ne fait que s'annoncer, soit par l'écoulement d'une petite quantité de sang, soit par la perte d'une sérosité sanguinolente qui dure plus ou moins; la fonction ovarique s'accomplit; ce n'est que la fluxion hémorrhagique utérine secondaire qui est lésée; aussi tous les autres phénomènes menstruels surviennent-ils; ils se montrent même quelquefois avec une intensité extrême, rendue plus grande encore par le développement des épiphénomènes nerveux.

Les indications thérapeutiques qui peuvent résulter de l'aménorrhée se rapportent à l'absence de la fonction ovarienne par une cause morbide. Elles doivent se déduire de cette circonstance et non de la non-apparition de l'hémorrhagie menstruelle qui ne survient pas parce que la condition physiologique première, de laquelle résulte son opportunité, ne s'établit pas.

On n'obtiendrait, dans ces cas, aucun résultat utile de toute médication qui serait dirigée dans le seul but d'appeler sur l'utérus le molimen hémorrhagique et de favoriser l'établissement de l'extravasation sanguine intra-utérine. Il en serait de même d'une médication qui n'aurait pas pour effet direct d'agir sur la cause morbide primitive dont l'absence de la fonction ovarienne n'est que l'effet, si même cette médication avait pour résultat d'augmenter le but cachectique ou l'oligohémie, ou l'état morbide de l'ovaire, elle serait souvent nuisible.

Le médecin devra, dans les hémorrhagies dont il s'agit, traiter la maladie primitive sans s'occuper de l'abondance des règles, qui n'est qu'un symptôme secondaire qui ne fournit par lui-même d'autre indication que celle de porter l'attention sur l'état morbide primitif et sur l'influence qu'il exerce dans l'organisme. Dans ces cas, l'administration prudente des emménagogues qui agissent sur l'appareil vasculaire utéro-ovarique n'a point les inconvénients des émissions sanguines, principalement quand il y a un état d'oligohémie ou de cachexie, et surtout de cachexie chlorotique. On la seconde utilement par l'emploi des moyens qui appellent dans l'appareil vasculaire utéro-ovarique une plus grande activité circulatoire, tels que les topiques irritants sur les extrémités inférieures et sur le pourtour du bassin.

L'absence des règles, provenant de maladies qui n'entraînent point un état cachectique, peut indiquer des émissions sanguines, non dans le but de produire la menstruation, car l'utérus n'est point le siége primordial de cette fonction; mais pour suppléer à l'hémorrhagie utérine suspendue, et satisfaire ainsi à un besoin de déperdition sanguine, né de l'habitude des hémorrhagies antérieures.

On concevra sans peine que cette indication ne se présente pas chez les jeunes filles qui n'ont point été réglées.

Lorsque, pendant le cours d'une maladie, la menstruation annonce son accomplissement par une apparence d'hémorrhagie utérine, les malades sont dans un véritable état de dysménorrhée, qui n'a cependant pas le plus souvent une intensité telle, qu'il faille le considérer comme une complication réelle de l'état morbide primitif. Les indications thérapeutiques qu'il fournit ne peuvent être rationnellement remplies que par une appréciation exacte des phénomènes.

Les plus simples de ces phénomènes et les plus faciles à reconnaître, ajoute M. Gendrin, sont ceux qui se trouvent dans l'état de l'utérus ; cet organe peut être dans un état d'hyperhémie presque inflammatoire, qui, par son intensité même, met obstacle à la manifestation facile de l'hémorrhagie, qui serait son mode de terminaison naturel. On le reconnaît aux douleurs gravatives éprouvées par les femmes aux lombes, à l'hypogastre ou dans les aines pendant les mouvements, par la station, par l'acte d'excrétion des urines et des fèces, à un sentiment de chaleur aux organes génitaux, etc. Une saignée à la fois spoliative et dérivative est alors indiquée, et suffit le plus souvent pour déterminer, soit l'apparition de l'hémorrhagie utérine, alors toujours utile, soit la cessation des accidents utérins. Dans les cas où l'état général oblige de ménager le sang des malades, on se borne à une saignée locale à l'hypogastre, aux aines ou à la vulve. On arrive quelquefois au même résultat en s'en tenant aux moyens qui sont propres à diminuer l'orgasme utérin, et à relâcher en quelque sorte par une action émolliente les vaisseaux de la matrice, tels que les bains généraux ou les bains de siége, les applications émollientes sur le ventre, les fumigations vaginales aqueuses, etc. Chez les femmes très débiles, et surtout chez celles qui, nonobstant cet état de l'utérus, sont dans un état cachectique, et spécialement dans un état de chlorose, ces derniers moyens doivent être d'abord prescrits; ils n'auront pas, comme les émissions sanguines, l'inconvénient de diminuer la masse du sang.

Il n'est pas rare de voir chez les femmes faibles se manifester des épiphénomènes qui ne peuvent se rapporter à aucune hyperhémie qui indique des émissions sanguines et des moyens dérivatifs. Ces épiphénomènes consistent dans des accidents nerveux d'une plus ou moins grande intensité, portant soit sur le système nerveux de la locomotion ou des perceptions, soit sur les facultés intellectuelles. La médication ne peut être alors utilement dirigée vers le but d'obtenir une augmentation dans l'hémorrhagie utérine, dont la faiblesse est expliquée par l'état général du sujet; elle doit n'avoir en vue que d'atténuer l'influence exercée sur l'organisme par la fonction ovarique, influence qui est presque toujours augmentée par les émissions sanguines. Les antispasmodiques sédatifs et l'application du froid à la peau par les bains et les affusions froides, ont souvent alors les résultats les plus utiles. L'opium est parmi les antispasmodiques sédatifs le médicament qui mérite le plus de confiance; il est très souvent efficace et il ne détermine jamais d'accidents, quand il est employé avec prudence et ménagement. L'assa-fœtida peut être employé aussi dans ces cas avec avantage, en potions et en lavements.

On donne le nom de dysménorrhée aux maladies qui résultent de l'accomplissement difficile ou troublé de l'hémorrhagie menstruelle. Les symptômes dysménorrhéiques se présentent sous des formes très variables; mais on peut les rapporter tous à deux formes principales. Nous rapporterons à la première forme ces dysménorrhées dans lesquelles se manifestent des douleurs ou des accidents spasmodiques, sous l'influence de la menstruation, dans les organes génitaux, ou dans d'autres parties plus ou moins éloignées ; M. Gendrin les a distinguées par la dénomination de dysménorrhées hystéralgiques; la deuxième forme de dysménorrhée comprend toutes celles dans lesquelles on voit se manifester sous l'influence de la menstruation, des hyperhémies ou des hémorrhagies sur d'autres parties que les organes génitaux; M. Gendrin les a désignées aussi sous le nom de dysménorrhée hémorrhagique. L'observation suivante peut être donnée comme un exemple de la forme la plus prononcée de la dysménorrhée hystéralgique. Une jeune fille de vingt-cinq ans, présentant tous les caractères extérieurs d'une bonne constitution, et non pléthorique, menant une vie très sédentaire, avait eu ses règles pour la première fois à seize ans ; elle n'avait éprouvé aucun accident jusqu'à l'âge de vingt-deux ans, quoique pendant les deux ou trois premières années de la menstruation elle se fût livrée à la masturbation. Elle commença alors, après avoir éprouvé un violent chagrin, à ressentir dans les deux ou trois jours qui précédèrent les règles, une vive douleur aux lombes, qui augmentait parfois jusqu'à déterminer des défaillances ; les règles venaient terminer cette douleur, qui ne se produisait qu'à l'époque menstruelle suivante. L'hémorrhagie menstruelle durait quatre jours ; elle était assez considérable surtout pendant deux jours. Les accidents augmentèrent considérablement à partir de la vingt-quatrième année, et arrivèrent au degré où nous les observâmes. Deux ou trois jours avant la manifestation de l'hémorrhagie menstruelle, cette fille éprouvait d'abord une douleur obtuse à l'épigastre et une douleur tormineuse à l'ombilic et aux lombes. La nuit suivante, les douleurs tormineuses augmentaient d'intensité, le sommeil se suspendait, il y avait deux ou trois selles liquides avec épreintes, et quelques nausées et des efforts de vomissements.

Le lendemain les coliques étaient presque continues, elles occupaient la région ombilicale et les fosses iliaques. Très souvent cette fille éprouvait des syncopes, des défaillances et une vive douleur de tête, quelquefois suivies d'accidents spasmodiques hystériformes. La pression sur l'épigastre était douloureuse. La région lombaire était le siége d'une douleur continue, qui augmentait par instants jusqu'à faire pousser des cris à la malade ; cette douleur était plus vive et plus difficile à supporter que les coliques qui existaient en même temps. Tout le pourtour du bassin, depuis les hanches et les cuisses, étaient en même temps le siége d'un sentiment très pénible de courbature ; les mamelles étaient tuméfiées, et des douleurs lancinantes s'y faisaient sentir par intervalles. On ne pouvait ingérer dans l'estomac même une cuillerée d'eau pure, sans qu'il survînt des vomissements.

Le pouls était sans fréquence et la peau sans chaleur anomale. L'examen des organes génitaux nous fit reconnaître une injection prononcée de la muqueuse et du vagin jusque sur le col de l'utérus, qui était abaissé, et ne se trouvait qu'à deux pouces environ de la vulve. L'utérus ne nous parut pas augmenté de volume, il n'était pas douloureux à la pression, exercée soit par le vagin, soit par le rectum. Ces symptômes duraient jusqu'au troisième jour de la manifestation des règles. Pendant ces trois premiers jours, l'utérus ne laissait écouler qu'en très petite quantité et par intervalles, plutôt de la sérosité rouge que du sang. Les règles coulaient ensuite abondamment pendant deux jours, puis tous les accidents cessaient rapidement; l'hémorrhagie utérine diminuait alors; cependant le sang ne se montrait plus que sous la forme d'une sérosité sanguinolente pendant deux ou trois heures chaque jour, puis l'écoulement menstruel se terminait le sixième jour. Ces accidents avaient été inutilement combattus par les préparations de fer, par l'administration de l'opium, par des lavements d'assa-fœtida, par des saignées, qu'on avait souvent renouvelées. Nous considérâmes tous ces accidents comme le résultat immédiat de l'hyperhémie menstruelle, qui se produisait chez cette fille avec trop d'intensité avant l'hémorrhagie utérine périodique. On conseilla l'usage habituel des bains tièdes d'abord, ensuite frais, pendant tous le mois, avec l'exercice musculaire prolongé; de pratiquer tous les mois, quatre jours avant les règles, une saignée du bras de trois à quatre onces au plus, et de commencer dès ce moment à administrer des bains de siége et des lavements frais à 15° tous les jours, même quand les règles seraient arrivées, jusqu'au troisième jour de leur manifestation. Cette médication amena une diminution des accidents, dès la première époque menstruelle ; à la troisième époque, les règles parurent sans aucun accident précurseur : elles ne durèrent que quatre jours. Le traitement fut encore continué pendant deux mois ; les accidents n'ont plus ensuite reparu.

L'hystéralgie débute le plus souvent trois ou quatre, quelquefois cinq ou six jours avant l'hémorrhagie menstruelle ; elle s'annonce par des douleurs lombaires, qui augmentent principalement quand la femme se tient debout, et qui s'accompagnent d'un sentiment de lassitude et de courbature dans les cuisses ; des douleurs de coliques, revenant irrégulièrement, se font sentir à l'hypograste et surtout à l'ombilic. Ces douleurs augmentent d'intensité et prennent différentes formes ; tantôt ce sont des douleurs lancinantes et comme térébrantes au-dessous de l'ombilic ; tantôt ce sont des douleurs constrictives, comme si l'abdomen était serré avec un lien. La région ombilicale et surtout la région hypogastrique sont habituellement tendues et surtout douloureuses à la pression. Les fonctions digestives sont presque toujours dérangées ; souvent ce dérangement ne consiste que dans de l'anorexie, des éructations et quelques douleurs lancinantes épigastriques ; d'autres-fois, il y a des nausées, une douleur gravative, continue à l'épigastre ; enfin dans quelques cas, les malades vomissent tous les aliments et même les boissons ingérées dans l'estomac. Le plus souvent ces malades sont constipées, quelquefois au contraire elles ont des évacuations alvines liquides, qui dans quelques cas se font avec des épreintes et une vive douleur de ténesme à l'anus. Pendant que ces accidents se manifestent vers l'abdomen, les mamelles se gonflent, sont douloureuses à la pression, et deviennent le siége de douleurs spontanées quelquefois très vives. Les organes génitaux présentent aussi des symptômes particuliers ; les femmes éprouvent dans le vagin un sentiment de chaleur qui se fait surtout sentir à la vulve, dont les grandes et les petites lèvres sont gonflées ; il se manifeste souvent un écoulement vaginal muqueux ou mucoso-séreux ; les urines sont ardentes et brûlent le canal de l'urètre.

Dans les attaques de dysménorrhée hystéralgique, l'hyperhémie dont l'utérus est le siége et que l'hémorrhagie menstruelle doit terminer, fournit les indications les plus directes ; il faut la modérer par le repos continu, la position horizontale, le calme d'esprit, l'absence de toute excitation agissant surtout sur les organes génitaux, l'usage d'aliments peu stimulants donnés en petite quantité.

Si la congestion utérine est très prononcée, il faut la combattre par des émissions sanguines révulsives ou dérivatives ; ainsi des saignées du bras ou du pied, des émissions sanguines locales par des sangsues ou par des scarifications, aux aines, aux lombes, sur les fosses iliaques, sur les flancs, sont souvent dans ces cas suivies d'heureux résultats. L'écoulement des règles ne doit pas empêcher de recourir à ces moyens ; il ne se supprime pas sous leur influence, il arrive même le plus souvent qu'il s'établit avec plus de facilité et d'abondance.

Il est d'observation que la condition la plus favorable pour la manifestation des règles est un degré d'hyperhémie utérine modéré : quand la matrice est le siége d'une congestion sanguine très intense, l'hémorrhagie ne s'établit que difficilement, et l'inflammation de l'utérus est imminente.

La saignée générale est un excellent moyen de diminuer l'intensité de l'hyperhémie utérine menstruelle ; elle est absolument indiquée quand cette hyperhémie est liée à un état pléthorique. On la pratique alors avec hardiesse ; si au contraire la pléthore est modérée, on n'y a recours qu'avec mesure. Lorsqu'on la pratique dès l'invasion des prodromes de l'hystéralgie, la saignée fait souvent avorter les accidents; aussi chez les femmes d'un tempérament sanguin et disposées à la pléthore ou qui sont abondamment menstruées, est-ce une excellente pratique que d'avoir recours à une petite saignée chaque mois à l'époque des règles, et même deux ou trois jours avant, pour prévenir les attaques d'hystéralgie et en interrompre l'habitude.

L'influence que l'hyperhémie utérine menstruelle exerce sur l'organisme n'est pas seulement mesurée par son intensité, elle est évidemment aussi proportionnée à la susceptibilité nerveuse des sujets. L'irritabilité extrême de beaucoup de femmes, exagérée encore par la répétition des accidents hystéralgiques, leur fait percevoir d'une manière désordonnée l'influence de la congestion utérine menstruelle et de l'acte organique dont les ovaires sont alors le siége. L'indication de recourir à des moyens antispasmodiques et sédatifs du système nerveux résulte de cette idiosyncrasie. Parmi ces moyens, les sédatifs qui agissent le plus spécialement sur l'appareil utérin doivent être préférés; ainsi l'assa-fœtida, administré surtout en lavement, le castoréum, nous ont été souvent d'un grand secours dans ces cas. L'opium a des effets variables. Le plus souvent il fait cesser les douleurs hystéralgiques, et quelquefois il les augmente. Nous l'avons administré avec des résultats opposés, tantôt par la bouche, tantôt par le rectum; mais l'expérience a aussi appris que si l'on unit ce remède à des excitants diffusibles, comme l'éther, ou le camphre, ou la teinture de mélisse ou de menthe, il n'occasionne pas en général ces effets fâcheux, et constitue le remède antispasmodique et sédatif qui mérite alors le plus de confiance. On a bien des fois fait cesser immédiatement par l'opium donné de cette manière des accidents hystéralgiques, qu'il avait exaspérés lorsqu'on l'avait administré seul.

En même temps que l'on combat ainsi les accidents hystéralgiques, par les sédatifs spéciaux de l'appareil utérin, il est utile de recourir aux sédatifs antispasmodiques, qui agissent sur tout l'organisme; ainsi les bains frais prolongés, les affusions fraîches, font souvent cesser les douleurs hystéralgiques ou au moins les modifient beaucoup, en calmant l'excitation nerveuse, que provoque dans tout l'organisme l'affection abdominale.

Avant d'employer les antispasmodiques et pendant qu'on y a recours contre les douleurs hystéralgiques, on peut administrer fort heureusement les purgatifs, surtout si la malade a de la constipation. Il n'est peut-être aucun moyen thérapeutique dont on retire plus d'avantages, et dont l'omission soit plus propre à empêcher les bons effets de tous les autres remèdes. Qu'ils soient utiles en prévenant l'accumulation des fèces dans l'intestin, ou en exerçant sur la muqueuse intestinale une excitation dérivative par rapport à l'appareil utérin, l'observation clinique atteste dans la plupart des cas leurs bons effets. Le traitement que nous prescrivons dans les intervalles des attaques d'hystéralgie, pour les prévenir et en rompre la succession habituelle, repose sur les mêmes indications que celui par lequel on combat l'hystéralgie manifestée. Réprimer l'état pléthorique, modérer et prévenir l'hyperhémie utérine imminente, atténuer la susceptibilité extrême de l'appareil utérin et du système nerveux en général : tels sont les résultats qu'il faut se proposer d'obtenir.

Les recueils d'observations nous offrent un grand nombre d'exemples de dysménorrhées hémorrhagiques, caractérisées par des déviations hémorrhagiques sur presque tous les organes. Tous ces faits attestent que la fonction menstruelle ne manque pas de se manifester dans ce cas même avec l'hémorrhagie utérine, quelque peu considérable qu'elle soit. Le phénomène anormal et véritablement morbide, c'est la manifestation simultanée et consécutive d'une hyperhémie ou d'une hémorrhagie sur un organe quelconque, sous l'influence de la menstruation, dont l'effet immédiat sur l'utérus est seulement alors beaucoup moins prononcé. Dans ces cas, la fonction menstruelle ovarique et utérine n'est réellement pas interrompue ; seulement elle est peu marquée par ses phénomènes normaux, et son influence détermine la production par divers organes d'hémorrhagies qui s'accomplissent au détriment de l'hémorrhagie utérine.

Donnons quelques observations cliniques sur ces dysménorrhées.

Une femme de trente ans fut frappée d'une grande terreur pendant qu'elle avait ses règles, qui furent immédiatement supprimées ; il s'ensuivit l'invasion immédiate d'une vive anxiété précordiale avec chaleur gravative sur la poitrine et palpitations de cœur. A l'époque menstruelle suivante, l'hémorrhagie utérine fut presque nulle et précédée d'une douleur gravative au dos et aux hypochondres ; il se manifesta ensuite de la toux et une hémoptysie qui se termina au bout de quatre jours. De cet instant, cette femme resta sujette tous les mois à des hémoptysies plus ou moins abondantes pendant cinq ou six jours, et qui revenaient avec les règles. Cette maladie durait depuis neuf ans. Si la grossesse suspendait les règles, l'hémorrhagie ne survenait pas, mais elle reparaissait après l'accouchement, et se manifestait aux périodes menstruelles pendant l'allaitement. La santé n'éprouvait pas d'ailleurs d'autre dérangement. On essaya inutilement un grand nombre de moyens de traitement sans aucun résultat.

Une dame pléthorique, d'une forte constitution, eut un flux hémorroïdal qui finit par se reproduire tous les mois en même temps que les règles. Ces dernières devinrent très peu abondantes et s'accompagnèrent de coliques et de douleurs sciatiques. Tous les accidents allèrent en augmentant et devinrent ensuite continus; il en résulta une cachexie comme scorbutique. Tout se termina cependant par un traitement méthodique.

Une femme fut prise d'une hématémèse immédiatement après un violent accès de colère; ses règles, qui coulaient, furent immédiatement supprimées; chaque fois ensuite que les règles reparurent, les vomissements de sang se reproduisirent. Alberti conseilla de recourir aux émissions sanguines pratiquées aux pieds. Le sang tiré était pâle et ressemblait à de la lavure de chair; cependant la malade fut guérie.

Une femme de trente ans, frappée d'une grande frayeur pendant ses règles, but, pendant qu'elle était toute tremblante, une grande quantité d'eau froide; il en résulta un tremblement des membres et de l'anorexie. A la période suivante, les règles revinrent, mais en beaucoup moindre quantité; elles s'accompagnèrent d'anxiétés précordiales, de nausées, de vomissements, de froid des extrémités et d'injection de la face. A la troisième époque, tous ces accidents se reproduisirent; il survint de plus, pendant trois jours, un vomissement de sang abondant qui affaiblit beaucoup la malade.

Chez tous les sujets de ces observations, la manifestation de l'hémorrhagie a été le symptôme le plus tranché de la dysménorrhée; dans tous, l'extravasation sanguine s'est montrée avec les signes d'une hyperhémie prononcée sur l'organe qui en a été le siége. Dans la dernière observation que nous venons de rapporter, d'après Hoffmann, les accidents développés sur l'estomac par l'effet de la dysménorrhée n'ont été une fois portés que jusqu'au degré de l'hyperhémie. Dans le cas suivant, l'hémorrhagie ne s'est établie qu'une fois : la dysménorrhée ne s'est pas moins manifestée à chaque époque, mais seulement par des symptômes de pléthore.

Une demoiselle de vingt-six ans, abondamment réglée, eut, sans cause connue, une diminution des deux tiers dans la quantité du flux menstruel; de ce moment, elle eut à chaque époque des douleurs céphalalgiques lancinantes, une oppression avec toux fréquente; le pouls était plein, développé et presque toujours fréquent. Ces accidents cessaient et se reproduisaient avec le flux menstruel. Il survint enfin une hémoptysie qui parut avec les menstrues, mais qui persista après elles. Le pouls était plein et rebondissant : des saignées locales à la vulve et à l'anus firent cesser ces accidents. A l'époque menstruelle suivante, cette demoiselle se plaignait deux jours auparavant de maux de tête, de battement des artères temporales, et d'oppression; le pouls devint de nouveau dilaté et fréquent; une saignée locale aux organes génitaux, pratiquée comme moyen prophylactique, fut suivie de l'apparition des règles sans phénomène anomal; mais il fallut revenir aux mêmes moyens pendant six mois à chaque époque menstruelle.

Une femme de trente-trois ans, d'une faible

constitution, s'était bien portée jusqu'à l'âge de vingt-quatre ans, qu'elle devint grosse pour la première fois. Ses règles avaient été jusque là abondantes six jours chaque mois; elles ne se rétablirent que quatre mois après l'accouchement; elles furent peu abondantes pendant cinq ou six mois. Alors, au moment de ses règles, cette femme eut, sans cause connue, un vomissement de sang considérable, qui se reproduisit aux époques menstruelles suivantes. Cette gastro-hémorrhagie s'accompagnait de vives douleurs d'estomac, qui ne persistaient pas quand le vomissement de sang cessait; en sorte que dans les intervalles des règles cette femme jouissait d'une bonne santé. Cet état dura plus d'une année. L'hématémèse fut ensuite remplacée par un flux hémorroïdal abondant, qui survenait avec les règles et durait pendant huit ou dix jours chaque mois; l'hémorrhagie utérine menstruelle était à peine marquée. Une deuxième grossesse arriva, et pendant sa durée une épistaxis abondante survint deux ou trois fois. Après la grossesse, l'épistaxis reparut chaque mois en même temps que les menstrues pendant environ dix-huit mois. L'hématémèse se reproduisit ensuite, et suivit la même marche que les autres hémorrhagies; mais elle était très abondante, et laissait chaque fois cette femme dans un état de débilité très grande : c'est alors que nous la vîmes. L'hématémèse était précédée chaque mois d'une douleur à l'épigastre, qui devenait très vive par l'injestion des aliments et durait deux ou trois jours, pendant lesquels les règles survenaient en très petite quantité ; puis l'hématémèse se manifestait, un ou deux vomissements de sang survenaient le matin pendant quatre ou cinq jours ; tous les accidents cessaient ensuite jusqu'à l'époque menstruelle suivante. L'utérus ne présenta aucune lésion. On fit appliquer tous les jours trois ou quatre sangsues sur le col de l'utérus, et on conseilla un bain de siége chaud chaque jour pendant trois jours, avant l'apparition des règles, et avant que la douleur épigastrique survînt ; on administrait en même temps des boissons et des aliments liquides à la glace. A l'époque suivante, les douleurs gastriques et l'hématémèse ne revinrent pas ; mais il se manifesta une épistaxis peu considérable, et les règles durèrent trois jours. Le quatrième mois, le malade se plaignit, à l'époque menstruelle, de pesanteur de tête, de vertiges ; le pouls devint plein, légèrement fréquent ; la face colorée et les conjonctives injectées. Comme la malade était faible, nous ne fîmes pas pratiquer de saignée générale, nonobstant ces symptômes de pléthore, mais nous conseillâmes d'appliquer pendant quatre jours quatre sangsues chaque jour sur le col de l'utérus; les règles arrivèrent avec abondance et avec d'assez vives douleurs hypogastriques et lombaires : il n'y eut point d'hémorrhagie insolite. Le cinquième mois, ces mêmes symptômes de pléthore étant revenus, le même traitement fut suivi, les règles vinrent avec abondance, et un flux hémorroïdal peu considérable les accompagna. Nous nous en tînmes alors à faire suivre à la malade un régime très doux, secondé par des bains simples, à la température de vingt-quatre degrés, tous les jours. Les menstrues reparurent régulièrement avec assez d'abondance, et pendant six jours elles ne présentaient d'anormal que quelques douleurs lombaires et hypogastriques. Le flux hémorroïdal reparaissait cependant chaque mois, mais il était peu considérable et ne s'effectuait qu'une ou deux fois. La malade restait décolorée et faible. Les bains de rivière furent alors conseillés et pris pendant tout un été. De ce moment, les menstrues revinrent régulièrement; elles durèrent quatre jours en quantité modérée; le flux hémorroïdal ne reparut plus, la pâleur générale cessa, cette femme prit de l'embonpoint et fut tout-à-fait rétablie. Depuis deux ans sa santé n'a pas cessé d'être bonne.

Les dysménorrhées hémorrhagiques n'ont qu'un petit nombre de symptômes qui leur soient particuliers ; elles empruntent tous les symptômes de presque toutes les autres hémorrhagies.

Les symptômes précurseurs des menstrues régulières se manifestent, et presque aussitôt les malades éprouvent les prodromes d'une hémorrhagie, ou plutôt les phénomènes qui se lient à la présence d'une hyperhémie sur quelque organe. Dans le plus grand nombre des cas, une pléthore générale s'annonce en même temps sous sa forme ordinaire.

Ces premiers symptômes sont bientôt suivis de la manifestation de l'hémorrhagie menstruelle, et en même temps de l'explosion d'une hémorrhagie par l'organe sur lequel se sont montrés les symptômes d'hyperhémie. L'hémorrhagie menstruelle est ordinairement alors moins prolongée et moins considérable que dans l'état normal ; dans quelques cas, elle se réduit à l'écoulement d'une petite quantité de sang, ou même d'une sérosité sanguinolente, tandis que l'hémorrhagie supplémentaire est abondante et prolongée ; mais cette hémorrhagie utérine n'en est pas moins accompagnée des symptômes de l'apparition des menstrues chez le même sujet.

La dysménorrhée hémorrhagique doit être

traitée d'après toutes les indications qui ont été exposées pour la curation de l'hystéralgie, quand elle est surtout jointe à des symptômes hystéralgiques, dont elle est rarement exempte; son traitement repose néanmoins aussi sur des indications spéciales.

L'hyperhémie et l'hémorrhagie utérines, à un certain degré d'intensité, sont l'état normal qu'il faut tâcher d'obtenir pour la curation de la dysménorrhée hémorrhagique; elles sont insuffisantes dans cette maladie, puisque pendant que la fluxion et l'écoulement sanguin se manifestent à un faible degré sur l'utérus, des hyperhémies et des hémorrhagies, comme supplémentaires, s'établissent sur des organes éloignés. L'indication la plus directe est donc d'appeler sur l'utérus un molimen hémorrhagique plus prononcé; c'est dans ce but qu'on détermine à l'extérieur des congestions sanguines ou des hémorrhagies artificielles, qui agissent par continuité et médiatement sur l'appareil vasculaire propre aux organes génitaux internes, ou que l'on opère directement sur l'utérus des émissions sanguines qui, tout en évacuant ses vaisseaux, n'y donnent qu'une plus grande activité à la circulation. Les moyens par lesquels on peut agir directement sur la circulation utérine sont les émissions sanguines opérées sur le col utérin par l'application de sangsues; ceux par lesquels on n'agit que médiatement sont les topiques irritants, les ventouses, les scarifications, les saignées locales vers lesorganes génitaux externes et à la partie supérieure des cuisses.

L'emploi méthodique de ces agents thérapeutiques se règle sur la considération de la marche de la maladie, évidemment tracée par la succession et la durée des actes menstruels. C'est aux époques des règles qu'il faut les prescrire, et même dès la manifestation de leurs prodromes ordinaires, c'est-à-dire un ou deux jours avant leur apparition; on doit ensuite prolonger leur action d'une manière continue ou au moins presque sans interruption pendant le temps ordinaire de la durée des règles; on en obtient aussi plus d'utilité qu'on n'en retirerait si on les appliquait avec une grande énergie et pendant un temps très court. C'est ainsi que l'application quotidienne, pendant quatre à cinq jours chaque mois, ou même réitérée deux fois par jour aux époques menstruelles, de deux ou trois sangsues au col de l'utérus ou à la vulve, ou des ventouses scarifiées ou même sèches aux cuisses, secondée par l'usage quotidien des bains de siége très chauds, suffit le plus souvent, si l'on persiste pendant un temps assez long dans son emploi, pour rétablir et régulariser l'hémorrhagie utérine menstruelle et faire cesser l'hyperhémie et l'hémorrhagie anomales.

L'administration des médicaments emménagogues constitue le principal moyen de traitement prophylactique des attaques de la dysménorrhée hémorrhagique, pourvu qu'il n'existe ni état de pléthore sanguine, ni hyperhémie locale, que l'action excitante générale de ces médicaments puisse augmenter l'influence spéciale qu'ils exercent sur les ovaires et sur l'utérus, et par suite de laquelle ils favorisent la turgescence de ces organes, et l'établissement des congestions et des hémorrhagies sur la matrice, contre-indique évidemment l'administration de ces remèdes dans les hystéralgies, dont ils aggraveraient les accidents; mais dans un état pathologique où l'absence de la congestion utérine et de l'hémorrhagie menstruelle normales est la première lésion, l'action des emménagogues est directement indiquée. Parmi ces médicaments, le safran et l'armoise nous paraissent mériter la préférence.

Cette médication ne peut avoir des effets avantageux que lorsqu'on la continue pendant un certain temps dans les intervalles des règles; on assure mieux encore ces bons résultats en ayant en même temps recours aux moyens qui favorisent directement la congestion sur l'utérus en agissant sur son appareil vasculaire.

Pendant qu'on prépare et qu'on favorise l'établissement de l'hyperhémie et de l'hémorrhagie utérines menstruelles, pour prévenir les hémorrhagies anomales, qui sont le résultat de leur déviation ou de leur insuffisance, on doit s'efforcer de contrarier l'établissement de ces dernières par les moyens de traitement le plus propres à atténuer l'activité de la circulation dans les organes qui en sont habituellement le siége, ou vers lesquels se montrent des prodromes qui peuvent faire craindre leur manifestation. Ces moyens thérapeutiques sont tous ceux auxquels on a habituellement recours dans le traitement des hémorrhagies idiopathiques de ces organes; ils consistent, spécialement pour les cas qui nous occupent, dans les applications froides pratiquées sur les parties qui sont menacées d'hémorrhagie. Ces remèdes ont souvent peu d'efficacité, parce que l'on se trouve forcé de restreindre leur activité de manière à ne pas contrarier l'effet, bien plus utile encore, de ceux par lesquels on favorise directement la reproduction normale des menstrues.

CHAPITRE VII.

DE L'AGE CRITIQUE CHEZ LA FEMME.

Chaque âge est caractérisé par les fonctions qui lui sont propres; si la puberté, plus précoce chez la femme que chez l'homme, est une époque importante de la vie, celle de la cessation des règles n'offre pas moins d'intérêt; en effet, dans l'une, la nature dirige tous ses moyens vers la perfection de l'utérus, dont l'énergie est si puissante et l'empire si immense, afin de donner naissance aux diverses fonctions sexuelles, et c'est alors que, réagissant sur toutes les parties de l'économie, cet organe change et accomplit l'organisation physique comme les facultés morales; dans l'autre, le vœu de la nature étant rempli, elle semble négliger les moyens par lesquels elle est parvenue à son but; la femme perd peu à peu de son éclat; « cette fleur délicate de tempérament, qui ne marche qu'avec la première jeunesse, disparaît, dit un auteur, comme la rosée du matin. La force expansive dont les organes tiraient leur coloris et leurs formes séduisantes diminue, se ralentit et se perd, la femme se flétrit et se décolore, et bientôt des rides désagréables, succédant à des formes séduisantes, elle ressemble à une reine détrônée, ou plutôt à une divinité secondaire qui n'a plus d'adorateurs.»

L'époque de la cessation des règles, que l'on nomme temps critique, est ordinairement regardée comme une époque fort dangereuse à passer pour les femmes; il y a long-temps cependant que les meilleurs médecins ont remarqué que ces craintes exagérées sont mal fondées, que la cessation de l'évacuation menstruelle est un phénomène tout aussi naturel que son apparition à l'époque de la puberté; que pour beaucoup de femmes elle est même le commencement d'une meilleure santé, surtout pour celles chez qui une menstruation abondante ne paraissait pas en rapport avec les forces et entretenait un grand état de faiblesse.

Des savants, qui ont cherché à établir les lois de la mortalité aux différents âges de la vie, n'avaient rien trouvé dans la liste des décès qui annonçât les ravages du temps critique. Muret, dans un ouvrage sur la population des pays de Vaud, disait : « Mes observations m'ont appris que l'âge de quarante à cinquante ans n'est pas plus critique pour les femmes que celui de dix à vingt. » M. Benoiston de Châteauneuf a repris ces recherches, et en a présenté le résultat dans un mémoire qu'il a lu à l'Académie des sciences en 1818, sur la mortalité des femmes à l'âge de quarante à cinquante ans.

Voici les principaux traits de ce résultat important:

« Du quarante-troisième degré de latitude au soixantième, c'est-à-dire sur une ligne qui s'étend de Marseille à Pétersbourg, en passant par Veray, Paris, Berlin et Stockholm, à aucune époque de la vie des femmes, depuis trente ans jusqu'à soixante-dix, on n'aperçoit d'autre accroissement dans leur mortalité que celui nécessairement voulu par les progrès de l'âge ; à toutes les époques de la vie des hommes, depuis trente jusqu'à soixante-dix ans, on trouve une mortalité plus grande que chez les femmes, mais surtout de quarante à cinquante ans. Il résulte de ces nouvelles observations que l'âge de quarante à cinquante ans est véritablement plus critique pour les hommes que pour les femmes, et cela, quel que soit le genre de vie qu'ils embrassent, qu'ils vivent dans la société ou dans la retraite, dans les camps ou dans les cloîtres.

« Cependant, comme on ne peut disconvenir qu'une certaine quantité de femmes ne meurent, entre quarante et cinquante ans, des suites de la révolution qui s'opère en elles à cette époque, et que, malgré cette cause de mortalité, qui n'existe point dans l'autre sexe, leur décroissement, loin d'être alors sensiblement augmenté, demeure toujours au-dessous de celui des hommes; quelles seraient donc pour elles la force et la durée de la vie, si la nature n'y avait attaché cette condition ? »

M. Lachaise donne des résultats semblables dans sa topographie médicale de Paris.

M. Finlaison, archiviste du dépôt de la dette publique en Angleterre, a trouvé aussi qu'après l'enfance, la vie des femmes est plus longue que celle des hommes, et cela dans une proportion qui paraît incroyable. Ne doit-on pas après cela être étonné quand on voit des médecins entasser, dans l'énumération des maladies qui dépendent de la cessation des règles, presque toutes celles qui rentrent dans les cadres nosographiques?

A voir la liste effroyable des prétendues maladies de l'âge critique, il n'est pas de femmes qui ne puissent se croire menacées des plus grands dangers; elle forme un tableau capable d'épouvanter les plus courageuses, si elles n'étaient pas prévenues qu'on s'est plu à rassembler autour de cette époque toutes les maladies qui affectent les femmes, depuis la cessation de leurs règles jusqu'à la fin de leur carrière.

Il est bien évident qu'on a attribué à cet âge une foule d'affections qui n'ont, avec la cessation des règles, d'autre rapport que celui de leur avoir succédé; cette assertion se trouve encore confirmée par le passage qu'on va lire : « C'est à tort, dit le docteur Duparque, que l'on fait peser sur l'âge de retour toute la responsabilité des maladies qu'il présente; il faut reconnaître qu'un grand nombre d'altérations regardées comme le résultat de la cessation des menstrues, ont pris naissance à une époque antérieure; le retour d'âge a seulement pour effet d'imprimer à ces affections une marche plus active, et de changer leur forme ou de hâter les transformations successives dont elles sont susceptibles. »

D'après des renseignements très exacts pris auprès d'une quarantaine de femmes, âgées de quarante à cinquante ans, et qui étaient affectées de maladies cancéreuses de l'utérus, nous n'en avons trouvé que cinq chez lesquelles l'origine du mal paraissait récente ou résulter plus ou moins immédiatement de l'époque critique; chez trente-trois autres, les menstrues avaient présenté des irrégularités depuis la dernière couche, ou après un avortement, ou par suite de l'action de l'une des causes que nous avons vues propres à les troubler chez les filles, et cette circonstance de dysménorrhée, jointe à une fécondité consécutive et à divers symptômes développés du côté du bassin, indique suffisamment une affection quelconque de l'utérus, qui avait succédé immédiatement à l'accouchement, ou à l'avortement, ou à l'accident; enfin, dans deux cas, l'origine de la maladie paraissait remonter jusqu'à l'époque de la puberté.

On pourrait donc établir, en thèse générale, que l'âge critique n'est orageux que pour les femmes qui arrivent à cette époque avec une affection de l'utérus existant déjà et développée depuis un temps plus ou moins long, affection qui, jusque là simple dans sa nature, lente dans ses progrès, a reçu avec le temps la forme cancéreuse, en prend la marche rapide, et d'innocente qu'elle était, acquiert le plus haut degré de gravité.

On doit donc s'accorder aujourd'hui pour penser que si la cessation des règles peut aggraver des maladies déjà existantes, elle n'en occasionne pas directement; ce qui a induit en erreur beaucoup de médecins à cet égard, c'est que des maladies jusque là latentes ou inaperçues, même par la malade, prennent tout-à-coup à l'âge du retour un développement rapide, et se manifestent au dehors avec plus d'intensité; c'est ainsi que la phthisie peut altérer lentement la structure du poumon sans produire des symptômes inquiétants pour des yeux inexpérimentés; c'est ainsi que des femmes, alarmées par l'approche de l'âge critique, engagent leur médecin à les toucher, et que celui-ci est tout surpris de trouver des désorganisations si avancées de la matrice, qu'on est obligé d'en faire remonter l'origine à plusieurs années. Alors il interroge, il apprend, trop tard! que depuis nombre d'années la menstruation était irrégulière, accompagnée d'écoulements morbides; qu'une réserve, qu'une pudeur mal entendue ou une insouciance impardonnable, a fait négliger de prendre les conseils du médecin, auquel un même jour révèle l'existence du mal et son incurabilité.

Ce qui fait croire que l'âge critique est nécessairement funeste aux femmes, c'est l'idée que les anciens s'étaient formée sur la nature du sang menstruel, auquel ils supposaient des qualités morbifiques et malfaisantes qui déployaient toute leur action à l'époque où l'écoulement cessait d'avoir lieu ; malheureusement cette idée tout-à-fait erronée, ayant quelquefois paru confirmée par la fin déplorable de quelques femmes, a pris tous les caractères d'une vérité démontrée, et il a fallu des siècles pour la renverser.

CHAPITRE VIII.

DES PHÉNOMÈNES QU'ON OBSERVE A L'APPROCHE ET A LA CESSATION DE LA MENSTRUATION.

La cessation de la menstruation est ordinairement annoncée plusieurs années à l'avance, par des dérangements plus ou moins remarquables. Souvent il y a diminution progressive de la quantité de sang évacué à chaque époque et du temps pendant lequel il coule ; d'autres fois au contraire cette quantité devient de plus en plus abondante, une ménorrhagie effrayante s'établit, et les époques se prolongent tellement qu'elles semblent se confondre et ne sont plus marquées que par l'augmentation du flux sanguin. D'autres fois les époques s'éloignent successivement ou ne reviennent qu'après des intervalles irréguliers et souvent fort longs. Très rarement la menstruation cesse tout-à-coup spontanément ; mais il arrive quelquefois qu'après une suppression accidentelle, les menstrues ne paraissent plus; et très souvent un écoulement muqueux, continu ou périodique, s'établit quelque temps avant la cessation complète de la menstruation, et continue quelque temps après. La terminaison définitive de la menstruation, dit M. Gendrin, est rarement subite; le plus souvent l'absence de l'hémorrhagie utérine pendant plusieurs mois se renouvelle plusieurs fois avant qu'elle cesse définitivement. Assez souvent aussi, lorsqu'elle paraît avoir ainsi manqué, elle détermine une perte de sang plus considérable qu'à l'ordinaire. Chez un petit nombre de femmes, la cessation définitive de la menstruation se prépare pendant deux ou trois ans par la diminution progressive de l'abondance et de la durée de l'hémorrhagie de chaque mois, qui néanmoins continue à se reproduire régulièrement jusqu'à ce qu'elle manque enfin tout-à-fait.

Un malaise général, des engourdissements dans les membres inférieurs, des douleurs dans la région lombaire, des bouffées de chaleur au visage se font sentir à l'approche du temps critique. Quand on considère, dit Chambon, ce qui se passe chez les femmes qui approchent de l'âge critique, on observe les phénomènes suivants : chez quelques unes des sueurs fréquentes qui durent pendant plusieurs mois consécutifs, quelquefois un, deux, trois ans et plus long-temps; chez d'autres, des diarrhées rebelles, dont les remèdes ordinaires ne suspendent point le cours et qui les épuisent au point de les rendre méconnaissables; on en voit qui sont attaquées de maladies inflammatoires; celles-ci de fièvres humorales, quelques autres de fièvres lentes; tantôt il y a gonflement dans la région hypogastrique, avec une diversité d'accidents qui ne laissent aucun doute sur l'embarras des viscères de cette région, tantôt les hypochondres se tendent avec tous les symptômes de la mélancolie, affection qu'on rencontre plus particulièrement chez celles qui sont d'un tempérament bilieux. Chez la plupart, l'empâtement de la matrice donne naissance aux hémorrhagies; la sympathie qui existe entre ce viscère et tous les autres les fait participer au trouble qu'il éprouve, d'où les palpitations fréquentes, la suffocation simple ou utérine, la gêne des poumons, les affections comateuses, et quelquefois même le dérangement total des facultés intellectuelles.

De l'embarras de la matrice naît le désordre de la circulation dans sa substance et les organes environnants; d'où l'obstruction de ce viscère, celle des ovaires, celle du mésentère, du foie, etc.; d'où les infiltrations des extrémités et l'hydropisie. Le trouble qui dérange le cours régulier des humeurs, augmenté par l'irritation du système nerveux chez les personnes d'une texture délicate et trop irritable, occasionne des stases, d'où la fermentation des humeurs, et par suite la cacochymie et la cachexie qui en sont l'effet inséparable, quand on n'arrête pas les progrès de l'affection primitive.

Tels sont, continue Chambon, en général les phénomènes qu'on remarque chez les femmes qui sont sur le point de n'avoir plus l'écoulement des règles. Pour prévenir les maux dont elles sont menacées, il est important de connaître la cause qui leur donne naissance ; on y parviendra par un examen attentif des lois qui régissent la circulation dans les différentes époques de la vie, et en considérant les changements dont les mêmes lois sont susceptibles. Il est donc indispensable de comparer leurs effets entre eux pour en exposer les résultats.

Avant de parler des changements, tant au physique qu'au moral, que la cessation des règles opère, il est essentiel de distinguer la cessation des règles d'avec la suppression des règles à l'âge de quarante-cinq à cinquante ans, et de distinguer une grossesse d'avec la cessation des règles à ce même âge.

On peut distinguer la cessation des règles d'avec

la suppression, en ce que la cessation des règles met plus ou moins de temps à s'effectuer, tandis que la suppression est l'effet d'une cause brusque et violente, sans aucun indice primitif et causant toujours quelque dérangement dans l'économie.

Il serait imprudent de prononcer au moment même sur la seconde question, à moins que, comme dans le cas ci-dessus, la suppression n'ait été subite et n'ait causé quelques dérangements.

La cessation des règles pouvant être accompagnée de tumeur à la matrice, et les accidents qui l'accompagnent étant presque tous communs au premier temps de la gestation, nous pensons que, pour ne point tomber dans l'erreur, il faut attendre que les mouvements de l'enfant viennent éclairer le diagnostic; ceux qui prétendent que le toucher est le seul moyen dans cette circonstance s'avancent trop.

Des modifications ou changements que la cessation des règles opère sur la constitution physique de la femme.

Parvenue à l'époque où les règles cessent de couler, la femme perd la faculté d'engendrer, elle ne vit plus pour l'espèce, et rentre dans la vie individuelle, d'où l'avait retirée l'apparition de l'écoulement périodique.

Le tissu de la matrice tend à revenir à un état

analogue à celui qu'il présentait avant la puberté; il se resserre et devient de moins en moins perméable.

En même temps les humeurs qui devaient s'échapper par cet organe n'y abondent plus, et il ne se forme plus en lui une surabondance de sang par suite de la cessation de cette activité vitale et de la fluxion sanguine dont il était le centre.

Les changements que l'organisme éprouve à l'époque de la cessation des règles ne se bornent pas aux parties de la génération. La vitalité dont ces dernières étaient le siége se portant alors sur les agents de la force assimilatrice, la sensibilité et l'imperméabilité de la peau sont augmentées, la circulation capillaire y devient plus active; elle présente une couleur rose dans toute son étendue, surtout au visage; on remarque plus de force et de fréquence dans le pouls.

D'un autre côté, les viscères abdominaux commencent à prendre plus d'énergie; la nutrition devient tout-à-coup plus active; détermine dans les tissus extérieurs et jusque dans les glandes mammaires une fermeté qui n'existait plus depuis long-temps et qui simule l'état de la jeunesse; aussi a-t-on nommé ce moment l'âge de retour. Mais ces charmes ne sont que passagers :

l'accumulation d'une graisse molle et surabondante enlève bientôt aux formes leur rondeur et leur grâce, à la taille son élégance et sa légèreté; la peau perd son coloris, sa souplesse et sa douceur; les traits du visage s'effacent, les mouvements vitaux tombent dans la langueur; le tissu aréolaire, qui jadis masquait la saillie des muscles, diminue, revient sur lui-même, et bientôt disparaissent cette fraîcheur et ces formes gracieuses qui charmaient les yeux; les cheveux, quoique se conservant plus long-temps que ceux de l'homme, paraissent également perdre de leur épaisseur et de leur couleur primitive; on ne trouve plus la même grâce dans les mouvements, les mêmes attraits dans la voix, ni la même expression dans le regard; le duvet de la jeunesse acquiert sur le visage comme ailleurs un épaississement, une longueur et une consistance qu'on ne lui trouve que dans l'homme; les mamelles se flétrissent, le corps entier tombe dans le dépérissement; enfin, quelque terrible que soit cet aveu, la vieillesse est imminente.

Toutefois, hâtons-nous de le dire : lorsque l'écoulement du flux menstruel cesse heureusement, les femmes peuvent encore intéresser pendant un temps plus ou moins long par un reste de charmes qui rappellent le souvenir de ceux qu'elles possédaient autrefois. Roussel, qui les a dépeintes si admirablement, et qui connaissait tout le mérite qu'elles peuvent avoir à cette époque, recherchait dans ses dernières années la compagnie des femmes parvenues à un âge mûr. On peut dire avec Alibert que cet homme philosophe jugeait qu'elles ont à cette époque de leur vie on ne sait quel charme qui touche et attendrit encore l'homme sensible.

On a vu des femmes qu'une menstruation abondante fatiguait, rendait débiles et chétives, reprendre pour ainsi dire une nouvelle vie. Chez beaucoup d'entre elles la force des autres organes s'accroît aux dépens de celles de la matrice, qui, frappée d'impuissance, reste pour ainsi dire dans une vie végétative; elles acquièrent alors un embonpoint dont elles n'avaient jamais joui, qui redonne aux formes le poli de la jeunesse; leur visage s'anime des couleurs les plus riches, et souvent à des tourments, à des langueurs succède une parfaite santé, dont elles sont moins satisfaites que de ce nouveau retour d'attraits trompeurs. « J'ai vu, dit Tissot, plusieurs femmes qui, à cinquante-deux ou cinquante-trois ans, quittaient les lunettes dont elles se servaient depuis cinq ou six ans; j'en ai vu d'autres dont les nerfs se raffermissaient, et les maux qui dépendaient de leur faiblesse devenaient moins fréquents et moins incommodes. »

Affranchies des maux propres à leur sexe, elles acquièrent la constitution de l'homme sans être exposées aux infirmités qui l'accablent dans la vieillesse; mais toutes malheureusement ne jouissent pas d'un pareil avantage; plusieurs éprouvent, comme nous le verrons plus tard, diverses maladies, dont les plus fréquentes sont celles auxquelles elles avaient été sujettes.

Les femmes dont l'existence a été agitée par des passions vives, par des chagrins ou par l'excès des jouissances, sont en général plus fortement et plus péniblement ébranlées à l'époque de l'âge critique que celles qui, se trouvant dans des conditions opposées, ont usé plus convenablement de la vie.

Le docteur Moreau de la Sarthe, cet élégant et spirituel auteur de l'Histoire naturelle de la femme, dit avec raison que deux circonstances sont à remarquer dans les différences nombreuses que présente le temps critique chez les femmes où cette révolution ne se fait pas d'une manière facile et naturelle.

« La première est celle d'une suppression orageuse par suite d'un excès de forces et de vitalité de la part de l'utérus, qui renonce difficilement à ses habitudes d'exaltation, et qui, dans son dernier effort pour conserver son empire et sa prédominance d'action, bouleverse tout le système vivant, et occasionne surtout des affections nerveuses et une altération profonde dans les fonctions digestives. Lorsque la cessation des règles a lieu d'une manière aussi défavorable, les femmes remarquent qu'à son approche les indispositions qu'elles éprouvent habituellement deviennent plus fréquentes et plus graves. Il y a irrégularité, désordre dans toutes leurs fonctions; le teint passe au blanc morbifique ou prend une nuance bilieuse, et des sensations éphémères de chaleur montent subitement au visage, qui se couvre d'une rougeur particulière et disposée par plaques sur un fond terne et jaunâtre.

» Les femmes éprouvent aussi des symptômes plus ou moins graves : un sentiment douloureux à la région des reins et de la matrice, de la tristesse et de l'accablement, des insomnies rebelles, des rêves bizarres et fatigants, du gonflement aux articulations.

» L'autre circonstance est celle d'une cessation trop brusque, et tellement subite et inattendue, que les femmes la prennent pour une simple suppression. Un semblable phénomène est toujours un accident très grave, comme le sont en général les suppressions non graduées des habitudes qui exercent une grande influence sur l'organisation. Ces révolutions soudaines occasionnent ordinairement un malaise général, à la cause duquel on est souvent loin de remonter, ou déterminent des maladies locales de l'organe affecté, dont la faiblesse et la vitalité irrégulière deviennent une source d'accidents et d'infirmités. Les pertes qui surviennent dans ces circonstances sont ordinairement accompagnées ou même précédées de douleurs vives et pongitives à la région de l'utérus, et suivies de tous les symptômes qu'entraîne après elle la faiblesse occasionnée par de semblables accidents. Les diversités de constitution et de tempérament acquis ou primitifs déterminent d'ailleurs des différences nombreuses dans la manière dont les femmes arrivent à la cessation des règles. »

Ce tableau des phénomènes qui accompagnent la fin de la menstruation n'est qu'une reproduction de ce qu'avait dit Fothergill dans le premier volume des mémoires de la Société de médecine de Londres. Ce célèbre médecin anglais pense également et avec raison que la cessation brusque des règles présente des symptômes qui peuvent devenir plus alarmants, si les femmes ont abusé antérieurement des plaisirs de l'amour, si elles ont eu peu d'enfants, si leur mariage a été stérile, et enfin si elles ont été affectées de dartres ou de maladies syphilitiques dont le traitement a été négligé.

CHAPITRE IX.

DES CHANGEMENTS QUE SUBIT L'ORGANISATION MORALE DE LA FEMME A L'AGE DE RETOUR.

La constitution physique de la femme n'est pas la seule à recevoir l'influence de l'âge critique; le système cérébral ou intellectuel en éprouve aussi les effets. La nature ayant rempli son but, semble négliger tout ce qu'elle avait employé pour y parvenir ; elle n'a point voulu laisser l'attrait des plaisirs survivre aux moyens qui pourraient les rendre infructueux. Aussi le plus grand nombre des femmes renoncent alors à tous les moyens que l'instinct et l'étude imaginèrent pour fixer nos regards et notre admiration. Sans cesser d'aimer, les femmes arrivent à un état plus calme et plus heureux; devenues épouses et mères, elles ont d'autres devoirs à remplir; elles éprouvent d'autres sentiments : ainsi la tendresse maternelle, l'amour conjugal, l'éducation et le bonheur de leurs enfants, les soins domestiques, sont les seuls objets qui occupent leur sensibilité et qui remplissent leur existence de la manière la plus douce. C'est alors qu'elles jouissent du bonheur le plus pur que donnent les affections de famille et les qualités morales inhérentes à leur sexe ; elles s'occupent presque exclusivement du soin de leur ménage ; elles se contentent d'une parure simple, se soumettent sans violence à leur nouvelle position, et cherchent moins à dissimuler les sentiments qui les agitent. Se mettant bientôt tout-à-fait au-dessus de la perte inévitable de quelques charmes, elles se préparent à faire une retraite honorable et à chercher de nouveaux plaisirs dans les délices de l'intimité. Les différents actes de leur entendement n'étant plus dominés par l'influence quelquefois tyrannique du besoin des voluptés, se régularisent et s'accroissent de l'énergie qui vient d'abandonner les organes qui produisent ce besoin ; aussi jouissent-elles alors de cette profondeur de vues, de cette facilité d'esprit et de cette justesse de jugement, qui leur assurent encore le premier rang dans la société, et ne commandent pas moins notre admiration que nos respects.

Arrivée à l'âge critique, la femme ne perd pas les goûts de son sexe, comme l'ont répété tant de fois tous ceux qui accordent bien gratuitement à la matrice de l'influence sur la production des attributs intellectuels de la femme; la saine étude des fonctions de la vie démontre que ces idées sont aussi exagérées que ridicules. La matrice, comme tous les autres organes importants, entretient de nombreuses correspondances avec le cerveau, les poumons, l'estomac; mais elle n'a pas une prééminence d'action sur les autres; elle ne constitue pas enfin la femme ce qu'elle est, comme on l'a ridiculement prétendu (*propter uterum solum mulier est id quod est*, Vanhelmont). La femme reste toujours femme, seulement ses facultés affectives prennent alors une autre direction : son cœur est moins accessible aux douceurs de l'amour; mais il le devient davantage à celles de l'amitié; jamais même sa qualité dominante, le besoin d'attachement, ne fut plus prononcée. Elle choisit alors indistinctement les objets de son affection dans l'un et dans l'autre sexe; elle acquiert un degré d'indulgence qui la porte à excuser ce qui, quelques années avant, aurait été pour elle l'objet de la critique la plus amère; elle aime et protège l'inexpérience, se plaît à l'instruire et à la diriger en lui transmettant ce qu'une longue habitude du monde lui a appris. Elle aime l'homme pour lui-même, et non plus pour les hommages qu'il lui rend. « Il est beau, m'écrivait un jour une femme aussi aimable que spirituelle, de vous occuper de nous précisément à l'époque où le monde nous rejette comme des meubles inutiles ; car, vous le savez, ce monde ingrat brise ses idoles quand il n'a plus rien à leur demander, et quand il ne veut plus rien en obtenir. Jugez combien nous devons être sensibles à l'intérêt que vous nous montrez, aux soins et aux consolations que vous nous donnez ! Je ne crois pas entièrement ce que vous avez la bonté de dire, que l'agrément de notre esprit et de notre conversation compense jusqu'à un certain point la perte de nos charmes ; mais je suis, ainsi que vous, persuadée que nous devenons meilleures amies, plus sincères et plus reconnaissantes, parce que nous cessons de croire que tout nous est dû, et nous apprenons à mieux apprécier ce qu'on fait pour nous. »

Cependant, il s'en faut que toutes les femmes se voient dans cette position sans faire un retour sur le passé ; il en est malheureusement qui, affectées de vifs regrets pour ce qu'elles ont perdu, ne voient pas sans tourments les torts affreux que l'impitoyable temps a faits à leur empire ; toutes celles surtout qui attachaient beaucoup d'importance à leur beauté et aux jouissances qu'elle leur procurait, reconnaissant que leurs charmes s'évanouissent, ne tardent pas à se créer de vaines chimères, qui apportent le plus grand trouble dans toute l'économie animale ; elles deviennent moroses, taciturnes, inquiètes, irritables et même méchantes ; elles ont perdu leurs charmes, plus d'espoir de les recouvrer ! Sans cesse elles regrettent des plaisirs et des jouissances qui ne sont plus de leur âge.

On dirait qu'elles cherchent à se venger sur tous ceux qui les entourent des rigueurs de l'âge et des chagrins qu'elles leur causent ; elles tombent parfois dans une tristesse profonde, qui ne leur laisse plus voir qu'ennuis et des tourments dans l'avenir qu'elles peignent des couleurs les plus tristes. C'est à la tendresse de ceux qui les entourent à leur faire oublier par leurs soins affectueux, leurs égards délicats, les inexorables rigueurs du temps ; c'est à l'indulgente amitié à leur répéter que, si la beauté vieillit, l'esprit n'a pas d'âge ; que le leur, fait pour embellir la société, leur attirera des hommages plus solides et plus flatteurs que le culte rendu naguère à leurs charmes par un essaim d'adorateurs frivoles.

CHAPITRE X.

DE L'AGE AUQUEL ARRIVE LA CESSATION DES RÈGLES.

De même que les phénomènes de la puberté ne se développent pas au même âge chez toutes les femmes, de même aussi la disparition du flux utérin s'effectue plus tôt ou plus tard chez les unes que chez les autres. Cette différence paraît tenir principalement au climat qu'elles habitent, au genre de vie qu'elles mènent, et à leur constitution. C'est ainsi qu'au rapport des voyageurs dans l'Inde, et dans tous les pays très chauds, à la puberté, qui se manifeste vers dix ou douze ans, succède l'âge critique de la trentième à la trente-cinquième année.

Dans nos climats, c'est ordinairement de la quarante-cinquième à la cinquantième année de leur existence, que les femmes voient disparaître l'évacuation sanguine à laquelle la nature les a assujetties plus tôt ou plus tard, suivant que cette fonction a été plus ou moins précoce.

Toutefois on ne peut assigner l'époque précise de cette disparition; mais on peut dire qu'en général la cessation des règles est en raison de leur apparition.

Roderic à Castro, dans son livre *De naturá mulierum*, s'exprime ainsi : « Quæ verò ætatis » anno id fieri incipiat, non est ità certum defi- » nire ac plerique existimarunt totam rem hoc » versiculo comprehendi :

» Adde decem ternis, mulierum menstrua cernis
» Ad quinquaginta durat purgatio tota. »

Cependant il n'est pas rare de voir la menstruation finir à trente-six ou quarante ans, et même plus long-temps avant cette époque. On voit des femmes qui ne sont plus réglées à trente ans; mais il est à remarquer qu'elles sont délicates et mènent une vie sédentaire; quelquefois cependant elles jouissent d'une parfaite santé.

Les femmes qui sont réglées de bonne heure sont aussi celles qui cessent plus tôt de l'être, cependant il n'en est pas toujours ainsi. On a eu occasion d'observer de nombreuses exceptions à cette règle générale, qui paraît plus vraie si on l'applique aux masses d'individus qui habitent des climats différents.

Lamotte a vu une femme chez laquelle cette

évacuation cessa dès l'âge de trente-quatre ans, sans avoir jamais souffert aucune incommodité.

En Asie, une femme n'est plus jeune à trente ans; à Java, elle ne peut concevoir à cet âge. Chardin rapporte qu'en Perse il y a des femmes qui perdent à l'âge de vingt-sept ans. J'ai eu occasion de donner des soins à une dame avancée en âge qui avait cessé d'être menstruée à l'âge de vingt-six ans.

On voit également le flux menstruel se prolonger jusque dans un âge très avancé, comme à soixante, soixante-dix, soixante-quinze, cent, cent six ans, et la faculté d'engendrer se conserver en même temps. Des observateurs en rapportent beaucoup d'exemples.

Une femme, écrit Lamotte, a eu trente-deux enfants jusqu'à l'âge de quarante-cinq ans, qui fut le temps que son mari mourut, et qui avait encore ses ordinaires à soixante-deux ans, qu'elle décéda, étant aussi bien réglée qu'elle l'avait été à vingt-cinq ans.

Astruc regarde cet écoulement extraordinaire comme provenant de quelques ulcérations ou engorgements de l'utérus ou de quelques dispositions variqueuses de ses veines; Mauriceau est de cet avis : Les excrétions sanglantes de la matrice, dit-il, ne doivent pas être qualifiées du nom de menstrues après l'âge de cinquante-huit à soixante ans, car ces sortes d'excrétions sont pour lors symptomatiques, et très souvent signes avant-coureurs d'ulcères carcinomateux et de la mort qui les suit. Nisbeth fait observer qu'à cet âge elles sont souvent victimes d'hémorrhagies. Haller rapporte que des femmes, après avoir éprouvé à l'époque ordinaire la cessation menstruelle, ont été reprises d'un nouveau flux, ce qui leur avait procuré une seconde jeunesse à l'âge de cinquante-cinq, soixante-huit, et même cent ans. Saxonia parle d'une religieuse chez qui le flux menstruel se rétablit à cent ans, et continua jusqu'à cent trois ans. Fabrice de Hilden cite un fait semblable:

« Dusburgi virginem quamdam Dorothæam » habuimus, illa, cum ab anno quinquagesimo » ætatis suæ menstruis caruisset et annum septua- » gesimum ætatis prætergressa esset, denuo ipsi » menstruæ supervenerunt et tribus ordinariis » mensibus recursum habuerunt, postea cessa- » runt; sed quod annotatione dignum, ex evacua- » tione illa natura quasi reviviscens, ad centesi- » mum fere ætatis annum pervenit virgo illa, et » hoc tandem anno 1612 mense martis, extrema » macie confecta, e vivis discessit. »

Ces exemples se rencontrent quelquefois; on

peut donc croire avec Haller que ce retour tardif ait rendu la fécondité, et que des femmes aient fait des enfants à l'âge de cinquante-quatre, cinquante-huit, soixante, soixante-trois et soixante-dix ans. Cornélie mit au monde Valérius Saturnicus à soixante-deux ans. Valescus de Tarente assista dans ses couches une femme de soixante-sept ans. L'auteur d'un Traité des maladies des femmes, M. le docteur Colombat, rapporte que madame la duchesse D****, aussi distinguée par son esprit que par son admirable talent littéraire, lui avait affirmé qu'ayant cessé de voir à trente-cinq ans, elle croyait être arrivée à son âge critique, d'autant plus qu'elle avait été nubile de très bonne heure, lorsque vers l'âge de quarante-cinq ans, c'est-à-dire après dix ans de cessation menstruelle, elle fut de nouveau réglée. Depuis cette époque, ajoute M. Colombat, madame la duchesse D****, âgée aujourd'hui de cinquante-trois ans, est soumise à une hémorrhagie périodique aussi régulière que pendant sa jeunesse.

Ce même auteur a vu une de ses parentes, mère de dix enfants, qui habitait le département de Seine-et-Oise, où elle est morte en 1832, et qui n'a jamais cessé depuis l'âge de dix-huit ans d'être sujette à un écoulement sanguin par la vulve, qui a eu lieu régulièrement tous les mois jusqu'à l'âge de soixante-treize ans. Enfin M. le professeur Orfila a parlé dans ses leçons orales d'un fait encore plus extraordinaire : une femme, qui eût sept enfants, devint enceinte du premier à quarante-sept ans, accoucha du dernier à soixante, fut réglée jusqu'à quatre-vingt-dix-neuf, et mourut à cent quatorze ans.

Ces exemples de retour de la menstruation, non pas à un âge aussi avancé, mais à soixante, soixante-dix ou quatre-vingts ans sont très communs, dit le professeur Dubois. Si quelques uns de ces cas nous montrent une menstruation régulière et dans l'ordre naturel, ils sont très rares, et peuvent le plus souvent être attribués à un état de pléthore générale ou à une autre disposition morbide de l'économie. Presque toujours le flux sanguin qui survient alors n'est qu'une hémorrhagie dépendant d'une lésion organique de l'utérus. Aussi les médecins ont de tout temps regardé les renouvellements de menstruation comme étant de très mauvais augure.

DEUXIÈME PARTIE.

DES MOYENS DE DISPOSER L'ÉCONOMIE A SUBIR SANS TROUBLE LES MODIFICATIONS ET LES CHANGEMENTS QUE LUI IMPRIME LA CESSATION DES RÈGLES, ET DE PRÉSERVER LES FEMMES DES MALADIES QUI PEUVENT SURVENIR A CETTE EPOQUE.

CHAPITRE PREMIER.

CONDUITE QUE DOIT TENIR LA FEMME A L'ÉPOQUE DE LA CESSATION DES RÈGLES.

C'est lorsque la cessation des règles arrive, que la femme doit apporter tous ses soins à observer une conduite régulière, afin de ne point déranger le travail de l'utérus, qui, une fois troublé, bouleverse la machine entière et donne naissance à un grand nombre de maladies plus affligeantes les unes que les autres ; c'est au médecin à dicter des lois et à exhorter les femmes, dont la santé se trouve naturellement affectée, à ne point s'en écarter.

Arrivée à l'âge de retour, la femme doit prendre des précautions qui auront pour but principal de prévenir cette espèce de surabondance sanguine, ou d'excès d'excitation, qui tend à s'établir dans tout l'organisme par suite de la disparition des menstrues. Toutes les précautions doivent particulièrement être dirigées vers les organes, qui jouissent alors de la plus grande excitabilité, et sont surtout applicables aux femmes d'une constitution éminemment sanguine, et qui étaient sujettes à des évacuations périodiques très copieuses ; cependant celles qui jouissent d'une susceptibilité cérébrale et nerveuse extrême, auraient tort de croire que la disposition physique, qui coïncide ordinairement avec cet état, doit les affranchir de la nécessité de ces précautions, car elles y trouveront plus qu'ailleurs les moyens de prévenir ou de dissiper les céphalalgies, les palpitations, les irritations intestinales dont elles sont fréquemment affectées.

« Cette époque, dit un grand médecin, est féconde en maux, que l'art prévient plus qu'il ne guérit, et si quelquefois les ressources de l'hygiène échouent, on doit en imputer la cause aux femmes elles-mêmes, qui ont plus de confiance dans les recettes des personnes inexpérimentées que dans les secours de l'hygiène qui viennent apporter un nouveau changement à leurs goûts et à leurs habitudes; Sydenham avait déjà signalé ce travers, lorsqu'il dit : Cela vient de ce qu'il se trouve ordinairement dans chaque maison quelques femmes également ignorantes et présomptueuses, qui, pour le malheur du genre humain, se mêlent d'un art qu'elles n'ont pas appris. »

Les règles de l'hygiène ne doivent point être regardées comme générales ; mais bien comme dépendantes des choses environnantes et de l'état de la personne qui doit en éprouver les influences. Le professeur Pinel dit : « S'il y a un art de bien administrer les médicaments, il y a un art encore plus grand de savoir quelquefois s'en passer. » En effet, le médecin véritablement instruit fera attention à tout ce qui se passe dans notre machine, et distinguera avec soin si dans telle ou telle circonstance un médicament ne serait pas plus nuisible qu'utile; il ne peut raisonner philosophiquement s'il n'a pas fait une étude particulière des causes prédisposantes et déterminantes. C'est par leur juste appréciation qu'on pourra seconder la nature dans ses efforts, qu'on saura conserver un flux qui s'est établi lui-même, qu'on le modèrera s'il cause de l'inquiétude pour la vie du malade, qu'on le rétablira s'il venait à se supprimer, ainsi de suite d'une foule de cas analogues qui se rencontrent journellement dans la pratique. Le plus souvent, il faut l'avouer, les femmes négligent les conseils hygiéniques qu'un médecin peut leur donner, parce qu'elles regardent les moyens indiqués comme insuffisants, par la même raison qu'ils sont très faciles à exécuter. « Beaucoup de femmes, dit un auteur, entraînées par des préjugés populaires, ou guidées par des hommes imbus d'un empirisme grossier, se livrent sans mesure et même sans nécessité à une thérapeutique de précaution vraiment perturbatrice, et qui, loin de les préserver des accidents qu'elles redoutent, serait dans le cas de les susciter. Ces précautions exagérées ne sont point rationnelles; mais une trop grande sécurité est également imprudente. Il est bon que la femme qui sent arriver l'âge de la stérilité, commence, plusieurs années auparavant, à réformer des habitudes vicieuses dans sa manière de vivre et dans sa nourriture; qu'elle observe avec régularité les lois de l'hygiène, et qu'enfin elle ait de temps en temps recours à des médicaments propres à maintenir un équilibre constant dans ses fonctions, dès qu'elle s'aperçoit que cet équilibre tend à se rompre; que si elle est sujette ou disposée à une affection qui jusque là ne lui a point donné d'alarmes, il est temps de la surveiller ou de la combattre à l'avance, afin qu'elle ne s'exaspère point pendant la révolution décisive qui s'approche. »

SECTION I.

Circumfusa ou choses environnantes.

La peau de la femme étant délicate, molle, et les pores en étant ouverts, l'air atmosphérique agit particulièrement sur elle et lui communique des impressions plus ou moins vives; mais l'air atmosphérique ne se borne point à agir sur la peau, il pénètre à l'intérieur, où se trouvent réunis divers systèmes différemment excitables, soumis à des lois qui leur sont propres et très opposées à celles qui régissent les autres corps de la nature.

Pour apprécier les modifications que les différentes qualités de l'air impriment à l'organisme de la femme, il est de la plus haute importance de connaître quelle est l'action de l'air.

Destiné à l'entretien de la vie en fournissant à la respiration les principes nécessaires et en exerçant sur l'économie animale différentes influences, l'air composé de soixante-dix-neuf parties de gaz azote et de vingt-un de gaz oxigène, d'un atome d'acide carbonique et d'une quantité variable de vapeurs d'eau, est doué de différentes propriétés qui deviennent la source d'une foule de phénomènes. Pour bien apprécier ces phénomènes, il serait indispensable de bien étudier les diverses propriétés de l'air qui les produit ; mais nous n'entrerons point ici dans la description purement physique et chimique de l'air; nous laisserons au physicien le soin d'expliquer sa fluidité, son élasticité, sa compressibilité, sa pesanteur, sa propriété conductrice, et nous nous occuperons seulement de son action sur le corps humain, puisqu'il devient la source d'un grand nombre de maladies, suivant les variations qu'il éprouve dans ses qualités, dans sa température et dans son état d'humidité.

Pour apprécier exactement les modifications que les différents degrés de température et d'humidité de l'air impriment à l'organisme, il est très important de connaître quelle est l'action de l'air lorsqu'il se trouve dans un terme moyen de température et d'humidité, ce qui constitue l'état tempéré de l'atmosphère, celui du printemps et d'une partie de l'automne, dans nos climats. Or c'est à 14° du thermomètre de Réaumur, sous une pression de 28 pouces, et environ vers 30 ou 40° d'hygromètre de Saussure que nous plaçons cette température moyenne. Ces limites ne nous paraissent cependant pas tellement rigoureuses qu'on ne puisse supposer quelques degrés au-dessus et au-dessous sans un grand inconvénient.

Ainsi nous allons examiner successivement les effets produits sur l'économie animale par la chaleur, par le froid, par la sécheresse et par l'humidité. Nous examinerons autant que cela sera nécessaire l'influence de chacune de ces températures persistantes ou passagères sur les fonctions; leurs effets sur la femme à l'âge de retour.

Dans cette température que nous appelons moyenne, objet de tous nos désirs, la digestion est facile et régulière, elle fournit à tout le système les éléments convenables pour une nutrition très active. Les contractions du cœur sont vives et fréquentes; l'impulsion artérielle est forte, le cours du sang rapide; les capillaires sont doués d'énergie; leur tonicité, leur contractilité, sont prononcées. La respiration participe à cette activité, ses mouvements s'exécutent avec aisance; une quantité d'oxigène se trouve absorbée; le sang se dépouille d'une grande proportion de carbone. L'absorption s'exerce avec plus de régularité. Les exhalations sont abondantes sans l'être trop; les secrétions fécondes en résultats. « Aussi cette température, dit le professeur Rostan, est-elle très propice à l'amour; c'est sous son empire que presque tous les êtres de la nature cherchent à se reproduire. » La nutrition, dont il faut bien se garder de juger l'activité d'après l'embonpoint des individus, la nutrition est alors très développée; la force assimilatrice est active, le sang est riche en matériaux nutritifs; il est épais, vermeil, écumeux, concrescible; les sensations sont vives, les impressions profondes et pourtant variées; les idées de plaisir et de gaieté dominent l'homme, il vit alors d'espérance et d'amour. « *Venus eo tempore tutissima est*, » a dit Celse. La contractilité musculaire est énergique, on se sent agile et fort. Sous le régime de cette température délicieuse, la vie semble doubler d'activité; toutes les fonctions s'exécutent avec une grande vigueur. Elle nous paraît favoriser le tempérament sanguin, et prédisposer par conséquent aux maladies qui lui sont propres, telles que les phlegmasies, les hémorrhagies actives, les congestions sanguines. Cette température moyenne sera favorable aux femmes, et en général aux personnes faibles et douées d'un tempérament lymphatique. Les personnes affectées de maladies chroniques, de scrofules, de rachitisme et de scorbut, en recevront une salutaire influence. Cette heureuse température, la plus désirable de toutes, est aussi la plus saine et la moins nuisible; dans aucune circonstance il ne faut chercher à la modifier, et c'est à la produire qu'il faut diriger tous ses efforts.

Air chaud. « Ce n'est point, dit le professeur Rostan, une action purement physique que le calorique exerce sur nos organes; car s'il en était ainsi, il s'ensuivrait que, d'après sa tendance à l'équilibre, la chaleur du corps humain, évaluée à + 32° R. abandonnerait le corps toutes les fois que l'air se trouverait au-dessous de ce degré, et que nous devrions en conséquence éprouver la sensation du froid; il s'ensuivrait encore que le degré où le froid cesserait de se faire sentir sur nous serait le 32e; et cependant il s'en faut que les choses se passent ainsi. On sait en effet que l'air fait sur nos organes l'impression d'un corps chaud dès qu'il atteint le 20e degré, et que la plus grande chaleur du globe n'excède pas le 32 ou le 34e degré; on doit donc admettre une force qui lutte sans cesse contre les lois physiques, et cette force, c'est la vie, c'est-à-dire l'organisme en action. »

L'air est donc réputé chaud lorsqu'il parvient au 20e degré et au-delà; il détermine sur nous une impression qui est un véritable stimulus qui modifie l'organisme par les mouvements qu'il établit, les changements qu'il sollicite et qu'il amène. Le calorique joue donc le plus grand rôle dans l'air: par sa présence il donne naissance à la chaleur, par son absence le froid survient. L'effet de la chaleur est incontestablement l'expansion des fluides, et le relâchement, la dilatation des solides. La perspiration est tellement abondante, que le plus léger mouvement provoque une sueur générale, une faiblesse extrême. La tendance au repos, l'inertie et la paresse en sont le résultat immédiat. La digestion est lente et pénible; une soif impérieuse se fait sentir, ce qui dépend de ce que les fluides de notre corps veulent récupérer l'eau en dissolution qu'ils ont perdue; les urines sont rares, mais colorées; l'anorexie se fait remarquer, le ventre est resserré. La circulation est plus active, plus fréquente; mais les pulsations des artères offrent de la mollesse. Le sang est écumeux, vermeil, le tissu capillaire est épanoui. Cependant la nutrition ne paraît pas alors jouir d'une grande énergie; les sensations sont faibles, les hommes lâches et paresseux, les idées peu lumineuses, les conceptions lentes; une espèce de congestion cérébrale jointe à l'état habituel de lassitude sollicite au repos; le sommeil est le seul désir des habitants des pays chauds; aussi sont-ils en général lâches, faibles et paresseux, ignorants et cruels.

D'après ce qui vient d'être dit, il est facile de conclure que cette constitution de l'atmosphère prédispose aux congestions cérébrales, aux inflammations de l'encéphale et de ses dépendances, aux maladies aiguës du canal intestinal, enfin aux éruptions cutanées. Le cerveau, la peau et le canal digestif sont en effet des centres de fluxion sous une atmosphère chaude, et doivent être, par cette raison, exposés à de nombreuses maladies, ce qui est démontré par l'expérience.

Cette température sera très avantageuse aux scrofuleux, aux rachitiques, aux scorbutiques, aux rhumatisants, elle nuira essentiellement aux bilieux et aux mélancoliques, aux maniaques.

L'air froid est un agent qui attaque, de même que l'air chaud, nos organes; il est modéré ou excessif. On peut établir le froid modéré depuis le cinquième degré au-dessus de zéro, jusqu'au cinquième degré au-dessous de zéro, et le froid excessif au-dessous de ce dernier degré, jusqu'au froid le plus vif du pôle arctique qui est de 30 à 40 degrés et au-delà. Ces termes varient d'après l'habitude et la disposition plus ou moins sensibles de notre corps; ainsi le froid qui paraît modéré à l'habitant de la campagne est souvent excessif pour le citadin. Le froid, lorsqu'il est modéré, resserre les organes; les pores de la peau étant moins ouverts, la transpiration insensible est peu abondante; le corps, après un léger exercice, devient plus dispos, plus agile; le système acquiert plus de tonicité, la contraction musculaire se trouve augmentée. Le réseau capillaire se laisse moins facilement traverser par le sang qui s'accumule dans les viscères intérieurs et surtout dans le poumon, de tous les organes le plus perméable à ce fluide. Aussi les phlegmasies thoraciques et les dypsnées sont-elles très fréquentes sous cette constitution de l'atmosphère. Les personnes les mieux organisées, les mieux portantes, éprouvent un goût de sang à la bouche et une titillation douloureuse à la poitrine lorsqu'elles ont marché quelque temps par un air froid.

Lorsque le froid de modéré devient excessif, la transpiration cutanée se trouve pour ainsi dire arrêtée; tous les systèmes organiques sont dans un état tel de spasme que la circulation des liquides est interceptée. La locomotion est impossible; les articulations n'ayant plus leur souplesse, on fléchit sur les genoux. L'homme qui n'est point accoutumé au froid excessif, succomberait bientôt s'il ne recevait un prompt secours, ou si à un exercice continué il ne joignait une bonne nourriture, des vêtements en quantité suffisante et de nature propre à le garantir. On a été malheureusement trop à même d'observer la funeste influence du froid sur les Français dans la déplorable campagne de Moscou.

Tels sont les principaux phénomènes: roideur de tout le corps, perte du mouvement, impossibilité de communiquer les idées qu'on pourrait encore avoir, par le défaut de jeu des mâchoires. La peau se resserrait à un tel point que la sensibilité en était perdue, que la circulation capillaire était arrêtée, d'où naissait la couleur bleue ou violette du derme. Les débris de la chaleur vitale se réfugiaient vers les organes respiratoires ou vers le cœur, type de la vie; mais bientôt le dernier effort de la nature était annoncé par quelque mouvement convulsif. Quelle différence n'existe-t-il pas entre nous et les habitants du Nord! combien sommes-nous plus sensibles! Montesquieu a dit assez plaisamment au sujet des peuples du Nord : « Ce n'est qu'en les écorchant qu'on les chatouille. » Personne n'ignore que les Russes supportent le froid à des degrés extraordinaires ; voici les propres expressions d'un auteur au sujet des habitants de Pétersbourg : « On est touché de pitié quand on voit des pauvres cochers et des postillons obligés de passer avec leurs équipages une nuit entière en plein air, par un froid de 20 à 29 degrés, et l'on est surpris qu'ils ne gèlent pas, qu'ils ne se pétrifient point dès la première heure. N'ai-je pas vu, ajoute-t-il, dans des froids de 18 à 23 degrés, des lavandières creuser en hiver des ouvertures dans la glace de la Newa, épaisse de plusieurs pieds, laver leur linge, et vêtues aussi lestement que de coutume, les pieds sur la glace et dans l'humidité ? »

Cullen fixe à 13 degrés au-dessus de zéro thermomètre de Réaumur le point où l'air cesse d'avoir une qualité froide.

Le froid modéré sera très convenable aux personnes faibles dont la fibre est molle, la peau blafarde, aux scrofuleux, et en général à toutes les personnes dont les fonctions sont frappées d'atonie et de langueur. Il nuira au contraire à celles que leur faiblesse extrême prive des moyens de réaction, aux habitants des climats chauds.

L'air excessivement froid peut causer la mort des parties, et même la mort générale. Personne n'ignore que les oiseaux tombent engourdis par le froid, et qu'une foule d'animaux ainsi que l'homme succombent à la suite d'un sommeil perfide.

L'air sec agit sur nous diversement selon qu'il est chaud ou froid. L'air sec et chaud contient cependant une grande quantité d'eau, mais dans un tel état qu'elle n'est plus sensible. L'air sec tend à dépouiller les surfaces vivantes de leur humidité. Il cause une sorte d'astriction, de resserrement à la peau, détermine une espèce d'irritation d'abord locale et qui se propage ensuite à tout le système. Ce resserrement est très prononcé lorsque l'air est en même temps sec et froid. Sous son influence la digestion est facile, mais non pas active; elle finit même par languir si cet état continue. L'action du cœur et des artères augmente, le sang pénètre facilement les capillaires, la respiration s'exerce librement, l'oxigénation du sang est active, et le dégagement de carbone considérable.

Le sang est rouge, vermeil, mais peu abondant, peu compacte. Quant aux facultés de l'intelligence, elles peuvent être assez vives lorsque l'air est sec et chaud; mais il ne faut pas que cette constitution continue, car on ne tarderait pas à observer les phénomènes analogues à ceux qui appartiennent à l'air chaud.

Effet de l'humidité sur l'économie animale. —L'air froid et humide est de toutes les températures celle qui fait l'impression la plus désastreuse sur nos organes ; elle dérange leurs mouvements, altère et trouble plus ou moins chaque fonction. Toutefois l'air froid et humide n'est jamais excessif au thermomètre, le trop d'humidité se précipite; s'il descend jusqu'au cinquième degré, l'air cesse d'être humide. Lorsque le corps se trouve entouré d'un air froid et humide, la digestion se fait mal, les forces digestives perdent de leur activité ordinaire, tout le système intérieur ne jouit plus d'autant de ton et de vie. Dans cette température le pouls est irrégulier, l'absorption cutanée conserve une grande vigueur; aussi remarque-t-on que dans les temps froids et humides nos organes pompent facilement les miasmes putrides; la transpiration est presque supprimée, les sécrétions muqueuses et celles des urines sont augmentées. Quoique le corps soit plus pesant, il y a cependant diminution de travail dans la nutrition, perte de forces; mais cette perte est moins sensible dans cette température que dans celle de l'air chaud et humide. En général il y a peu d'énergie au physique et au moral. C'est sûrement de l'air froid et humide qu'Hippocrate a voulu parler, quand il a dit que l'air froid est l'ennemi des nerfs : « Frigidum inimicum ossibus, dentibus, nervis, cérebro, dorsali, medullæ, calidum verò amicum. » L'air froid et humide étant de toutes les températures celle qui s'oppose le plus à l'évaporation cutanée, engendre des douleurs d'articulations, d'affections rhumatismales, catarrhales, scorbutiques, des fluxions sur les poumons, les coryzas, des fièvres muqueuses, vermineuses, des fièvres adynamiques, ataxiques.

Si la femme aux approches de la cessation des règles doit faire attention aux diverses températures de l'air, et se mettre en garde contre les maladies qui peuvent naître de ces diverses températures, elle doit également redoubler d'attention aux vicissitudes du froid au chaud, du chaud au froid.

Indépendamment des diverses températures de l'air que nous venons d'examiner, ce fluide exerce encore sur l'économie animale une influence marquée par divers agents, dont il est le véhicule; c'est ainsi que le fluide électrique, qu'il contient à divers états, imprime à notre organisme des modifications importantes. Personne n'ignore que le fluide électrique excite les mouvements organiques, qu'il accélère souvent la circulation, la respiration, les sécrétions, les excrétions, et qu'il favorise l'accroissement des végétaux et hâte l'incubation. « L'homme, dit un auteur, se trouve placé au milieu d'un jeu perpétuel d'électricité atmosphérique, et ne peut être insensible à ce flux et reflux toujours en action. » En effet, ne voit-on pas chaque jour que des personnes sensibles sont affectées avant les orages? N'en voit-on pas d'autres dont les membres ont été mutilés ou amputés nous annoncer les changements du temps? Les douleurs arthritiques, rhumatisantes, goutteuses, ne sont-elles point de vrais baromètres? Le système nerveux est celui qui se trouve le plus offensé, comme on peut s'en convaincre facilement en examinant des maniaques lorsque l'atmosphère est fortement électrique. Ces variations électriques et continuelles de l'atmosphère entretiennent sans cesse une foule d'incommodités ou de maladies.

Les modifications ou changements que nous devons à la lumière ne sont pas moins dignes d'attention; elles n'existent que dans les lieux où elle pénètre, et l'on peut suivre le décroissement de l'organisation, son affaiblissement progressif par la diminution de la lumière. Non seulement elle verse la vie, dit le professeur Rostan, mais elle pare les corps qu'elle en a doués des plus riches couleurs. On les voit se décolorer et périr dans les lieux dépourvus de ce principe fécondant. Cet effet est surtout remarquable sur les végétaux : ils sont revêtus des couleurs les plus intenses lorsqu'ils sont exposés à l'insolation; ils s'étiolent lorsqu'on les prive de la lumière. C'est à la lumière autant qu'à la chaleur que les plantes doivent leurs parfums et leurs saveurs.

L'homme pâlit et s'étiole, se décolore comme les végétaux lorsqu'il est privé des rayons du jour. Dans les rues basses, étroites, où l'air circule à peine, où la lumière ne pénètre jamais, les habitants ont une figure sépulcrale et tous les organes languissent dans l'atonie. Si l'homme vit au contraire dans un air pénétré des rayons vivifiants du soleil, il se colore; il devient fort, agile, dispos; les fonctions s'exécutent avec énergie. D'où l'on peut conclure que la lumière agit comme excitant, et convient merveilleusement aux personnes dont la constitution est caractérisée par la faiblesse des divers appareils, aux femmes molles, délicates.

Ce n'est pas tout encore : une foule de substances de diverses natures se mêlent incessamment à l'air, s'y dissolvent, l'altèrent et agissent sur nous d'une manière puissante. La respiration des animaux vicie l'air, autant en lui enlevant l'oxigène qu'en lui restituant l'acide carbonique et une portion des vapeurs animales, ce qui justifie cette expression éloquente de Rousseau : « Plus les hommes se rassemblent, plus ils se corrompent. Les infirmités du corps ainsi que les vices de l'âme, sont l'infaillible effet de ce concours trop nombreux. Des hommes entassés comme des moutons périraient tous en très peu de temps. » La combustion semble produire des effets analogues. La végétation modifie encore l'air atmosphérique. Les fermentations de toute espèce, la décomposition des matières animales et végétales, les miasmes qui se dégagent des marais chargent l'air de matières étrangères plus ou moins dangereuses. Les aromes des végétaux, les émanations animales, l'odeur de la terre humectée, agissent à leur manière.

Les femmes doivent éviter les grandes assemblées où ces derniers produits se montrent en abondance et combinés à d'autres non moins délétères, tendent à vicier l'air atmosphérique, d'autant plus promptement corrompu que le lieu de réunion est peu spacieux et que les personnes sont plus nombreuses. Elles devront s'interdire le plus possible les lieux où se trouvent rassemblées un grand nombre de personnes, tels que les bals, les salles de spectacle, les concerts, etc.

Les odeurs sont des émanations des corps qui voyagent dans l'air, et qui se trouvent détachées par le calorique et dissoutes par l'air qui s'en empare et les promène avec lui. Les odeurs ont toutes une action directe sur l'économie animale, les unes éveillent les organes, les autres les assoupissent ; aussi sont-elles constamment nuisibles aux femmes, qui, en général, ont le système nerveux très délicat. On ne saurait donc blâmer assez l'habitude qu'ont les femmes de s'entourer de corps odoriférants, et leur représenter les accidents et les dangers qui en sont les conséquences. Les personnes nerveuses devront donc non seulement redouter l'impression des odeurs et des parfums, mais encore ne jamais laisser dans leur chambre des pots de fleurs et des vases garnis, qui ont le double inconvénient d'affecter trop vivement la sensibilité nerveuse et de décomposer l'air en exhalant du gaz acide carbonique.

Parmi les citations nombreuses que nous pourrions faire, nous nous bornerons à dire que Cromer rapporte qu'une fille de Nicolas Ier, comte de Salin, mourut après avoir respiré l'odeur d'une rose; en 1779, une femme de Londres fut trouvée morte dans son lit pour avoir respiré les exhalaisons de plusieurs tiges de lis fleuris qu'elle avait placées dans sa chambre qui était peu spacieuse; Triller a vu la violette donner lieu à un accident aussi fâcheux; dans une circonstance à peu près pareille, les émanations des fleurs de lis faillirent devenir funestes à la femme de Laumonier, habile chirurgien de Rouen; enfin, dans la nuit du 10 du mois d'août 1837, madame la duchesse d'Ab*** fut sur le point d'être asphyxiée, pour avoir dormi quelques heures dans sa chambre à coucher où ses amis et les admirateurs de son talent littéraire avaient déposé des fleurs la veille de sa fête.

D'après les faits qui viennent d'être exposés, il est facile de juger que les fleurs recèlent, sous l'appât de leurs plus suaves parfums, de véritables dangers pour les femmes, dont elles augmentent l'excitabilité nerveuse, déjà trop grande à l'âge de retour; elles doivent être bannies surtout de la chambre où l'on goûte le repos. Les femmes devront donc s'abstenir soit de parfumer leur chambre avec des fleurs, des essences ou des pastilles orientales projetées sur le feu, soit de porter sur elles des odeurs et des sachets, qui peuvent non seulement affecter vivement la sensibilité nerveuse, mais encore devenir des causes prédisposantes ou déterminantes de la syncope, de l'asphyxie, et d'une foule d'affections spasmodiques auxquelles leur sexe est plus particulièrement exposé.

Nous devons ajouter que l'abus des parfums a encore l'inconvénient d'exalter ou de diminuer l'odorat, et que Montaigne a dit très judicieusement : « que la plus exquise senteur d'une femme, c'est de rien sentir. » *Benè olet quæ nihil olet.*

SECTION II.

Applicata. — Vêtements, soins de propreté, cosmétiques.

Les vêtements jouissant du précieux avantage de garantir la surface du corps de l'impression immédiate de l'air, et par conséquent d'annuler jusqu'à un certain point les influences des vicissitudes atmosphériques, il est très important que toutes les parties qui composent l'habillement des femmes soient en rapport avec leur manière d'être, les circonstances où elles se trouvent et la température régnante. En hiver, elles porteront des étoffes de laine ou des étoffes de soie ouatées et doublées, qui, souples et légères, entretiennent autour du corps une chaleur convenable, à cause de la propriété dont elles jouissent de conduire mal le calorique. Si les fourrures ont le même avantage, elles présentent l'inconvénient que, lorsqu'on les quitte brusquement, on est plus susceptible d'être saisi par le moindre refroidissement. En été, on fera usage de tissus de lin ou de chanvre, tandis qu'en automne et au printemps, les vicissitudes atmosphériques réclament des vêtements qui conservent une chaleur modérée. Enfin, dans toutes les saisons, les femmes ne devront jamais, sans beaucoup de précautions, diminuer le nombre de leurs vêtements ou les changer brusquement contre d'autres moins préservateurs des influences atmosphériques. Il est également très important pour elles de se couvrir en tout temps les bras et la poitrine.

La forme des vêtements mérite aussi de fixer l'attention ; ils doivent toujours être assez larges pour ne pas gêner les mouvements et n'exercer aucune compression sur les différentes parties du corps.

Il n'y a pas encore long-temps que la mode de nos Françaises, dit un auteur, était aussi dangereuse que ridicule; on voyait une femme gémir sous le poids d'un long et large manteau, plissé devant et derrière, enflé par des postiches pour le faire remonter au milieu du dos; on en voyait avec des manches appesanties par du plomb, des jupes d'une ampleur démesurée, garnies de quatre ou cinq rangs de diverses étoffes massives d'or et d'argent, des galons, des guipures, des franges, des broderies, des amadis, des étoles, des barbes et d'une foule de noms plus bizarres encore, et qui sont oubliés avec la mode. Un homme de beaucoup d'esprit qui, en faisant des vers pour son plaisir, a été assez heureux pour contribuer à celui des autres, avait déjà, il y a plusieurs années, égayé de ces caricatures une satire pleine de sel :

Quelle grâce, en effet, quels charmes singuliers
Nos dames présentaient avec leurs grands paniers;
Pour qui, sans une marche obliquement adroite,
La porte à deux battants se trouvait trop étroite!
Une belle avec eux, de ses grands falbalas,
Couvrait dans un salon les plus larges sofas;
Mais à table trouvant les chaises trop petites,
En chargeait les genoux de ses deux acolytes;
Sur cette base énorme, obélisque nouveau,
Dans sa gaîne le corps s'allongeait en fuseau,
Et serré fortement, afin d'être plus libre,
Présentait sur sa pointe un cône en équilibre.
Pour le mieux couronner, un art miraculeux
En bastion pointu bâtissait les cheveux,

Qu'afin de préserver d'une triste ruine,
On cimentait de graisse, on plâtrait de farine.

Nos jeunes femmes sont bien mises aujourd'hui; la mode actuelle est très favorable, elle concilie la grâce et la beauté par la manière de voiler les formes; on doit désirer cependant qu'elles mettent moins de vanité à paraître minces de taille, et qu'elles fassent attention à ne gêner aucune des parties du corps par des compressions. Pour qui connaît l'intérieur du corps, dit avec raison un auteur, il est difficile de comprendre comment les organes de la respiration peuvent se loger et se développer dans l'espèce d'étau qui étreint la fine taille de nos Parisiennes. Je suis persuadé qu'une partie des poumons est imperméable à l'air chez elles, et que c'est là une des causes qui font dans cette capitale tant de victimes de la phthisie. Mais je n'ai garde de tenter une réforme contre laquelle échoua l'éloquence de Jean-Jacques, quoiqu'il ne cessât de dire « que l'aisance des vêtements contribuait à laisser aux Grecques ces belles formes qu'on admire dans leurs statues. » Si cette raison ne fut pas goûtée de ses jolies contemporaines, que pourrai-je dire aujourd'hui? Je rappellerai seulement aux dames qui usent de toutes les ressources de la mécanique pour soutenir ce que la nature ne soutient plus, que la constriction de la poitrine par les corsets a surtout des inconvénients graves à une époque où les poumons, surchargés de sang, ont besoin de pouvoir se dilater; de plus, que la compression des seins peut favoriser le développement de la maladie terrible qui s'y développe quelquefois à l'âge de retour. » Disons encore, avec notre philosophe, que la finesse de la taille a, comme tout le reste, ses proportions, sa mesure, passé laquelle elle est certainement un défaut : ce défaut serait même frappant à l'œil sur le nu; pourquoi serait-il une beauté sous le vêtement ?

« L'on sait combien les corps baleinés, dit Tissot, ont détruit de tailles et la santé; l'estomac et les viscères du bas-ventre toujours comprimés, constamment gênés dans leurs fonctions, les font toutes mal, les digestions se perdent, les viscères s'obstruent, les humeurs s'altèrent, les malades tombent dans les pâles couleurs et la cacochymie; l'acide prévaut, la nutrition ne se fait plus, les os s'affaiblissent, leur figure s'altère, et ces mêmes moyens destinés à procurer des tailles élégantes, sont la cause qu'il y en a beaucoup de contrefaites. »

L'usage du linge blanc fréquemment renouvelé et tous les soins de propreté méritent aussi de la part des femmes la plus scrupuleuse attention ; parmi les soins de propreté, on doit ranger en première ligne ceux des parties sexuelles et les bains. Le seul liquide que les femmes doivent employer pour leur toilette, est l'eau fraîche dans toutes les saisons, excepté en hiver, où elles doivent un peu la faire tiédir, c'est-à-dire lui donner la température qu'elle a en été : l'eau très froide peut déterminer l'inflammation de la muqueuse vagino-utérine, et par conséquent des écoulements blancs, tandis que l'usage fréquent de l'eau tiède a l'inconvénient de relâcher les organes génitaux et de les disposer aux hémorrhagies.

Pour injecter le canal vaginal, il sera bon de faire usage d'une seringue, ayant une canule recourbée et terminée par un renflement olivaire, percé d'un grand nombre de trous : cette disposition de la canule fait qu'on évite les inconvénients de l'impulsion trop forte du liquide sur le museau de tanche. Je dois dire aussi que les vinaigres de toilette, les essences et toutes les eaux mystérieuses que les parfumeurs ont le talent de produire sous des noms plus ou moins pittoresques, doivent être proscrits par les femmes qui tiennent à conserver leur santé. Certains auteurs préconisent aussi plusieurs remèdes, auxquels ils accordent la propriété d'agir par astriction sur certaines parties. Ces préparations ont toutes pour base l'alun, la noix de galle, la grenade, les roses de Provins et plusieurs autres acides végétaux et minéraux, qui resserrent, il est vrai, par leur stypticité, mais leur effet n'est que momentané et donne souvent lieu à de graves accidents; toutes les parties reprennent leur flaccidité et leur langueur naturelles, et elles laissent toujours des preuves convaincantes que l'amour a passé par là, comme l'a dit Fontenelle.

Les bains sont en général peu convenables aux femmes qui approchent de l'âge critique; toutefois, lorsqu'ils peuvent leur être de quelque utilité, il faut y avoir recours avec ménagement. Les bains pris convenablement sont les meilleurs moyens que l'on puisse employer pour agir avantageusement sur la peau; ils forment une atmosphère artificielle qui modifie la sensibilité et la température du corps; ils assouplissent toutes les parties, favorisent la transpiration et débarrassent de la matière onctueuse exhalée à sa surface, ils procurent le délassement et donnent ou font recouvrer à la peau toute la finesse, le poli, la blancheur et l'éclat dont elle est susceptible. Les bains, pour procurer tout le bien qu'on doit en attendre, quand ils sont employés comme moyens hygiéniques, doivent être pris à la température de 20 à 25 degrés (Réaumur); plus chauds, ils crispent la peau, empêchent la respiration et occasionnent quelquefois des congestions sanguines et des exanthèmes; trop froids, ils suppriment aussi la transpiration, concentrent les propriétés vitales à l'intérieur, et sont sujets à produire des réactions vitales dangereuses.

Les bains de fauteuil, les pédiluves, les manuluves ne doivent être employés que lorsqu'il existe des cas particuliers qui les requièrent; dans toute autre circonstance ils sont dangereux, en ce qu'ils peuvent établir un centre de fluxion vers l'utérus et contrebalancer les efforts de la nature. Ainsi, les femmes trop promptes à s'administrer de leur chef ces espèces de bains, doivent s'observer sévèrement sur ce point et ne suivre absolument que les avis d'un médecin éclairé.

Le désir de plaire et de régner sur les cœurs par la beauté a été, dans tous les pays et dans tous les siècles, une des occupations les plus importantes de la vie des femmes. L'art d'embellir les formes, de réparer les ravages du temps et les outrages de la nature, est aussi ancien que le monde. Les femmes, bien convaincues de l'espèce d'ascendant qu'exerce la beauté parmi nous, ont toujours accueilli avec avidité tout ce qui leur donne l'assurance ou l'espoir de le conserver ou de le conquérir. A l'époque critique, on croirait que l'âge les a rendues plus sages ; au contraire, l'habitude, jointe au besoin, font qu'elles consultent plus souvent la marchande de modes que leur médecin. La coquetterie et l'antique besoin de plaire leur ont fait imaginer différents moyens parmi lesquels les cosmétiques tiennent le premier rang ; aussi, les charlatans se sont surtout appliqués à les multiplier. Il est des altérations de la peau auxquelles on peut remédier ; mais il en est que l'art ne peut réparer. On ne saurait, par exemple, effacer les rides de l'âge, et cependant on a attribué cette propriété à plusieurs cosmétiques, dont le moindre inconvénient est d'altérer la douceur, le velouté et la finesse de la peau, s'ils ne produisent pas une foule d'accidents graves.

Les cosmétiques, dit un auteur, sont non seulement incapables de réparer les injures du temps et d'effacer les rides de la vieillesse ; mais encore ils produisent un effet tout contraire : sous les couches du fard, les traits se déforment ; la peau se fane, et le teint se flétrit. Combien de femmes qui, pour mieux réussir à plaire, perdent à force d'art jusqu'à l'avantage de paraître jeunes ! Les grâces fugitives de la jeunesse ne s'envolent-elles déjà pas trop promptement ! Une élégante propreté sans prétention et une noble simplicité sans étude peuvent seules rendre la beauté plus séduisante, ou tempérer la laideur et en affaiblir les traits. On ne saurait trop répéter au sexe ce qu'a dit avec autant d'esprit que de vérité Jaucourt : « Des grâces simples et naturelles, le rouge de la pudeur, l'enjouement de la douceur, voilà le fond le plus séduisant de la jeunesse ; quant à la vieillesse, il n'est aucun fard qui puisse l'embellir, si ce n'est l'esprit et les connaissances. »

Les femmes du peuple, comme le dit Rousseau, qui n'usent point de fard, conservent plus long-temps leur fraîcheur que celles qui en usent ; mais cette mode antique, qui a résisté aux sarcasmes de Martial, de Juvénal, d'Horace et de Pline, résistera encore long-temps aux préceptes de la médecine. La *Sabine* de Bœttiger, ou *Matinée d'une dame romaine à sa toilette*, est un ouvrage curieux en ce que l'on y trouve un aperçu de la magnificence et de la prodigalité d'un siècle dégénéré. Bœttiger peint ainsi Sabine au moment du coucher : « Suivant la mode de son temps, elle avait mis une pâte faite avec du pain détrempé dans du lait d'ânesse, invention de la trop fameuse Poppée, femme de Néron. Cet enduit s'était desséché pendant la nuit, et Sabine, au moment de son réveil, semblait avoir une tête de plâtre couverte de crevasses et de gerçures. »

Les femmes faisaient usage de ces masques pour adoucir la peau de la figure; mais, outre ces compositions de pain et de lait, on formait encore une espèce de pâte avec de la farine de fèves et de riz, et l'on s'en servait pour polir la peau ou cacher les rides. Henri III, brave, mais recherché dans sa toilette, ne se servait-il pas, de même que Sabine, d'un masque composé de fleur de farine et de blancs d'œufs, qu'il enlevait le matin avec de l'eau de cerfeuil, afin d'effacer le hâle causé par l'air et la lumière de la veille?

S'il existe quelques cosmétiques qui sont sans action nuisible sur la peau, tels que les eaux distillées aromatiques, etc., le plus grand nombre d'entre eux, surtout les différentes espèces de fard, entre autres le blanc et le rouge, composés de préparations métalliques où entrent le plomb, le mercure, l'antimoine, le bismuth, l'arsenic, etc., sont extrêmement nuisibles et justement abandonnés aujourd'hui aux comédiens, aux courtisanes et à quelques vieilles coquettes.

« Loin de produire l'effet qu'on désire, dit un auteur, ces diverses préparations ne sont propres qu'à faire devancer la vieillesse ; elles creusent des rides, altèrent la peau, arrêtent la transpiration, déterminent l'apparition des dartres, des boutons, des érysipèles; il est vrai que quelques unes d'entre elles font disparaître les taches et plusieurs affections éruptives de la peau; mais, dans ce cas, il en résulte le plus souvent des métastases et des répercussions qui sont en général très dangereuses. On a vu des ptyalismes, des tremblements, des paralysies, des convulsions, des coliques saturnines, des ophthalmies, des inflammations de l'estomac, des intestins, du foie, des poumons, et une foule d'autres maladies, être le funeste résultat des diverses applications métalliques sur la peau. »

Si les femmes veulent, en dépit des conseils qu'on a pu leur donner, au mépris des dangers qu'elles peuvent courir, faire usage des cosmétiques, qu'elles recherchent donc les compositions les moins dangereuses; ainsi, lorsque l'eau fraîche, le plus efficace et le meilleur des cosmétiques, ne sera pas suffisante pour nettoyer la peau ou lui rendre son éclat et sa souplesse altérés par l'abus des plaisirs, les veilles prolongées, l'usage du fard, l'action de l'air et des rayons solaires, les femmes pourront employer avec avantage des onctions douces faites avec de l'eau de laitue, de rose et de plantin : on pourra encore adjoindre à ces moyens une lotion balsamique préparée avec un mélange de dix gouttes de baume de la Mecque, un gros de sucre et un jaune d'œuf, auquel on ajoute peu à peu six onces d'eau distillée de roses ou de fleurs de fèves ; elles pourront également faire usage des pommades de concombre, de beurre de cacao, d'amandes douces, pourvu qu'elles soient fraîches.

La pommade de concombre ou le cérat, colorés avec l'orcanette et aromatisés avec une goutte d'essence de rose, sont les seuls moyens qui puissent être mis en usage sans danger, soit pour préserver les lèvres de l'action irritante du froid, soit pour leur donner une couleur vermeille qu'un état maladif leur aurait fait perdre.

Il est bon aussi de n'user qu'avec circonspection de la plupart des prétendus trésors de la bouche, dans la composition desquels il entre le plus souvent divers acides qui les rendent très nuisibles pour les dents. La teinture de gaïac, l'infusum vineux de quinquina et l'esprit de cochléaria sont les meilleurs dentifrices pour l'entretien de la bouche. On emploie aussi avantageusement la poudre de charbon de pain brûlé et passée au tamis de soie pour blanchir les dents et enlever le tartre qui les recouvre.

Les cosmétiques destinés à entretenir la propreté des mains, des bras et de toutes les surfaces cutanées, sont les pâtes et les farines d'amandes douces et amères, et les savons aromatisés. On peut dire cependant que les savons de Windsor et de Palmyra, généralement employés, sont peu propres à conserver la douceur et la souplesse de la peau, parce qu'ils contiennent toujours un excès d'alcali qui la dessèche et finit par la gercer.

Les substances caustiques qui entrent dans la composition des dépilatoires doivent toujours les faire rejeter; non seulement ils peuvent déterminer de graves accidents, mais encore ils ont l'inconvénient de ne pas remplir le but qu'on se propose, parce que les cheveux et les poils qu'on est parvenu à faire tomber ne tardent pas à repousser. On doit également bannir de la toilette comme étant très dangereuses les préparations métalliques qu'on emploie pour teindre les cheveux, et qui ne sont le plus souvent qu'une dissolution de nitrate d'argent ou un mélange de sulfure de plomb ou de chaux vive, que l'on délaie dans un peu d'eau au moment de s'en servir.

Nous ajouterons, pour ce qui concerne l'entretien des cheveux chez les femmes, qu'elles se trouveront très bien de se borner à les peigner, à les laver de temps en temps, à détacher avec une brosse les petites écailles furfuracées dont la tête est le siége, enfin à les tresser avec grâce et à les parfumer quelquefois avec l'huile fine aromatisée. On peut dire aussi que la propreté et l'élégance sans recherche, les grâces du corps et de l'esprit, enfin l'enjouement et la pudeur sont les plus puissants des cosmétiques.

Nous devons reconnaître que les ressources que nous fournissent les cosmétiques ne sont le plus souvent que de faibles moyens auxiliaires pour entretenir la beauté et pour effacer les traces de l'âge; ils sont insuffisants et tout-à-fait inutiles toutes les fois que la santé est troublée. Une femme veut-elle donc être fraîche et vermeille, et jouir long-temps d'un aussi précieux avantage? qu'elle suive les préceptes que nous venons d'émettre, et elle verra que le moyen de remplir heureusement et de prolonger le cours de la vie, consiste pour elle à s'écarter le moins possible de la destination que lui a fixé la nature, qui a décidé qu'une bonne constitution ne se trouverait que là où les organes, n'éprouvant ni privations, ni épuisement, seraient dans une harmonie parfaite de développement et d'action.

Nous devons avouer cependant, à l'honneur de notre époque et à la louange du sexe, dont la santé est l'objet de nos vœux et de nos recherches, que les femmes, pour les avantages extérieurs, ont presque entièrement renoncé à tout cet attirail d'une ridicule supercherie, dont l'étude les occupait exclusivement dans d'autres temps assez rapprochés de nous. Elles consentent aujourd'hui à paraître telles qu'elles sont. Jalouses de conserver le rang honorable que la raison et la justice leur ont accordé, en les appelant à partager en communauté parfaite avec nous les plaisirs et les peines de cette vie, elles n'ambitionnent que la gloire de rehausser l'éclat des noms si doux de mères et d'épouses. Abandonnant aux femmes, que l'ignorance et la barbarie de quelques peuples condamnent encore à l'esclavage, le culte exclusif des voluptés, elles attachent plus de prix à entretenir le feu sacré des bonnes mœurs, dont notre siècle les a rendues les dépositaires, qu'à mener une existence inutile sur le duvet d'un divan et dans des nuages de parfums. Et lorsque l'âge vient les avertir qu'il faut enfin mettre un terme aux bruyants plaisirs du milieu de la vie, elles écoutent la voix de la nature et subissent avec un noble courage les changements qu'il lui plaît de leur imposer, se persuadant bien qu'en faisant succéder de nouvelles vertus aux charmes de la beauté, le temps a respecté leurs droits et n'a fait que changer la forme de leur empire, auquel il ne saurait porter atteinte.

SECTION III.

Ingesta. — Substances introduites dans notre système par les voies alimentaires.

La destination des aliments est de développer nos organes et de réparer leurs pertes ; pour atteindre ce but, ils doivent être pris dans des quantités et être doués de qualités telles que non seulement ils ne puissent altérer nos tissus, mais qu'encore ils soient aptes à y porter la vie.

Si les aliments sont pris dans des quantités modérées, s'ils sont de bonne nature, s'ils sont pris en temps convenable, ils remplissent l'indication qui vient d'être énoncée, sans que leur introduction dans les organes digestifs et dans les voies circulatoires, détermine ni fatigue, ni accablement, ni malaise, ni agitation, etc.; loin de là, le bien-être succède à leur ingestion et la transformation de ces corps inertes en notre propre substance n'est pas même sentie.

Si les aliments sont pris en trop grande quantité, c'est-à-dire si l'on franchit les bornes que le sentiment de plénitude et satiété prescrit de ne point dépasser, on éprouve divers phénomènes dont les uns sont en quelque sorte mécaniques et les autres vitaux ; les premiers sont un sentiment de poids et de surcharge dans l'estomac. Cet organe trop distendu paraît prêt de se rompre, il rend la respiration gênée, pénible et élevée par le refoulement du diaphragme et des poumons en haut ; d'un autre côté, des phénomènes vitaux se développent, l'estomac trop occupé empêche les muscles et le cerveau d'entrer en action ; l'accablement, quelquefois le sommeil, suit le repas.

Lorsqu'on a une fois contracté cette habitude de beaucoup manger, l'estomac et les intestins acquièrent, par cet exercice, une énergie vraie et une prédominance réelle sur tous les organes de l'économie, principalement sur ceux des fonctions de relation ; les sens, le cerveau et les muscles perdent de leur activité et ne se développent plus ; tous les organes semblent manquer de principes d'excitation et ceux-ci sont en effet entièrement concentrés sur l'estomac. La continuité d'une pareille habitude produisant une réparation supérieure aux pertes de l'économie, donne lieu à la pléthore, à un embonpoint excessif surtout dans la région du bas-ventre; cet embonpoint défigure les traits, enfouit en quelque sorte toutes les saillies musculaires qui font le caractère distinctif de la beauté; les moindres mouvements deviennent pénibles et la pensée ne jaillit plus d'un cerveau engourdi et à peine apte à percevoir quelques impressions. On peut ajouter que l'état de pléthore, qui existe chez ces individus, les dispose à la goutte et à une foule d'autres maladies.

Si les aliments sont, au contraire, pris en trop petite quantité, en quantité inférieure à celle des besoins, l'homme est jeté dans l'épuisement.

La conclusion que nous tirerons de ce qui précède, relativement à la quantité d'aliments dont on doit user, est que ceux-ci doivent en général être en rapport avec les pertes que font les organes, avec l'énergie de l'estomac et surtout avec le sentiment de ses besoins; car, dans l'état de santé, c'est l'estomac qui se charge de porter la parole pour les organes souffrant de l'absence des matériaux réparateurs, et il ne se plaint pas parce qu'il est vide, comme on l'a avancé quelquefois, mais il se plaint parce qu'une admirable sympathie s'associe aux peines d'autrui, le fait souffrir du seul besoin des autres organes.

Les femmes, dit un auteur, supportent très

facilement l'abstinence, et la nourriture la plus légère suffit chez elles pour entretenir un corps débile et délicat, dont les pertes sont légères et conséquemment les réparations faciles; aussi dans leurs affections, on doit se borner à leur permettre une très petite quantité d'aliments de la plus facile digestion, accommodée à la faiblesse de leur estomac, et les aliments un peu liquides sont en général ceux qui leur conviennent le mieux. Dans l'âge viril, âge de consistance, on doit être sévère dans la prescription des aliments; les organes alors sont dans le plus haut point de leur accroissement; cet état d'immobilité nutritive est ce qu'il y a de plus favorable à l'abstinence; le corps peut, dans ce cas, se passer de nourriture pendant un temps assez long et sans inconvénient.

S'il est vrai que la femme soit dans un état maladif pendant tout le travail de la cessation des règles, si les aliments comme les boissons doivent être regardés comme moyen puissant de thérapeutique, puisque nous voyons chaque jour des maladies perdre de leur énergie et même disparaître entièrement par un régime sévère, on retirera un grand avantage de l'administration des aliments et des boissons sagement combinés.

Avant de parler des aliments qui conviennent plus particulièrement à la femme à l'âge de retour, et d'énumérer ceux qui peuvent lui nuire, je lui donnerai le conseil de vivre sobrement, et d'imiter, autant que possible, le genre de vie des femmes de la campagne, chez lesquelles il est rare de voir des suites funestes de la cessation des règles. Je n'entends point qu'une habitante des villes use d'aliments aussi grossiers qu'une villageoise; mais je veux que la frugalité soit renfermée dans de justes bornes, car elle est aussi nécessaire à la santé et à l'exercice libre des fonctions, que l'intempérance est nuisible à l'une et contraire aux autres. Je ne veux point non plus rappeler dans notre siècle les repas simples et sans apprêt qu'a si bien tracés le pinceau d'Homère; mais mon intention est de conseiller aux femmes dont la cessation des règles approche, un régime doux et humectant, et de les inviter à ne point fatiguer leur estomac par un seul repas.

1° *Aliments fibrineux.* — La base qui donne le nom à cette classe d'aliments est la fibrine, qui se trouve dans le chyle, dans le sang et dans les muscles. C'est une substance solide, blanche, insipide, inodore, molle, et devenant jaune et cassante lorsqu'on la dessèche.

L'aliment qui a pour base la fibrine est la

chair musculaire des animaux adultes. De tous les aliments, le fibrineux est celui qui séjourne le plus dans le tube digestif, qui en exige le plus de travail, qui y développe le plus de chaleur, qui active le plus la circulation de la membrane muqueuse, et détermine la sécrétion la plus abondante des divers sucs nécessaires à la digestion. Pendant la digestion de l'aliment fibrineux, la circulation s'accélère, la chaleur animale s'élève; en un mot, l'aliment fibrineux est, de tous les aliments, le plus excitant et le plus nourrissant.

A cette première classe d'aliments se rapportent les chairs des animaux adultes qui suivent :

Mammifères.

Bœuf. Chevreuil.
Mouton. Cerf.
Cochon. Lièvre.
Sanglier. Lapin.

Oiseaux.

Coq. Grive.
Pintade. Merle.
Canard. Bécasse.
Pigeon. Étourneau.
Perdrix. Vanneau.
Caille. Poule d'eau.
Ortolan, etc.

La plupart des aliments fibrineux conviennent aux constitutions molles, lâches, aux tempéraments lymphatiques, aux professions qui exigent un violent exercice musculaire, aux habitants des climats froids et humides. C'est pendant l'hiver surtout qu'on doit user de ces aliments.

Les personnes d'un tempérament sanguin, nerveux, musculaire et bilieux, doivent en user avec beaucoup de modération. Le bœuf est plus nutritif que le mouton; le pigeon, la perdrix et le faisan, sont des chairs nutritives dont on peut user souvent. Le chevreuil, le sanglier et le lièvre, ont des chairs colorées en noir, et ne conviennent, sous aucun rapport, aux femmes qui sont à l'âge de retour; ces chairs échauffantes sont même aphrodisiaques, et ont une vertu contraire à la conduite que les femmes doivent alors tenir.

2° *Aliments gélatineux.* — La base qui donne le nom à cette classe d'aliments est la gélatine: elle se trouve dans la chair musculaire, la peau, les ligaments, les tendons, les os, etc. C'est une substance demi-transparente, incolore, inodore, insipide.

L'aliment dont la gélatine est la base se rencontre dans tous les animaux cités, en parlant de l'aliment fibrineux; mais la gélatine n'est dans ces animaux le principe prédominant que lorsqu'ils sont très jeunes. Les parties tendineuses qu'on désigne dans l'économie domestique sous le nom de jarret, de pied, sont également des aliments gélatineux.

L'aliment gélatineux sollicite quelquefois si peu d'action de la part de l'estomac, qu'il a besoin d'être associé à des stimulants pour pouvoir être digéré; il n'accélère aucune fonction, ne cause dans les organes aucune excitation, et, comparé au fibrineux, est un véritable adoucissant.

L'aliment gélatineux nourrit beaucoup quand il est bien digéré; mais il communique une complexion organique molle et riche en sucs blancs.

C'est dans cette classe d'aliments que doit être prise la nourriture animale des personnes d'un tempérament bilieux, des constitutions sèches. Elle ne peut convenir aux tempéraments lymphatiques. Les femmes parvenues à l'âge de retour, qui ont un tempérament fort et de la difficulté pour aller à la selle, peuvent choisir ces viandes pour aliment.

3° *Aliments albumineux.* —La base qui donne le nom à cette classe d'aliments, est l'albumine. Elle se rencontre dans le sang, dans le blanc d'œuf, etc. A l'état liquide, c'est une substance incolore, transparente, inodore, et douée d'une légère saveur.

L'aliment albumineux séjourne d'autant moins dans l'estomac qu'il est moins cuit. Ce n'est pas en changeant les qualités nutritives de l'aliment albumineux, que la cuisson influe sur le séjour qu'il fait dans l'estomac, mais c'est en produisant une cohésion plus ou moins forte de ses molécules. L'aliment albumineux cru et étendu d'eau se digère rapidement, ne développe pas de chaleur pendant la digestion ; cuit, il agit d'une manière différente; du reste, il nourrit beaucoup et laisse peu de résidu.

Les aliments albumineux dont nous faisons le plus d'usage sont les œufs de poule et ceux de poisson; quelques mollusques, comme les huîtres, les moules, etc. Les huîtres se digèrent facilement lorsqu'elles sont mangées crues et bien vivantes. L'huître qui vient d'être pêchée dans la mer est âcre, elle ne perd cette âcreté que par son séjour dans un réservoir très propre d'eau salée. Les huîtres deviennent souvent malades pendant la saison chaude ; elles sont alors molles ; leur eau est laiteuse au lieu d'être claire. Il est d'observation qu'elles sont malsaines, et on devrait s'en abstenir depuis le mois de mai jusqu'au mois de septembre.

Si l'aliment que nous offre l'œuf, dont le blanc est de l'albumine pure, dont le jaune contient outre l'albumine, une huile grasse animale et une matière colorante jaune, n'est pas bien digéré à l'état de crudité par quelques personnes, c'est parce que sa viscosité leur répugne; lorsqu'il est durci par la coction, il devient lourd. C'est à l'état laiteux qu'il acquiert par deux ou trois minutes de coction dans l'eau bouillante, que l'œuf est le plus agréable au goût et le plus facile à digérer.

Les aliments albumineux dénués de propriétés stimulantes, comme les œufs, conviennent aux estomacs irritables, aux convalescents, qui ont besoin de beaucoup réparer, aux vieillards, aux femmes.

4° *Aliments dans lesquels la fibrine, la gélatine et l'albumine sont à peu près dans des quantités égales.* — Ces aliments sont les poissons, qui diffèrent des mammifères et des oiseaux par le manque d'osmazome, ce principe savoureux excitant qui donne la couleur aux viandes rôties.

Les poissons, dont tous les tissus sont denses et serrés, dans lesquels la fibrine prédomine, exigent un plus long travail du conduit digestif, que ceux où prédominent l'albumine et la gélatine.

Les poissons développent peu de chaleur pendant la digestion, nourrissent sans exciter ; c'est assez dire qu'ils n'activent aucune fonction; ils conviennent aux tempéraments bilieux, aux personnes qui ont besoin de réparer sans être stimulées.

5° *Aliments féculents.* — La base qui donne le nom à cette classe d'aliments est la fécule amilacée. Elle se rencontre dans les graines de toutes les légumineuses et des graminées, dans les palmiers, les marrons, les châtaignes, les pommes de terre, etc. Elle se présente en petits cristaux brillants ou sous la forme d'une poudre blanche.

Dans les substances féculentes qui nous servent d'aliments, la fécule n'est jamais pure ; elle est toujours associée à différentes substances, telles que le gluten, le sucre, l'albumine.

La fécule pure est facile à digérer; mais les substances avec lesquelles elle est presque toujours unie, ont souvent besoin d'être altérées pour être facilement digérées. En général, l'aliment dans lequel prédomine la fécule traverse plus promptement l'estomac que les viandes fibrineuses, gélatineuses et albumineuses. L'aliment féculent séjourne d'autant moins sur l'estomac, et nourrit d'autant moins qu'il a davantage fermenté.

La digestion de l'aliment féculent élève peu la chaleur animale, n'accélère pas sensiblement la circulation. Cet aliment est de tous les aliments végétaux celui qui nourrit le plus, lorsqu'il n'a pas fermenté. Il rend l'économie riche de sucs nutritifs.

A cette classe d'aliments se rapportent les suivants :

Farine de froment.	Châtaigne.
Farine de seigle.	Sagou.
Farine d'orge.	Salep.
Farine d'avoine.	Haricot.
Riz.	Pois.
Pomme de terre.	Fèves.
Maïs.	Lentilles, etc.

Préparation des substances féculentes.—Pain. — C'est avec les deux premières substances, froment et seigle, à cause de la plus grande quantité de gluten qu'elles contiennent, qu'on prépare de préférence le pain. Cet aliment est d'autant plus digestible et d'autant moins nourrissant qu'il est plus fermenté et mieux cuit. Il constitue la base de l'alimentation. On peut faire entrer, sans inconvénient pour la santé, dans la composition du pain, plusieurs substances, pourvu que celles qui contiennent du gluten s'y trouvent mélangées en certaine quantité. Sans cette condition le pain ne lève pas, est mat, et ne convient qu'aux estomacs robustes.

Bouillie. — C'est la coction dans le lait des diverses substances féculentes : c'est la moins excitante et la plus nourrissante des préparations auxquelles on soumet les fécules.

Pâtisserie. — La préparation des fécules connue sous ce nom résulte d'un mélange de farine, de beurre, d'œufs, et quelquefois de matière colorante propre à servir d'enduit et à flatter la vue. Cette préparation est, en général, malfaisante, tantôt à cause de la rancidité du beurre qu'on emploie, tantôt à cause de la manière dont est préparé le mélange. Les pâtisseries les moins réfractaires aux organes digestifs sont le biscuit, préparation composée d'œufs, de farine, de sucre, et aromatisée avec l'eau de fleurs d'oranger. L'échaudé est encore préférable au biscuit; quant aux tartes et à la plupart des gâteaux débités aujourd'hui avec luxe dans des magasins dorés, ils doivent être entièrement rejetés.

L'aliment féculent convient peu au tempérament lymphatique, il convient au contraire aux tempéraments bilieux, aux constitutions nerveuses, aux personnes sèches, trop actives, à celles chez lesquelles la nutrition a souffert, qui sont convalescentes de gastrites. Il doit entrer pour beaucoup dans le régime des personnes irritables, dont les passions sont violentes.

6° *Aliments mucilagineux.* — Dans les substances mucilagineuses qui nous servent d'aliments, le mucilage n'existe jamais seul; la nature l'a toujours associé à quelque corps amer, sucré, âcre ou acide. L'aliment mucilagineux excite peu la membrane muqueuse de l'estomac, il ne séjourne pas long-temps dans le tube digestif, contient peu de molécules alibiles, laisse plus de résidu que les aliments précédents, et ce résidu est beaucoup moins altéré. L'aliment mucilagineux développe peu de chaleur, est peu nutritif, produit un grand relâchement de tous les tissus, et diminue d'une manière remarquable l'énergie de toutes les fonctions.

A cette classe d'aliments se rapportent les suivants :

Carotte.	Asperges.	Artichaut.	Haricots verts.
Betterave.	Laitue.	Mâches.	Petits pois verts.
Navet.	Épinards.	Cardon.	Melon.
Salsifis.	Choux.	Chou-fleur.	Radis, etc.

Les aliments mucilagineux conviennent en général aux personnes pléthoriques, irritables, etc.; associés aux fécules, ils conviennent parfaitement aux tempéraments bilieux et nerveux. Ils ne conviennent pas aux tempéraments lymphatiques. Les personnes dont l'assimilation est très active et qui sont sujettes aux congestions sanguines du poumon et des autres organes, feront usage avec beaucoup de succès de l'alimentation mucilagineuse seule ou associée à très peu d'aliments féculents. Les aliments mucilagineux, diminuant l'activité de toutes les fonctions, sont employés avec avantage pour remédier aux passions, donner moins de prise aux affections violentes, rappeler à leur rhythme naturel les fonctions du cœur et des poumons.

Fruits.—Les fruits sont en général composés de mucilage, de gelée végétale, de sucre, d'eau, des acides malique, acétique, citrique, tartrique, oxalique et gallique; quelques fruits conservent, étant mûrs, le principe acerbe qu'ils contenaient avant leur maturité.

Les fruits séjournent peu dans le tube digestif; les fruits desséchés y séjournent plus que les fruits frais; les fruits mûrs, plus que les fruits verts; les fruits où le mucilage et le sucre sont très concentrés, plus que ceux dans lesquels ces corps sont très étendus d'eau. Les fruits sont d'autant plus nourrissants, qu'ils sont plus abondamment doués des propriétés qui prolongent leur séjour dans l'estomac.

Aux plus nourrissants se rapportent : les figues, surtout les sèches, les dattes, les pruneaux.

Les moins nourrissants sont : les oranges, les groseilles, les cerises, les fraises, les framboises, les mûres, les pêches. Les fruits conviennent presque à tout le monde; mais les mêmes fruits ne conviennent pas à tous les tempéraments, et notre goût dans ce cas est un guide infaillible. Les fruits acidules incommoderont les personnes irritables, auxquelles conviennent mieux les mucilagineux sucrés, tandis que les personnes d'un tempérament sanguin et bilieux savoureront avec délices les fruits acidules, qui leur sont si utiles pendant les chaleurs de l'été.

Les fruits ne sauraient constituer la nourriture exclusive de l'homme; ils contiennent trop peu de matériaux nutritifs pour soutenir une organisation aussi considérable que la sienne.

7° *Aliments oléagino-féculents.* — La base qui donne le nom à cette classe d'aliments est, outre la fécule, l'huile liquide, substance légèrement odorante, douée d'une saveur faible, d'une couleur jaunâtre ou jaune verdâtre.

Les aliments oléagino-féculents ne sont autres que les graines huileuses, dont les plus usitées sont : les amandes douces, les noisettes, les noix, la noix de cocotier, le cacao.

En général, les graines huileuses sont nutritives et peu excitantes quand elles sont fraîches; la plupart se mangent sans préparation.

Avec le cacao on prépare le chocolat, qui résulte de parties égales d'amandes torréfiées et de sucre; il se prend, ou sec, ou en tablettes, ou bouilli dans de l'eau, ou dans le lait. Il constitue un aliment très doux, assez nourrissant. Dans cet état de simplicité, il n'a aucune propriété excitante, mais il est quelquefois digéré difficilement, à cause du peu d'action qu'il sollicite de la part de l'estomac. On a coutume de remédier à cette propriété trop peu excitante du chocolat en triturant avec le sucre qui doit entrer dans la pâte, trois onces de vanille et deux onces de cannelle, pour une quantité de vingt livres de chocolat; mais alors il perd de ses propriétés adoucissantes.

Les graines huileuses, sans préparation, conviennent peu aux personnes dont l'estomac n'est pas sain et doué d'énergie; au reste, elles ne constituent qu'une faible partie de l'alimentation, puisqu'on n'en fait usage qu'au dessert, en petite quantité et mêlées au pain. Elles sont nuisibles aux personnes dont les voies aériennes sont irritables; au contraire, la préparation connue sous le nom de chocolat est, lorsqu'on n'y fait entrer aucun aromate, très convenable aux estomacs irritables, aux tempéraments nerveux.

8° *Aliments caséeux.*—Ces aliments comprennent le lait et ses préparations.

Plusieurs espèces de lait servent à la nourriture de l'homme; elles diffèrent peu par leur composition. Le lait de vache est formé d'eau, d'acide acétique, de sucre de lait, d'une matière animale, de différents sels, de matière butireuse et de caséum; abandonné à lui-même, il se sépare en trois parties : crème, caséum et petit-lait. Le lait de femme renferme plus de sucre de lait et plus de crème, et moins de caséum, que le lait de vache; il ne peut être coagulé; sa crème ne fournit point de beurre; il est d'autant plus séreux et moins nourrissant, qu'on le recueille à une époque moins éloignée de l'accouchement. Le lait de chèvre est analogue au lait de vache, seulement sa matière butireuse est plus solide. Le lait de jument tient le milieu entre le lait de femme et celui de vache. Le lait d'ânesse a aussi beaucoup d'analogie avec celui de la femme; il contient moins de crème, un caséum plus mou et un peu plus abondant ; le beurre ne se sépare qu'avec difficulté de ce lait, qui par sa saveur, son odeur, sa consistance, ressemble à celui de la femme.

Peu de temps après être arrivé dans l'estomac, le lait se caille ; des deux parties qui en résultent, le sérum est absorbé, le caillot formé par le caséum est au contraire digéré.

Ni la digestion du lait, ni l'hématose du chyle qu'il fournit, n'élèvent sensiblement la température du corps, n'accélèrent aucune fonction, hors celle du rein, qui se trouve forcé à débarrasser l'économie de la partie non nutritive du lait. En général, le lait est d'autant plus nutritif que le sérum y entre dans des proportions moins considérables.

Le lait est la première nourriture de l'homme. Pris seul, cet aliment lui devient néanmoins bientôt insuffisant, et en faire usage exclusivement serait méconnaître la voix de la nature, qui demande une alimentation plus forte. Le lait convient, en général, aux sujets nerveux ; son usage, long-temps continué, est propre à ramener à son type naturel une sensibilité exagérée, une irritabilité portée par l'abus des stimulants au-delà des bornes nécessaires à l'entretien de la vie. Il est surtout propre à redonner aux organes cette fraîcheur, ce coloris, ce léger embonpoint, cette jeunesse, que fait perdre l'usage des stimulants de toute espèce dont on abuse dans les grandes villes.

Le lait pris à Paris ne produit pourtant plus des effets aussi heureux, et pour beaucoup de raisons; d'abord il est la plupart du temps falsifié; seconde raison, il ne vaut rien quand il est naturel: il provient de vaches renfermées dans des espaces étroits, mal aérés; ces vaches manquent d'exercice, sont la plupart du temps phtisiques, et presque toujours nourries avec de mauvais fourrages; troisième raison, les organes de la plupart des habitants de Paris et de toutes les grandes villes sont soumis à trop de causes qui les éloignent de l'état naturel, pour qu'on puisse, au milieu même de l'action de toutes ces causes, user d'un moyen bon en lui-même, mais qui n'est plus en harmonie avec toutes les excitations et les causes de débilité qui surgissent de toutes parts. Ces différentes raisons expliquent pourquoi, à Paris, tant de femmes qui se nourrissent de pain et de lait, sont dans un si déplorable état; pourquoi un si grand nombre sont en proie à des leucorrhées rebelles, dont nous parlerons dans la dernière partie de cet ouvrage, tandis que celles qui se nourrissent de viandes jouissent, en général, d'une santé florissante. Le lait doit donc être pris à la campagne, si l'on veut qu'il produise tous les avantages indiqués; il est contraire aux tempéraments lymphatiques, aux personnes renfermées dans des lieux bas, humides et mal aérés.

Boissons. Les femmes doivent être extrêmement réservées sur les boissons; jamais elles ne se permettront de boire du vin pur, encore moins de liqueurs alcoolisées, telles que l'eau-de-vie, etc. La bière, présentant différents degrés de force, suivant la dose de houblon ou d'orge employée à sa fabrication, est plus ou moins alcoolique, par conséquent plus ou moins convenable à la femme. En général, les bières de France sont assez faibles, et il y a moins d'inconvénient à en faire usage que d'user de celles préparées en Belgique ou en Angleterre.

Un thé léger entretient libres les voies digestives; mais cette boisson ne doit pas être épaissie ni rendue nourrissante par le lait, quand on la prend pour donner du ressort à l'estomac et faciliter la digestion.

En parlant du café, le docteur Gardanne dit: « Cette liqueur séduit les sens, flatte le goût et l'odorat, soutient le ressort languissant de l'estomac surchargé d'aliments, accélère le pouls, et remonte en quelque façon toute la machine, mais elle chasse le sommeil, agite le sang, agace, irrite.» On voit par ce court tableau qu'autant le café peut être utile aux tempéraments phlegmatiques, autant il peut nuire aux sanguins. C'est à l'âge du retour que les femmes doivent surtout s'abstenir de prendre du café. « Saucerotte rapporte qu'une dame avait une dartre vive aux deux bras ; les remèdes, tant internes qu'externes, les mieux indiqués n'opérèrent aucun effet salutaire, quoique la dame suivît le régime prescrit, à l'exception d'une tasse de café au lait qu'elle prenait tous les matins, et d'une à l'eau après dîner, disant que c'étaient toutes ses délices et qu'elle ne pouvait abandonner cette habitude. Rebutée à la fin de prendre force remèdes sans effet, l'observateur gagna sur elle de se borner à une demi-tasse pendant huit jours, et enfin d'abandonner cette liqueur agréable. Depuis cette époque, les remèdes et le régime opérèrent à merveille, et cette dame fut guérie de cette maladie incommode.

SECTION II.

Excernenda. — Secrétions et excrétions.

Les sécrétions et excrétions sont des fonctions très importantes à l'économie animale. La sécrétion consiste dans la séparation de quelques humeurs particulières dans des organes destinés à cela, d'où elles sont portées dans d'autres endroits où elles sont utiles ; c'est ainsi que la séparation de la salive se fait dans les glandes qui entourent la bouche et qu'elle est portée dans l'estomac ; que celle de la bile se fait dans le foie, d'où elle va aux intestins.

Les excrétions sont des évacuations qui emportent hors du corps le superflu des aliments, ces parties qui ne peuvent point s'assimiler, s'identifier à nos parties et qu'on appelle excréments ; la transpiration, les urines et les selles sont les principales ; elles se font d'autant mieux que les aliments sont plus simples, qu'on vit plus sobrement et plus régulièrement, que le sommeil est plus tranquille, que l'air qu'on respire est plus pur, que le corps est plus exercé, qu'on est moins altéré par les passions.

Des aliments âcres, des boissons échauffantes, des assaisonnements brûlants, dérangent absolument la sécrétion de l'humeur gastrique, épaississent, durcissent même la bile, obstruent et enflamment ses canaux, donnent des constipations; toutes les sécrétions et toutes les évacuations sont dérangées. L'inaction en agissant différemment produit à la longue des effets très semblables; mais ce sont surtout les passions qui dérangent les fonctions de ces deux classes. Le chagrin, l'ennui, l'inquiétude, l'envie, détruisent, comme on l'a dit, les digestions et les fonctions de la bile, et dès que ces deux fonctions sont dérangées, les bases de l'économie animale sont renversées, le sommeil disparaît, la santé se fane, et la porte est ouverte à toutes les maladies chroniques.

A l'âge de retour les femmes éprouvent quelquefois des désordres dans leurs excrétions, et s'il n'est pas rare de remarquer des digestions pénibles accompagnées de borborygmes, de flatuosités, d'éructations, il n'est pas moins fréquent de voir survenir des constipations opiniâtres, qui entraînent ordinairement après elles, non seulement un ténesme cruel, mais encore des douleurs au rectum, aux régions lombaires, des céphalalgies, une prostration générale des forces, et quelquefois la dysurie ou l'ischurie.

Lavements. — Toutes les femmes, dit le docteur Gardanne, s'administrent de leur chef des lavements, soit simples, soit composés, et elles sont souvent surprises de ressentir des douleurs dans l'utérus après qu'elles les ont rendus. Si elles savaient que tous les viscères renfermés dans l'abdomen sont liés par une dépendance réciproque; que les gros intestins, le colon en particulier, ne sauraient recevoir une substance quelconque, chaude ou froide, narcotique ou irritante, sans transmettre sur-le-champ aux organes voisins la sensation qu'ils éprouvent eux-mêmes; si elles savaient que l'influence des lavements s'étend même sur les organes éloignés, le cerveau par exemple, elles seraient sans doute plus réservées sur leur usage. Pourquoi par des lavements troublent-elles souvent leur digestion, ramènent-elles le sang à l'utérus, lorsqu'il ne doit plus s'y porter, augmentent-elles une ischurie ou une dysurie? c'est qu'elles regardent toute espèce de lavement comme un moyen très simple, et qu'elles se trompent à cet égard. Les lavements émollients sont ceux qui conviennent le mieux à l'état de la femme au moment de la cessation des règles, surtout s'il y a ténesme ou constipation; ils humectent et ramollissent les excréments susceptibles de s'endurcir par le séjour dans les intestins, ils suppléent avantageusement au mucus qui les lubrifie ordinairement; mais autant ils sont avantageux lorsqu'on en fait rarement usage, autant ils deviennent nuisibles si on les emploie chaque jour. On finit par les rendre indispensables, la membrane interne des intestins reçoit peu de mucus, le conduit intestinal devient paresseux, inhabile dans son travail, il est comme endormi et demande l'usage habituel d'un stimulant. Combien ne voit-on pas de personnes affligées par leur faute de cette terrible incommodité !

Doit-on rejeter les lavements dans le cas de constipation, dans la crainte qu'ils produisent des hémorroïdes? Les lavements doux et mucilagineux ne peuvent point produire des hémorroïdes; peut-être des lavements d'eau pure souvent répétés pourraient devenir un moyen excitant. Les seuls lavements qui paraissent dangereux dans cette circonstance sont les lavements purgatifs, ceux où entrent l'armoise, la matricaire et d'autres emménagogues. Certes, ces substances pourraient attirer le sang vers le rectum comme vers l'utérus et produire des hémorroïdes ou des maladies dans les organes génitaux; en outre ces sortes de lavements dépouilleraient promptement le canal intestinal de son mucus. Toutefois, lorsque dans les constipations opiniâtres, on a fait inutilement usage de lavements doux et mucilagineux, les bains de fauteuil devront être ordonnés, et ils le seront d'autant plus à propos qu'il y a certaines constipations entretenues par un état de spasme du canal intestinal. Je crois qu'il faut être circonspect sur l'emploi des bains de siége, qui peuvent à la longue faciliter des congestions sanguines vers l'utérus.

Purgatifs. — Non seulement les femmes emploient les purgatifs dans le but de mettre fin à des nausées, à des constipations, mais encore dans le dessein d'expulser une matière morbifique qui s'attache aux parois intestinales, et qui, selon elles, n'est qu'un rejeton d'un venin existant originellement dans le sang des règles. J'ai déjà exposé l'opinion admise aujourd'hui à cet égard; il faut espérer qu'à force de jeter le ridicule sur cette façon de penser, on parviendra à détruire un faux préjugé qui entraîne tant de tourments et de troubles après lui. Lors donc qu'il y a constipation, embarras gastrique ou intestinal, de doux purgatifs peuvent être avantageux; mais si aucun symptôme ne les requiert, ils deviennent inutiles; or, tout médicament inutile peut devenir dangereux, s'il est actif.

Il est néanmoins des circonstances où les purgatifs deviennent de la plus grande nécessité à cette époque, pour prévenir ces amas de lymphe, de mucosités et d'humeurs, qui tantôt se portent à la peau par éruption, tantôt attaquent l'intérieur des capacités, y gênent les fonctions, y forment des embarras, et menacent sans cesse de s'y épancher. La purgation, favorable dans les maladies chroniques de la peau, doit être employée avec beaucoup de ménagement. « Le médecin, dit Gardanne, ne devant avoir en vue que l'état de l'utérus, ne doit s'attacher à combattre les autres symptômes maladifs qui existeraient ou qui pourraient survenir, qu'autant qu'il verrait que les moyens dont il se serait servi ne pourraient nuire en rien aux phénomènes qui se passent dans l'utérus. Combien d'accidents fâcheux naissent de la légèreté ou de l'indifférence du médecin ou par la faute de la femme elle-même, trop prompte à s'administrer des médicaments, principalement des purgatifs! » Fothergill s'est élevé avec raison contre l'abus que les femmes font des purgatifs : « Elles se recommandent, dit-il, les unes aux autres des préparations aloétiques, telles que la teinture sacrée, les pilules de Rufus, l'élixir de propriété, et autres remèdes de ce genre, comme autant de purgatifs auxquels elles doivent avoir recours lors de la cessation des règles. » Si l'on réfléchit un peu sur l'aloès, quelle que soit la préparation où il entre, on verra qu'il produit toujours des hémorroïdes si on le prend trop longtemps et à trop grande dose.

L'expérience apprend qu'à cette époque les femmes sont très irritables, que la sensibilité de leurs nerfs est excessive, qu'il faut enfin peu de chose pour troubler le système nerveux. Tout ce qui peut causer des vents, gonfler le bas-ventre, donner des nausées, est donc bien à redouter alors. La manne, la casse, les tamarins sont des purgatifs qui en donnent beaucoup. Indépendamment de la répugnance qu'ils ont causée, on sait que leur arrière-goût revient souvent, et renouvelle des soulèvements d'estomac éprouvés en les avalant; on sait aussi qu'après avoir fatigué long-temps tout le corps par une affection lente et pénible, ils laissent après eux des vents qui s'épanouissent dans le vide des intestins, et d'autant plus abondants, qu'ils sont produits autant par la fermentation acide du purgatif, que par le mouvement imprimé à la matière stercorale. Ces vents voyagent dans toute la machine, gênent les viscères, troublent l'utérus dans son travail, et par ces effets réunis engendrent ou renouvellent des douleurs partielles ou générales. Il faut donc dans les circonstances qui exigeront des purgatifs, suivre les conseils de Fothergill, et donner des cathartiques qui ne soient ni échauffants, comme l'aloès et autres remèdes de nature gommeuse ou résineuse, ni si poignants que les sels. La rhubarbe, le séné, la magnésie, les eaux salines purgatives, de petites doses de jalap, fourniront une assez grande quantité de médicaments purgatifs. On secondera l'action de ces purgatifs par l'ingestion de boissons délayantes et rafraîchissantes.

Les urines couleront toujours avec facilité toutes les fois que le canal intestinal sera libre. S'il est dangereux de se servir à cette époque des purgatifs énergiques, il ne le sera pas moins d'employer des substances qui agissent trop vivement sur les propriétés vitales des voies urinaires. Les boissons adoucissantes et légèrement diurétiques rempliront le but que l'on doit se proposer. Malgré les précautions qu'on peut prendre pour l'écoulement des urines, on observe chez un grand nombre de femmes qu'elles sont extrêmement bourbeuses, et rendues en très petite quantité. Cette excrétion est assez ordinairement précédée d'un trouble général dans l'économie.

Vésicatoires, cautères. — Si par l'influence ou

l'action des purgatifs on tend à débarrasser le tissu cellulaire, à diminuer ou à détourner une fluxion humorale, il est d'autres évacuants efficaces qui, en irritant la peau, irritent les fonctions, et par cette irritation soutenue déterminent vers cette partie l'écoulement des humeurs. Ces évacuants sont les vésicatoires, les cautères. Nul moyen médical n'est employé avec plus de succès comme préservatif à ce moment, en raison de son action attractive, dit Gardanne, et de l'issue continuelle des humeurs qui peuvent résider dans le corps, et qui cherchent sans cesse à se porter sur l'utérus ou sous les parties environnantes.

Les femmes qui pendant leur jeunesse auront été sujettes à des gonflements des articulations ou des ganglions lymphatiques, à des ophthalmies, à des éruptions cutanées, enfin celles qui seraient affectées d'une inflammation chronique muqueuse ou parenchymateuse, etc., agiront prudemment d'établir une dérivation sur la peau au moyen d'un cautère et surtout d'un vésicatoire. Petit-Radel a dit avec raison que ce dernier exutoire est préférable au premier, parce qu'il agit sur une surface plus étendue, et parce qu'on peut facilement augmenter ou diminuer l'irritation qu'il produit.

Saignée. — Les évacuations sanguines sont

indiquées pour combattre la pléthore qui ordinairement est le résultat de la cessation définitive des règles. On devra y avoir recours de bonne heure, et y revenir de temps en temps, et à des intervalles de plus en plus éloignés. La saignée du bras sera toujours préférée, parce qu'elle doit être plutôt dérivative que spoliative. La saignée du pied devra être rejetée, ainsi que les applications de sangsues à la vulve et aux cuisses. Ce dernier mode d'évacuation sanguine a le plus souvent le grave inconvénient d'augmenter l'irritation et la pléthore qu'on a voulu combattre. Cependant il est des cas, à la vérité très rares, où les sangsues peuvent être appliquées avec avantage à l'hypogastre et même à la vulve ; c'est lorsque le bas-ventre et les viscères qu'il contient sont le siége de douleurs aiguës que la saignée du bras renouvelée plusieurs fois n'a pu diminuer.

SECTION V.

Gesta. — Exercices, veilles, sommeil, repos, etc.

« Pour se maintenir dans un état de santé aussi parfaite que peut le comporter la mobilité de son organisation, dit M. Colombat, la femme a besoin de se livrer à un exercice modéré, et qui devra cesser aussitôt qu'il déterminera la fatigue. » Un des premiers moyens qui doivent prévenir les maladies des femmes à l'âge de retour est sans doute celui qui, tenant pour ainsi dire le corps en haleine, et donnant lieu à une dissipation habituelle et plus considérable des fluides, entretient une libre circulation, et empêche ainsi quelque fluxion de se former dans une partie du corps. Le mouvement remplit ces conditions s'il est modéré, s'il n'occasionne ni une déperdition excessive des forces, ni l'abattement général, car un mouvement trop violent serait pour le moins aussi redoutable que l'inaction. C'est ainsi qu'une femme de ville ne pourra point se livrer aux exercices des femmes de la campagne. Le mouvement que la femme trouvera dans les diverses occupations de sa maison, comme le remarque Roussel, est celui qui convient le mieux à sa santé et à ses forces physiques, parce qu'il joint aux effets naturels du travail la satisfaction intérieure que donne l'accomplissement du devoir.

La promenade du matin est celle qui est la plus salutaire, tant par la nature de l'air que par les dispositions particulières du corps. Il ne faut point que la femme se promène seule, et surtout dans les endroits qui peuvent lui rappeler de tristes souvenirs, ou les plaisirs qu'elle a goûtés, et qui ne sont plus de son âge. Il faut que l'esprit ne soit point agité par les soucis, et que le cœur ne forme que des vœux raisonnables et discrets ; car quand il en est autrement, l'imagination livrée à elle-même, voyage dans des intempérances d'idées qui fatiguent la machine entière, et qui la font retomber dans une inertie pire que celle dont on voulait la garantir. Les promenades avec des personnes que l'on hait, comme avec celles que l'on aime passionnément, sont encore nuisibles. Il faut une promenade dans laquelle le corps et l'esprit soient également exercés ; à cet effet, la femme s'entourera de personnes et d'objets qui lui soient agréables.

Nous ne saurions trop répéter que l'exercice est l'antidote le plus sûr de l'état continuel de souffrances dont se plaignent les dames du grand monde. Qu'une petite maîtresse languissante, pâle et vaporeuse, se mêle aux vigoureuses villageoises, et partage pendant quelque temps leurs travaux et leurs fêtes ; bientôt elle verra s'opérer en elle une métamorphose admirable ! Ses digestions qui étaient dérangées se rétabliront peu à peu, ses forces reviendront avec la fraîcheur et le coloris de son teint ; enfin, tout son système nerveux se fortifiera, et l'état désespérant de langueur et de mobilité qui faisait son supplice, ne tardera pas à être remplacé par une santé stable et brillante. Tout le monde sait que le célèbre Tronchin, appelé à la cour de Louis XVI, et consulté par les dames vaporeuses sur leurs incommodités, ne leur conseilla pour tout traitement qu'un exercice soutenu et varié par toutes sortes de dissipations. Il poussa même la sévérité de ses ordonnances jusqu'à leur prescrire des travaux dont leurs valets avaient le soin ; et l'on vit les petites maîtresses et les grandes dames frotter leur parquet, que jusqu'alors elles daignaient à peine fouler de leurs pieds.

Plus on a fatigué, plus on a besoin de repos ; celui que l'on goûte alors paraît meilleur ; mais il ne doit point être prolongé au-delà du délassement ; car jouir d'un repos continu, ce serait vivre dans l'oisiveté, et nuire ainsi à sa santé, en se préparant une foule de maux que l'art souvent ne combat qu'avec difficulté. Les femmes parvenues à l'époque critique se livreront donc à un exercice modéré, et suivant les conseils qui viennent de leur être donnés.

Les veilles prolongées sont aussi toujours préjudiciables à la santé des femmes, parce qu'elles ne peuvent réparer le matin la perte du sommeil de la nuit, ni intervertir impunément l'ordre invariable de la nature. Chez celles qui font, comme on dit, du jour la nuit, tous les organes sont en souffrance, les fonctions sont dérangées, la nutrition est très imparfaite, le physique perd toute son énergie; enfin bientôt l'aspect et la fraîcheur de la jeunesse disparaissent et font place aux rides et à la vieillesse.

Quoique le sommeil soit un moyen réparateur que nous donne la nature, il ne doit pas excéder certaines limites, c'est-à-dire se prolonger au-delà de sept à neuf heures. Celui qui est sollicité par la trop grande mollesse des lits, plonge le système nerveux dans l'assoupissement, débilite au lieu de fortifier, et amène une plénitude dans les vaisseaux, d'où résulte une lenteur dans la circulation et souvent des hémorrhagies. En résumé, la femme doit se coucher de bonne heure, se lever de même, et passer le temps de la veille aux occupations qui exercent ses organes sans les fatiguer.

SECTION VI.

Percepta. — Sensations.

Les spectacles, les tableaux, la musique, font à nos sens des impressions qui agissent plus ou moins vivement sur eux et qui peuvent troubler notre organisation ou lui être avantageux. Sans défendre aux femmes de jouir de ces différents plaisirs, je leur conseillerai de donner la préférence à ceux qui offriront des objets agréables à la vue, de fuir ceux qui présenteront des images trop tristes ou trop lascives. Ces impressions produisent quelquefois des songes, tableaux fidèles des objets qui nous ont affectés pendant la veille, ou représentants mensongers de ces mêmes objets : de là l'aberration de l'imagination. Ne voit-on pas chaque jour des personnes assister à diverses pièces de théâtre, s'en aller chez elles en pleurant ou riant, suivant l'impression qu'elles avaient reçue, et la conserver même très longtemps ? Personne n'ignore que la musique est un moteur puissant de l'économie animale, qu'elle exalte ou modifie à son gré la sensibilité, qu'elle guérit même certaines maladies. Haller rapporte que le barbare Amurat IV, les mains encore fumantes du sang de ses frères, et sur le point de se souiller par d'autres assassinats, fut tellement ému par un joueur de psaltérion, qu'il accorda la vie à ceux qu'il avait condamnés au supplice, et qu'il ne put retenir ses larmes. Asclépiade regardait la musique comme le souverain remède de toutes les maladies de l'esprit. Je pourrais surcharger ce passage de citations pour prouver combien la musique a d'empire sur la sensibilité; mais je pense que celles qui sont citées suffiront pour avertir la femme qui est dans l'âge de retour de se garantir des impressions que font ordinairement sur elle les divers genres de musiques. Qui doute des impressions que peut laisser dans nos sens la vue des chefs-d'œuvre de la sculpture, de la peinture et des beaux-arts? Le dessin peut avoir une telle influence sur notre moral, que je ne puis me refuser à rapporter une guérison opérée par Alibert. « Un jeune homme vint le consulter sur une impuissance produite par de mauvaises habitudes; jamais la présence d'aucune femme n'avait apporté sur lui le plus léger sentiment de désir, malgré qu'il eût trente ans. Il aimait à dessiner les formes d'Apollon du Belvéder; Alibert lui fit substituer la Vénus de Médicis, et cette substitution eut le succès le plus complet. »

Les femmes au moment de la cessation des règles, éloigneront donc tous les objets qui seraient capables de les exciter trop vivement; elles étudieront en elles-mêmes le degré de sensibilité, afin de ne s'exposer à cette époque qu'à des sensations utiles à leur santé; car les occupations de l'esprit, les impressions des organes des sens, ont aussi leur utilité; elles amènent la fatigue, elles acquièrent par l'exercice de la force, et deviennent ensuite moins susceptibles d'irritations.

Passions. — « Les passions, dit Helvétius, sont le feu céleste qui vivifie le monde moral : c'est à elles que les sciences et les arts doivent leurs découvertes et l'homme son élévation. Si quelques unes d'entre elles lui sont utiles, le plus grand nombre agitent le cours de la vie, la remplissent d'orages et en raccourcissent le terme. Leur influence sur la santé n'est contestée par personne, soit qu'elles agissent lentement, soit qu'elles éclatent avec violence. Dans le premier cas, c'est un poison caché qui détruit; dans le second, c'est un feu qui dévore. Quoique chacune d'elles ait un caractère particulier et se manifeste par des signes qui lui sont propres, elles ont toutes cela commun qu'elles pervertissent l'ordre habituel des organes. Les passions concentrées, telles que la jalousie, la haine, la crainte, l'envie, la tristesse, portent principalement leur action sur le diaphragme, l'estomac, le foie et la matrice; et, selon leur degré de force, elles produisent des désordres plus ou moins dangereux, et causent souvent des maladies du cerveau, du cœur, des poumons, etc. »

Les passions influent manifestement sur toutes nos fonctions : gaies, elles dirigent leur action sur les organes renfermés dans la poitrine ; tristes, elles portent leur influence sur les viscères contenus dans l'abdomen.

Effets des passions. — « La vie, dit le professeur Rostan, serait un présent bien doux, si, exempte d'amertume, elle pouvait couler perpétuellement dans le plaisir ; mais un tel état ne saurait être le partage de l'homme, et le bonheur parfait est une chimère. D'ailleurs le plaisir constant ne peut pas être ; le plaisir est la satisfaction du désir ; il faut donc désirer pour être heureux, et du moment qu'on désire, c'est qu'on n'est pas encore heureux ; donc le plaisir perpétuel est une absurdité. D'autre part la satisfaction du désir entraîne l'ennui, la satiété, et l'homme qui aurait la facilité d'assouvir à l'instant ses moindres désirs, serait assurément le mortel le plus ennuyé et le plus malheureux, il ne tarderait pas à désirer la mort par l'ennui de la vie, dont il aurait bientôt épuisé toutes les jouissances. La vie pour être supportable doit donc être une suite de désirs qu'on ne doit pouvoir satisfaire qu'avec effort ; c'est là le seul bonheur auquel nous puissions prétendre ; c'est le bonheur que procure cette précieuse médiocrité chantée par les poëtes, louée par les philosophes ; bonheur également inconnu, et des gens opulents condamnés à satisfaire sur-le-champ leurs moindres désirs, et des misérables condamnés à ne les satisfaire jamais. »

On pourrait ajouter que les douleurs et les peines sont nécessaires à notre bonheur, qu'elles en doublent la vivacité. Le triste hiver fait trouver le printemps plus aimable, la nuit obscure rend plus chère la clarté du jour, le froid rend agréable l'impression d'une chaleur vivifiante, la faim donne aux aliments une saveur exquise, la fatigue fait goûter le repos, l'insomnie rend le sommeil plus doux, l'esclavage fait adorer la liberté.

Les passions fougueuses, ainsi que les émotions pénibles ou agréables trop vivement senties, déterminent des secousses si violentes qu'il peut en résulter les accidents les plus fâcheux et quelquefois même la mort. Tissot connaissait une dame qui éprouvait des convulsions toutes les fois qu'on prononçait devant elle le nom de sa rivale. L'histoire enseigne que la fille de César et l'impératrice Irène moururent en apprenant, l'une la mort de Pompée, l'autre celle de l'empereur Philippe, leurs maris. Le professeur Rostan a vu une mère mourir en deux jours d'une péripneumonie, dont elle fut frappée à la lecture d'une lettre qui lui annonçait la mort de son fils. L'illustre médecin Fernel mourut au bout d'un temps fort court, de douleur d'avoir perdu sa femme; Racine et Louvois ne purent survivre à la disgrâce de Louis XIV; Dominique de Vic expira de douleur en voyant le lieu où Henri IV avait été assassiné; Horace suivit de près Mécène dans la tombe; Louis de Bourbon resta sans vie à la vue des ossements de son père qu'il avait fait exhumer. Dans la guerre de Ferdinand contre les Maures, un jeune homme combattit avec tant de valeur, qu'il s'attira l'admiration des deux partis; enfin il succomba sous le nombre de ses ennemis; on leva sa visière, son père le reconnut, resta immobile et mourut. Dans les annales de la France, on voit qu'une princesse de Condé mourut de jalousie en apprenant que son époux s'était attaché à une demoiselle de la cour de Catherine de Médicis. Valère Maxime parle d'une Athénienne qui perdit la parole dans un excès de colère, et Buchan rapporte l'observation d'une femme qui mourut subitement d'une hémorrhagie cérébrale déterminée par la même cause. On peut ajouter qu'un sordide intérêt causa promptement la mort de la nièce de Leibnitz. Ce savant célèbre avait à peine rendu le dernier soupir, que son avare héritière se fit ouvrir ses coffres, et la vue des monceaux d'or qu'il lui laissait porta sa joie à un tel délire, qu'elle expira avant d'avoir pu les compter. Nous dirons aussi que la fille de Cromwell, après le supplice de Charles Ier, fut si indignée d'avoir pour père l'assassin de son roi, qu'elle mourut de désespoir.

Amour. — L'amour, cette passion souveraine et pour ainsi dire unique du sexe, est une ardeur véhémente, une fureur, un transport qui nous entraîne vers l'objet aimé. Tantôt c'est une flamme dévorante qui fait irruption de toutes parts ; tantôt c'est un feu caché qui nous mine et nous consume. Dominateur universel des êtres qui respirent, toujours le même et toujours nouveau, s'il a commencé, c'est avec le monde, et s'il doit finir, ce n'est qu'avec lui.

L'amour est la plus douce et la plus fougueuse des passions ; il est la source des jouissances les plus vives et des maux les plus cuisants.

Que de prestiges l'amour ne met-il pas en œuvre pour s'emparer de nos cœurs ! Tantôt il s'en rend ouvertement le maître par les attraits de la beauté, tantôt il s'y glisse sous le voile des grâces, de la pudeur, de la modestie, de l'enjouement, de la candeur, de la naïveté; il nous séduit aussi par la vanité, et même par la difficulté du triomphe; mais, en dernier résultat, c'est toujours le bonheur qu'il nous présente sous l'attrait de la volupté. « La volupté, dit le sénateur Vernier, promet vainement les vrais plaisirs; ceux qui se laissent séduire par ses trompeuses amorces ne tardent pas être désabusés de leur ivresse passagère : l'ennui, la tristesse et le chagrin viennent les investir, et ils ne vivent plus que pour gémir sur les excès auxquels ils se sont livrés, souvent même ils terminent dans les douleurs et les infirmités une vie honteuse et méprisée. »

L'amour heureux, ou seulement qui espère l'être, répand dans toute l'économie une chaleur bienfaisante; l'incarnat du bonheur éclate sur le visage, les traits sont animés, la bouche riante, les yeux sont humides et brillants, le regard doux, vif ou langoureux; le timbre de la voix est suave et touchant, le cœur palpite à la vue ou à la seule pensée de l'objet aimé; le pouls est fréquent, élevé; la respiration développée, interrompue par des soupirs; les autres fonctions organiques redoublent d'énergie. Les facultés mentales participent à l'activité générale : tout amant a de l'esprit; les pensées sont riches, variées, le langage est persuasif. L'amant heureux oublie l'univers; peu soigneux de sa fortune et de sa gloire, il n'est sensible qu'au bonheur d'être aimé; il est pourtant capable des actions les plus généreuses. De quels efforts, de quels sacrifices n'est pas capable un cœur violemment épris? L'amour est un délire qui donne la force, le courage, le génie et la vertu à l'être faible, timide, stupide et vicieux, si celle qui le fait naître l'exige.

Tel n'est pas l'amour malheureux.

Une tristesse habituelle se peint sur le visage, le teint se décolore; les yeux, ternes et languissants, sont souvent humectés de larmes; une pensée exclusive domine l'esprit et ravit à l'intelligence la faculté de s'exercer; les sens deviennent inutiles. Tout nuit, tout importune; l'inaction et la solitude ont seules quelque charme; le sommeil a fui pour jamais, ou s'il vient un instant fermer les paupières, il est accompagné du cortége des songes les plus pénibles; les aliments n'ont plus de saveur; une maigreur générale s'empare du malheureux, dont l'existence, peu à peu consumée, se termine enfin avec sa douleur. Si nous voulions évoquer les victimes de l'amour, elles se présenteraient en foule. Pindare, qui le chanta si bien, périt sous ses coups; la Vénus de Sienne mourut subitement de douleur au départ du comte Curiale, son amant. La même cause peut produire la mélancolie, l'hypochondrie, l'hystérie, l'épilepsie et une foule d'autres affections; tout le monde connaît l'exemple du Tasse.

La jalousie, la colère, la haine, la fureur, le désespoir, la joie, la tristesse, la crainte, le courage, l'audace, etc., sont des passions qui viennent parfois modifier l'amour et qui ébranlent fortement la vie intérieure.

La femme, au moment de la cessation des règles, portera toute son attention sur l'effet des passions. On croirait que la femme doit être plus raisonnable; au contraire, il semble qu'elle veuille profiter des derniers moments qui lui restent, et chercher, par cette conduite peu mesurée, des maladies de l'utérus ou de ses dépendances, qui ne lui causeront par la suite que des souffrances et des regrets. Qu'elle se maintienne donc dans une douce tranquillité, qu'elle fuie tout objet capable d'émouvoir sa sensibilité, d'allumer son imagination, et elle évitera une foule de causes qui apportent avec elles des maladies déjà trop nombreuses à cette époque.

CHAPITRE II.

RÉSUMÉ.

Je conseille à toutes les femmes qui approchent de l'âge critique de se soumettre à un régime assez sévère, de rejeter les viandes fortes et excitantes, les mets fortement épicés, pour leur préférer les chairs blanches et par conséquent peu excitantes de certains animaux. Les poissons de facile digestion seraient nuisibles, si, comme disent l'avoir remarqué plusieurs auteurs, ils augmentent l'action des fonctions génitales et excitent aux plaisirs de l'amour. Les femmes dont le sommeil est troublé par des agitations, des rêves affreux, et qui éprouvent quelques unes de ces irritations incertaines, désignées sous le nom vague de paroxysmes fébriles, se trouveront bien de ne pas charger leur estomac avant de se mettre au lit. Mais toutes doivent fuir l'usage habituel, et à plus forte raison l'abus des vins stimulants, des liqueurs spiritueuses et du café, quelque habitude qu'elles en puissent avoir.

« Quand les règles cessent par l'âge, dit Tissot, si elles cessent tout-à-coup, et si elles étaient abondantes auparavant, il faut nécessairement : 1° faire une saignée et la réitérer tous les six mois, et même tous les quatre ou tous les trois mois ; 2° diminuer la quantité d'aliments, surtout de la viande, des œufs et du vin ; 3° augmenter l'exercice.

» Si cette cessation est annoncée ou mêlée, comme il arrive souvent, par des pertes abondantes, la saignée n'est pas aussi nécessaire, mais le régime. »

L'exercice est tout-à-fait indispensable aux femmes qui entrent dans la période critique : c'est un moyen propre à disséminer sur tous les organes l'excitabilité qui abandonne ceux qui formaient les instruments de la reproduction. Le plus favorable est celui qu'elles prennent à pied ou en voiture, avec des personnes dont la conversation et les manières leur sont agréables. Pendant le printemps et l'été, rien ne leur serait plus avantageux que d'aller respirer dans la campagne la fraîcheur bienfaisante de l'air du matin. Elles feront bien d'éviter les lieux bas et humides, les spectacles, les sociétés bruyantes, les assemblées nombreuses, quelles qu'elles soient, les appartements chauds et fermés, et cela principalement vers l'époque accoutumée de l'éruption menstruelle. Elles abandonneront aussi l'usage des chaufferettes. Il faut éloigner tout ce qui peut produire ou entretenir la pléthore sanguine, exalter la sensibilité, exciter les organes génitaux et y déterminer l'afflux du sang. Un régime alimentaire doux, humectant, peu succulent, convient sous ces rapports. Des vêtements suffisamment chauds auront l'avantage d'entretenir cette abondante transpiration qui est propre à diminuer la pléthore et à établir une révulsion qui empêche la concentration des forces vers l'utérus. Elles ne doivent pas non plus se livrer au sommeil au-delà de sept à huit heures; car un sommeil trop prolongé, surtout dans un lit mou, favorise la pléthore sanguine et dispose aux hémorrhagies utérines. Les veilles excessives leur seraient également nuisibles.

Toute forte excitation cérébrale doit être soigneusement évitée par les femmes qui arrivent au terme de l'écoulement périodique; aussi devons-nous les engager à fuir tout ce qui pourrait réveiller en elles de vives émotions, le souvenir de tendres sentiments, de pensées érotiques, et tout ce qui peut augmenter les regrets que leur inspirent naturellement les pertes qu'elles vont faire. Comme l'approche de l'âge critique occasionne ordinairement aux femmes les plus vives inquiétudes, il est important de les rassurer sur leur position. La plupart s'imaginent que par la suppression de leurs règles, le virus ou principe morbifique qu'elles supposaient s'écouler tous les mois, va se concentrer en elles et devenir la source d'une foule de maladies. Qu'elles sachent que ce sang n'a rien de malfaisant et d'impur, en un mot, que c'est celui dont elles furent nourries pendant neuf mois.

Le médecin instruit de cette dernière vérité, et bien convaincu de l'exagération qu'on a apportée dans l'exposition des dangers attachés à l'âge critique, rassurera toutes les femmes qui le consulteront, et leur peindra l'avenir sous les couleurs les plus riantes. Il ne leur dira que la vérité la plus exacte, en leur exposant que, ce moment une fois passé, leur sexe acquiert des chances de longévité bien supérieures à celles qui sont dévolues au nôtre. Il les engagera à chercher des distractions dans les soins de leur ménage, dans des conversations enjouées avec leurs véritables amies, à abandonner pour quelque temps la fréquentation du monde, où elles trouveraient souvent des motifs de contrariétés, de gêne, de contrainte toujours préjudiciables à leur position; à ne s'occuper enfin que de matières gaies, frivoles même qui n'exigent qu'une légère attention.

L'amour, ce sentiment si doux et si naturel aux femmes, cette passion dominante et pour ainsi dire unique de leur sexe, doit être banni à jamais du cœur de celle qui est parvenue à l'âge critique. Tout ce qui en rappellerait le souvenir doit être soigneusement évité. L'amitié, la douce amitié devra seule désormais avoir accès dans un cœur pour qui aimer est un besoin à toutes les époques de la vie. Par cette noble affection et les doux sentiments qu'elle suggère, les femmes peuvent conserver toute l'étendue de leur empire et faire encore le charme de notre existence, alors même que toute idée, tout sentiment d'amour sont éteints.

Quels que soient les avantages d'une semblable conduite, peu de femmes pourraient s'en tenir à de tels moyens; la santé de la plupart d'entre elles dépend encore de l'observation rigoureuse de plusieurs précautions plus directes, dont je vais tracer l'esquisse. C'est ainsi que non seulement elles doivent se mettre soigneusement à l'abri des influences dangereuses d'une atmosphère froide et humide, par des vêtements chauds et secs, surtout particulièrement appréciables dans ce moment où le sang tend à se répartir également dans chaque partie du corps. Les lavements, les bains tièdes entiers ou partiels, les boissons acidulées, le petit-lait, les infusions légères de fleurs de tilleul et d'oranger, sont des moyens prophylactiques dont les femmes de quarante-cinq à cinquante ans peuvent retirer d'heureux résultats. Cependant les bains doivent être employés avec quelque circonspection; car ils pourraient devenir très nuisibles dans les cas d'hémorrhagie utérine.

Ce qu'on ne doit jamais perdre de vue, à cette époque, c'est cet état pléthorique qui tend constamment à s'établir dans l'économie. On parviendra à combattre et à prévenir les accidents auxquels il peut donner lieu, en ayant recours de bonne heure à la saignée, qu'on répètera dans le commencement de la disparition des règles, à peu près à l'époque où elles paraissaient habituellement, et insensiblement à des intervalles plus éloignés, suivant la gravité des circonstances, qui doivent aussi déterminer le lieu où elle doit être pratiquée, sa fréquence ainsi que la quantité de sang à évacuer. Les purgatifs doux, comme les sels neutres à faible dose et dissous dans le jus de pruneaux, le petit-lait et autres boissons de cette espèce, seront avantageusement associés à la saignée, surtout chez les femmes qui ont le ventre habituellement serré.

Les femmes dont la constitution serait marquée par la prédominance du système nerveux, feront bien d'adopter un régime doux et modéré, de s'abstenir de farineux, qui sont toujours d'une digestion peu facile, et ne sont propres qu'à entretenir ces flatuosités auxquelles elles sont habituellement sujettes; elles se trouveront bien de légers antispasmodiques, des bains et des lavements. C'est le plus ordinairement chez les femmes de ce tempérament que se remarque alors cette foule de désordres nerveux qui caractérisent si bien l'hypochondrie et l'hystérie; ce sont quelquefois des douleurs spasmodiques, des palpitations, des syncopes et des mouvements convulsifs; d'autres fois des flatuosités incommodes, des éructations continuelles; un sentiment de suffocation ou d'étranglement vers la région précordiale, dans le larynx et l'œsophage, des distensions flatueuses des intestins, des resserrements spasmodiques du rectum, ou même des spasmes douloureux de l'utérus; affections qu'accompagne toujours un trouble plus ou moins marqué et persistant des facultés intellectuelles, et contre lesquelles les agents de la pharmacie et même de l'hygiène échoueraient, si le médecin ne savait seconder adroitement leurs effets par les ressources puissantes de la médecine morale.

« S'il est une époque de la vie où, dit un auteur, l'inobservation des lois de l'hygiène peut avoir les plus graves inconvénients, c'est surtout à l'âge où la femme dépouille les fonctions de son sexe, et entre pour ainsi dire dans une nouvelle vie, placée entre la maladie et la santé. Je ne dissimule pas combien sont fastidieuses, pénibles même les précautions qu'elle doit prendre; combien il faut de courage pour renoncer aux jouissances de l'amour, à une époque où des désirs se font quelquefois impérieusement entendre; mais une femme maîtresse de sa raison aura toujours devant les yeux que, de la manière dont elle traversera ce dangereux pas, dépend pour le reste de sa vie le bon ou le mauvais état de sa santé. »

Les femmes qui dans leur jeunesse ont été sujettes à des éruptions cutanées, à des ophthalmies, à des douleurs rhumatismales, à des gonflements des ganglions lymphatiques, et chez lesquelles ces différentes affections avaient disparu au moment où leurs menstrues sont devenues régulières, agiront très prudemment, lorsqu'elles s'aperçoivent que les organes qui avaient souffert à l'époque de la puberté deviennent très irritables à l'âge critique, en établissant sur la peau un point d'irritation, au moyen d'un cautère, ou d'un vésicatoire placés dans un lieu d'élection. Lorsque les accidents relatifs à la disparition des règles auront cessé, elles pourront supprimer ce moyen dérivatif, en se soumettant toutefois aux précautions nécessaires en pareil cas. Celles qui se trouveraient affectées de phthisie pulmonaire ou de toute autre phlegmasie parenchymateuse, à quelque degré qu'elle fût, retireraient aussi de grands avantages d'une semblable conduite; elles préviendraient par là que l'excitation qui abandonne l'utérus et ses dépendances ne se portât sur les organes qui sont actuellement le siége de la phlegmasie, et qui par cela même sont tout-à-fait disposés à attirer sur eux cette excitation nouvelle, et à s'avancer rapidement vers leur désorganisation.

Il est encore une conduite morale qui mérite quelque attention de la part des femmes, afin de prévenir les sollicitudes auxquelles quelques unes s'abandonnent à cet âge. Si les années amenaient avec elles la raison, les femmes n'auraient pas besoin de conseils pour éviter les désagréments auxquels elles vont être assujetties. Quelques réflexions sur les changements que subissent tous les êtres de la nature leur apprendraient de bonne heure qu'elles sont destinées à souffrir cette commune loi; elles seraient donc plus persuadées de l'importance d'acquérir une amabilité qui ne consistât point dans la beauté. Celles qui font dépendre le bonheur de la conservation de leurs charmes, ne peuvent pas se dissimuler que chaque jour diminue la foule des hommes frivoles que les agréments de la jeunesse avaient fixés près d'elles.

Une femme qui fit autrefois l'ornement des cercles par sa beauté, interroge en vain les yeux de ceux qui se rencontrent avec elle; ils sont dirigés vers d'autres objets. Si les témoignages d'un froid respect lui sont conservés par l'usage, elle peut s'apercevoir que les cœurs, entraînés par des beautés nouvelles, ne lui réservent que les égards d'une politesse forcée, aussi mortifiante pour celle qui la reçoit, qu'elle est gênante pour celui qui en donne des marques.

Cependant, si dans une assemblée nombreuse, composée par une jeunesse qui brille des charmes du bel âge, se présente une de ces femmes rares qui ont pris plus de soin de cultiver leur esprit et leur raison, qu'à prolonger la durée incertaine de quelques attraits passagers, une sorte d'admiration attache les yeux sur elle: c'est celle d'une estime et d'une vénération sentie. Ce respect avait sa source dans un charme toujours égal et toujours permanent, sa jouissance a été constante comme lui; elle était indépendante des caprices et de la fantaisie qui rend si souvent le prix de la beauté douteux entre la langueur d'une belle femme qui intéresse et la vivacité de celle qui séduit; prix presque toujours donné à celle qui est présente, après l'avoir ôté à celle qu'on ne voit plus; prix dont la jouissance incertaine inquiète déjà celle qui le reçoit, quand il lui est accordé, dans la crainte de le voir passer à l'instant même en des mains étrangères. Et sans parler ici des chagrins dévorants qui ont quelquefois fait couler ses larmes, lorsque des hommes inconstants ont rompu les chaînes fragiles dont elle les avait enveloppés, ni de ces trahisons funestes qui ont dévoilé des secrets qui devaient rester ensevelis dans l'ombre du silence, secrets dont le mystère éclairci a rendu la beauté tributaire de la perfidie et de l'opprobre, et en a fait l'instrument honteux d'un plaisir momentané; toutes ces jouissances ont été mêlées d'amertume. Cependant un temps arrive où, abandonnée à elle-même, tout l'avertit que ses plaisirs ont cessé pour toujours; le souvenir cruel de leur perte entière laisse un trouble dans son esprit que rien ne peut plus calmer. Devenue étrangère à ses amis qui ont formé d'autres liaisons, elle n'en reçoit plus que des marques d'indifférence. Heureuse encore si parmi eux il ne se rencontre pas de ces hommes méchants qui lui rappellent leur bonheur passé, pour lui reprocher sa faiblesse. Exposée sans cesse aux traits piquants de la méchanceté, elle est encore accablée par les reproches de celles qui se préparent les mêmes regrets. Ne pouvant plus vivre dans un monde qu'elle déteste, la solitude ne lui offre point de ressource, parce qu'elle ne connaît pas la tranquillité dont on peut jouir loin du fracas du monde; abandonnée à une sombre mélancolie qui l'épuise, ses jours s'écoulent dans les funestes accès d'un chagrin qui la consume.

Celle qui a fait consister sa félicité dans des qualités plus véritables, n'a pas connu de vicissitudes qui aient pu altérer le repos de son cœur; toujours aimée et toujours plus digne de l'être, les liens qui l'attachaient à sa personne se sont resserrés par le temps, et se sont étendus sur un plus grand nombre d'amis. Le bonheur dont elle jouissait a été partagé par tout ce qui l'entoure, et quand sa vieillesse ne lui permet plus de l'étendre au loin, on vient encore s'instruire auprès d'elle du chemin qui l'y a conduite. Jusque dans sa caducité, les hommages qu'on lui offre sont sincères et flatteurs. Semblable à un grand peintre dont les productions ont fait l'admiration des connaisseurs, quand ses mains tremblantes n'animent plus la toile sous son pinceau, la jeunesse qui s'est élevée à l'aide de ses ouvrages vient l'entretenir des monuments de sa gloire. Les préceptes du vieillard enflamment encore l'imagination de ses disciples; c'est un feu mourant qui jette des étincelles capables de former un foyer aussi ardent que le fut celui dont elles sont émanées.

Quoi qu'il en soit, que le chagrin ait des causes

réelles ou imaginaires, dès qu'il se fait sentir, il porte un trouble universel dans les fonctions ; il ne tarde pas à en rendre l'exécution difficile, quelquefois même il en occasionne la cessation. Son effet le plus naturel est de causer un spasme permanent qui détermine des contractions durables dans les vaisseaux capillaires des organes les plus sensibles, d'où les engorgements locaux, les stases, les suffocations, l'altération des digestion et la dépravation des liquides. La dissipation, le plaisir, la tranquillité de l'âme, sont donc bien nécessaires à l'âge de retour. C'est un plaisir actif, une dissipation accompagnée de mouvements qui leur convient; c'est dans les fêtes champêtres qu'elles trouveront une dissipation utile et qui écartera loin d'elles les maux dont elles sont menacées.

TROISIÈME PARTIE.

MALADIES QUI S'OBSERVENT ORDINAIREMENT A L'AGE CRITIQUE.

CHAPITRE PREMIER.

Après avoir présenté quelques considérations anatomiques et physiologiques sur la constitution physique et morale de la femme; après avoir donné un tableau succinct des modifications et des changements qu'elle éprouve à l'âge de retour, après lui avoir prescrit les moyens préservatifs qu'offre l'hygiène, j'entre enfin dans la description particulière des maladies qui se déclarent ordinairement à cette époque, description qui formera la troisième et dernière partie de cet ouvrage.

Toutes les maladies dont je vais parler étant produites par la cessation des règles, je crois inutile d'en détailler les autres causes, j'en rappellerai seulement les signes, et je donnerai le traitement qui m'a paru le plus utile et le plus efficace.

Avant d'entrer dans la description de chacune des maladies, je pense que les femmes retireront quelque avantage de l'exposé suivant, extrait de l'ouvrage du docteur Gardanne :

« L'époque de la cessation des règles est celle où les dangers qui menacent la femme se montrent en plus grand nombre. »

En général, on peut regarder comme certain que les femmes chez qui les règles ont coulé difficilement la première fois, doivent s'attendre à les perdre de même; heureuses encore si des dérangements accidentels de la matrice ne viennent pas dans l'intervalle ajouter aux premiers obstacles.

La cessation des règles s'exécute facilement aux îles, même dans nos provinces méridionales. Dans les climats humides et froids, les femmes souffrent beaucoup de la cessation des règles; mais lorsqu'elles ont passé jeunes en Europe et qu'elles y sont acclimatées, elles y éprouvent peu de dérangement.

Les femmes délicates qui ont éprouvé des

pertes considérables cessent d'être réglées de très bonne heure, et alors elles éprouvent quelquefois un bien-être.

Si la femme suit exactement les conseils d'un médecin éclairé, elle peut espérer de franchir sans souffrances ce pas dangereux, et de recommencer en quelque sorte une carrière nouvelle.

La femme élevée au sein des villes, dans la mollesse et l'oisiveté, éprouve des dérangements auxquels n'est pas sujette celle qui mène une vie active, simple et laborieuse.

Les femmes qui ont passé leur jeunesse dans le libertinage et la débauche, celles qui ont fait tous leurs efforts pour se débarrasser d'un germe qu'elles portaient, ont tout à craindre de la cessation des règles : des affections singulièrement variées se font sentir, même à un haut degré d'exaspération.

Les femmes qui ont nourri leurs enfants passent assez heureusement l'époque critique.

Les femmes qui n'ont point nourri, ou qui ont été sujettes aux leucorrhées ou fleurs blanches, celles qui ont fait des fausses couches ou qui ont eu des accouchements laborieux, celles enfin qui ont été mal accouchées, doivent également s'attendre à éprouver des accidents plus graves lors de la cessation des règles.

Les femmes qui ont eu diverses maladies de l'utérus ou des ovaires ont à craindre le même sort; il en est également ainsi de celles qui, sans avoir de vice particulier à ce viscère, sont dans une cachexie provenant du dérangement de quelque fonction.

La cessation des règles amène avec elle quelques dangers pour les célibataires; les pertes sont plus fréquentes chez elles. On sait qu'elles sont exposées au cancer, et dans ce cas, plus que dans un autre, les précautions deviennent nécessaires.

Les femmes que les règles quittent tout d'un coup, pour ne point revenir, et sans être successivement remplacées par quelque évacuation, doivent tout appréhender de ce changement subit; pour une fois que la chose arrive sans accident, cent fois les suites en sont dangereuses. Ces suites sont l'apoplexie ou quelque autre fluxion sanguine dans une partie du corps.

Les pertes longues et fréquentes sont aussi à craindre à cette époque, non seulement parce qu'elles supposent toujours un vice organique de l'utérus, mais encore parce qu'elles finissent par le déchirement des vaisseaux, qui amène l'ulcère.

Ces évacuations sont bien plus à redouter si elles ont lieu l'ulcère étant formé; elles en sont même un des symptômes, quand l'ulcération de l'utérus est arrivée à son dernier période.

Toutes les indispositions habituelles sont plus fortes à l'âge critique, et les attaques plus fréquentes; souvent les femmes périssent par le développement des maladies déjà existantes.

La femme qui s'attache à rappeler des règles qui devraient être cessées, et à forcer ainsi la nature, s'attire souvent des pertes de sang, des leucorrhées habituelles, ou, ce qui est encore plus dangereux, des inflammations, des ulcères, des cancers de l'utérus.

Les femmes qui ont été sujettes aux maux de nerfs avant l'âge critique, ont à craindre quelques mouvements spasmodiques dans le moment du travail de la cessation des règles; mais lorsqu'il est achevé, il est rare qu'elles aient à redouter par la suite des affections nerveuses.

Certaines femmes ont encore les passions très vives après cette époque; mais ces passions ne sont pas naturelles, et ne sont dues qu'à une imagination déréglée.

La femme affectée d'un virus doit redouter le moment de la cessation des règles.

Une femme n'est, en général, sujette à la goutte qu'après la cessation des règles. « *Mulier podagrâ non laborat, nisi ipsam menstrua defecerint* (Hippocrate). »

Les engorgements avec induration ou squirrhes de la matrice, qui se développent ou qui augmentent chez les femmes sur l'âge de retour, sont en général très fâcheux; néanmoins il n'est pas impossible de les guérir, ou du moins de les rendre stationnaires.

Les engorgements avec induration ou squirrhes de la matrice qui naissent après l'époque critique sont en général incurables ; mais par la lenteur de leur marche et de leur développement, ils ne font pas courir des dangers immédiats aux malades.

MÉTRORRHAGIE OU PERTES UTÉRINES.

La métrorrhagie ou pertes utérines ont en général pour phénomènes précurseurs les phénomènes suivants : gonflement des mamelles, tension des hypochondres, sentiment de plénitude, de pesanteur, de chaleur, de douleur dans la région sacrée et hypogastrique, constipation, lassitudes générales, fréquence et vivacité du pouls; puis chaleur de la face, refroidissement des membres, horripilation, resserrement de la surface du corps, ardeur, et prurit des parties génitales. L'écoulement du sang suit de près ces derniers symptômes, et semble d'abord ramener le calme et le bien-être; mais lorsque l'écoulement du sang excède ce que permet l'état des forces, la malade éprouve un sentiment de défaillance à la région de l'estomac, les lèvres et le reste du visage pâlissent, le pouls perd de sa force, la vue s'obscurcit, des tintements d'oreilles surviennent, l'ouïe devient obtuse, la respiration s'embarrasse, devient stertoreuse, des lipothymies, des convulsions se déclarent, et la mort ne tarde pas à terminer cette scène effrayante. Mais heureusement les symptômes ne suivent pas toujours cet ordre; chez les femmes d'un tempérament nerveux, les symptômes nerveux se manifestent de très bonne heure et avant qu'elles aient perdu une très grande quantité de sang. Un symptôme assez commun est une douleur de tête, particulièrement à la région occipitale, douleur qui quelquefois est extrêmement violente et persévère long-temps après la cessation de l'hémorrhagie. Si l'hémorrhagie, sans être portée à ce point, se renouvelle trop souvent ou se prolonge au-delà de certaines limites, les digestions se dérangent, l'appétit se perd, la malade ressent une douleur gravative à l'estomac; elle tombe dans un état de langueur, de faiblesse extrême, la pâleur devient excessive, les yeux s'entourent d'un cercle livide, les pieds et les jambes s'œdématient surtout vers le soir, diverses affections se joignent à ces symptômes; le péritoine, les plèvres finissent par devenir le siége de collections séreuses. Cependant la métrorrhagie peut durer long-temps sans donner lieu à ces divers symptômes; souvent même ils ne se manifestent que lorsqu'elle a changé de caractère et est devenue passive. Alors le sang qui s'écoule est pâle et séreux ou d'une couleur noirâtre.

Les pertes utérines sont l'accident le plus à craindre à l'époque de la cessation des règles; écoutons le professeur Dugès à ce sujet, lorsqu'il dit : « Il est d'ailleurs pour toutes les femmes une époque de leur existence où la métrorrhagie est plus que jamais imminente; c'est celle de la ménopause ou cessation des menstrues ; c'est l'âge critique, comme on l'appelle communément. Le plus souvent la menstruation devient irrégulière avant de cesser tout-à-fait, elle se supprime momentanément, puis reparaît à des époques fixes ou incertaines, acquérant alors une force, une abondance, qui compromettent la santé. Bien que l'on doive s'attendre à voir en quelques mois ces irrégularités faire place à un repos complet, il n'en faut pas moins surveiller leur marche, et la conduire d'après les principes d'une thérapeutique et d'une hygiène prudente. Si d'ailleurs cet état de choses se prolongeait au-delà de deux ou trois années, il serait difficile et dangereux de croire que ce n'est toujours là qu'un état normal ; il y aurait maladie, et peut-être maladie bien grave, altération de l'utérus, ce dont on devrait s'assurer même bien plus tôt, et sans attendre que l'opiniâtreté des hémorrhagies en donnât la presque certitude. Cette même défiance sur la nature des pertes sanguines devrait naître dans l'esprit du médecin, si elles apparaissaient de nouveau, après une suspension de plusieurs années, chez une femme âgée de plus de cinquante ans dans nos climats ; beaucoup plus jeune même dans des contrées plus chaudes que la nôtre. »

Lorsque les pertes utérines sont abondantes et durent depuis plusieurs années, elles sont pour ainsi dire devenues constitutionnelles, et il serait imprudent de chercher à les supprimer tout-à-coup. On aurait à craindre de voir des accidents plus graves se manifester sur d'autres organes, et principalement sur les poumons, dont les sympathies avec les organes génitaux sont si intimes. C'est de ce côté surtout que doit veiller le praticien, après la guérison d'une métrorrhagie d'ancienne date. Dès les premiers accidents, il faut se hâter d'évacuer le système sanguin et d'appliquer un exutoire à la partie interne de la cuisse, pour remplacer le point d'irritation qui existait au bassin.

Une dame éprouvait depuis douze ans une perte utérine ; la première fois que le médecin voulut supprimer cette hémorrhagie, il survint une péritonite ; au second essai, malgré les saignées préparatoires, une péripneumonie se déclara; la troisième fois, ce fut une méningite. Tous ces accidents cédèrent comme par enchantement à l'application de sangsues à la vulve.

Une dame souffrait depuis huit ans d'une perte semblable, entretenu par un engorgement de la matrice. Une saignée révulsive du bras arrêtait l'écoulement; mais il survenait de la céphalagie, ou quelque autre affection, qui ne se dissipait bien qu'au retour de la perte.

Traitement.— Laissant de côté ce qui a rapport aux hémorrhagies symptomatiques dont je parlerai plus bas, je me bornerai à indiquer le traitement que le raisonnement et l'expérience ont montré utile dans les hémorrhagies aiguës et dans les chroniques.

Quand il y a signe de pléthore, la saignée doit être pratiquée, et c'est la saignée du bras qu'il faut alors mettre en usage, parce que dans ce cas elle agit comme révulsive.

« Le moyen thérapeutique actif qu'on prescrit le plus souvent, dit le docteur Gendrin, contre les pertes utérines, est la saignée générale; elle diminue la surcharge de l'appareil circulatoire, ou même elle réduit immédiatement la quantité de sang qu'il contient au-dessous des limites de l'état physiologique, et comme il n'est pas d'organe qui soit plus que l'utérus sous l'influence de la circulation, la saignée décide le plus souvent d'une manière médiate le bon effet jusque là incertain ou trop tardif et incomplet de la médication expectante.

Pour obtenir des émissions sanguines tous les bons effets qu'on peut en attendre, il faut en proportionner l'activité à l'état des forces des malades. Si l'on a à traiter une femme pléthorique, d'une forte constitution ou habituée à de fréquentes pertes de sang, il ne faut pas hésiter à tirer du sang avec hardiesse, jusqu'à ce que les signes de la pléthore aient disparu. Si au contraire la malade est d'un tempérament peu sanguin ou lymphatique, on doit ménager les émissions sanguines et les pratiquer avec réserve, de manière à pouvoir les réitérer plusieurs fois sans inconvénient. De petites saignées répétées à plusieurs jours d'intervalle ont souvent beaucoup plus d'utilité qu'une forte déplétion sanguine pratiquée de prime-abord. Elles ont ensuite l'avantage de ménager les forces des malades en leur permettant de réparer en grande partie, dans l'intervalle d'une saignée à l'autre, la quantité de sang précédemment soustraite. »

Il faut que la malade garde le repos le plus absolu dans une situation horizontale et sur une couche qui ne puisse, soit par la mollesse, soit par la nature des substances qui la forment, entretenir une grande chaleur autour du bassin. Les matelas de crin sont ceux que l'on doit préférer pour former le lit.

L'inspiration et le contact à la surface du corps d'un air modérément frais auront l'avantage de modérer l'accélération de la circulation ; mais en même temps il faudra avoir grand soin de s'opposer au refroidissement des extrémités des membres. La plus grande tranquillité d'esprit, une diète sévère, dans laquelle on permettra seulement quelques gelées végétales ou quelques crèmes préparées avec l'orge ou d'autres substances amylacées, sans bouillon de viande ni aromates ; les boissons délayantes et tempérantes acidulées avec les acides végétaux, les tisanes de riz, d'orge, de grande consoude, gommées, émulsionnées, nitrées et édulcorées avec le sirop de groseilles ou bien rendues légèrement astringentes par le sirop de coings, prises froides ou presque froides, seront nécessaires pour concourir au même but.

La diète froide a souvent produit les plus heureux résultats; les boissons et les aliments seront donnés à la glace ; je me suis souvent très bien trouvé de l'administration de petits morceaux de glace roulés dans du sucre en poudre. En suivant ce régime pendant quelque temps, il est rare de ne pas voir souvent, même sans qu'on ait prescrit d'autres remèdes, survenir une notable amélioration. Toutefois, dit le professeur Dubois, comme ces moyens peuvent être suivis d'une réaction très vive, on ne doit les conseiller que lorsque les femmes ne sont pas dans un état de pléthore, ou ne présentent pas les symptômes d'une hyperhémie utérine très prononcée.

La constipation pouvant être extrêmement nuisible, soit par l'état d'irritation générale et locale qu'elle produit, soit par les efforts qu'elle nécessite, on ne doit pas négliger d'entretenir la liberté du ventre par de doux lavements ou par de doux laxatifs. Les purgatifs actifs et surtout les substances résineuses seraient évidemment nuisibles ; on leur préfèrera les eaux de Sedlitz en boissons et les huiles en lavements.

Les moyens dont je viens de parler suffisent dans la plupart des cas pour modérer l'hémorrhagie et s'opposer à ce qu'elle ait des suites fâcheuses ; mais quelquefois la prudence ne permet plus de s'en tenir à cette méthode expectante ; il faut arrêter l'écoulement du sang, qui, par son abondance ou par sa prolongation, mettrait les jours de la malade dans un péril imminent. Les moyens que l'on peut employer alors ont pour but d'attirer vers un point éloigné du mouvement fluxionnaire l'effort hémorrhagique dirigé vers l'utérus, et d'agir sur les vaisseaux qui versent le sang, en déterminant leur resserrement. L'observation de l'influence exercée sur la menstruation par certaines affections a dû conduire à l'emploi des révulsifs, parmi lesquels la saignée du bras tient le premier rang. Un autre moyen révulsif, dont j'ai eu occasion de constater l'efficacité dans les pertes utérines, est l'immersion des mains dans l'eau chaude.

Les pertes utérines surviennent souvent chez une personne dont la constitution est éminemment nerveuse, elles ont pour siége un organe ; dont les affections réagissent puissamment sur le système nerveux et produit facilement des maladies spasmodiques. Aussi reconnaissent-elles souvent pour cause principale un état de spasme, et presque toujours quand cet état n'est pas précédé d'hémorrhagie, il se développe pendant son cours et entretient cette concentration de forces qu'il importe de détruire ; dans ce cas, les antispasmodiques, tels que l'opium, le musc, etc., donnés en pilules ou en lavements, produisent les résultats les plus avantageux.

L'observation a aussi constaté les heureux effets, dans la métrorrhagie, de l'administration des astringents ; l'eau froide bue en grande quantité a arrêté des pertes utérines, d'après Hoffmann. Pezold dit avoir vu employer avec un prompt succès des lavements d'eau à la glace dans un cas désespéré.

On applique des linges trempés dans l'eau, le vinaigre, l'oxycrat et les différentes solutions salines, et même de la glace, sur la région lombaire, sur l'hypogastre, sur la vulve et sur la partie supérieure des cuisses. Dans des cas qui paraissaient ne laisser aucune ressource, on a réussi à arrêter l'hémorrhagie en faisant d'abondantes affusions d'eau froide sur la région du bassin.

Les injections astringentes sont aussi utiles. Alpin rapporte avoir guéri son épouse en lui injectant dans l'utérus, au moyen d'une sonde, une dissolution de suc d'acacia dans du vin.

C'est surtout dans les métrorrhagies passives que ces divers modes de médication conviennent, soit qu'elles aient eu primitivement ce caractère, soit qu'elles l'aient pris après avoir été actives.

Les toniques doivent même quelquefois être unis aux autres moyens dans les cas où l'hémorrhagie, par son excessive abondance ou sa prolongation, a amené un état de faiblesse extrême, et où l'excessive atonie de l'économie et particulièrement des bouches exhalantes, favorise encore l'effusion du sang. Il est quelquefois nécessaire de soutenir les forces de la vie qui sont près de s'éteindre, pour que les fibres utérines et que les parois des vaisseaux recouvrent la faculté de se contracter. Alors les stimulants les plus énergiques ont été mis en usage avec un succès évident; on a administré les vins les plus généreux, l'eau-de-vie, les divers alcoolats, le laudanum de Sydenham à très fortes doses.

Dans les pertes tellement considérables qu'elles mettent la vie en danger, on trouve une ressource immédiate dans le tamponnement du vagin, que l'on pratique en remplissant ce canal avec de la charpie sèche ou enduite de poudre de colophane ou imbibée d'une liqueur styptique, comme une dissolution d'alumine. Ce moyen agit en forçant le sang de stagner dans la cavité utérine et de s'y coaguler; l'obstacle immédiat à l'extravasation sanguine est ainsi produit par le sang lui-même retenu dans l'utérus.

Tels sont les symptômes et le traitement de la métrorrhagie ou pertes utérines communément considérées comme essentielles, que l'on observe chez les femmes à l'âge de retour; mais très souvent ces pertes utérines ne sont que symptomatiques d'un engorgement spécial, occupant tantôt la totalité de l'utérus, tantôt son col ou même une de ses lèvres, qui résulte d'un mouvement fluxionnaire excessif et surtout prolongé, engorgement qui consiste dans la pénétration du tissu utérin par une abondance de sang, et que M. Duparcque désigne sous le nom d'engorgement mou et hémorrhagique de la matrice.

Cet engorgement mou a pour symptôme constant l'écoulement par la vulve d'un sang variable pour la consistance et la couleur, selon la période de la maladie, écoulement presque toujours continuel, mais avec des redoublements plus ou moins fréquents.

« Or, le médecin, dit M. Duparcque, appelé auprès d'une femme en proie à des pertes utérines, ne voit que l'hémorrhagie, la considère comme étant ou constituant toute la maladie, hors les cas cependant où le flux est le résultat des progrès d'un ulcère cancéreux très avancé; en conséquence, un traitement plus ou moins rationnellement basé sur ce diagnostic est adopté. Voyons les résultats. Quelquefois la perte est arrêtée, mais bientôt elle se reproduit plus violente et plus tenace, et finit par résister à l'action des moyens qui d'abord avaient paru la combattre avec avantage. Se décide-t-on alors à examiner l'organe d'où partent ces hémorrhagies, on reconnaît un engorgement qui, par ses progrès, a pris un caractère grave et revêtu des formes inquiétantes. Dans le principe on pouvait espérer la guérison de l'engorgement, il est trop tard maintenant; à la place d'une simple congestion sanguine, on a une espèce particulière d'affection cancéreuse, qui elle-même, mal appréciée, a été confondue avec d'autres.

Dans un non moins grand nombre de cas analogues, le traitement antihémorrhagique, employé de prime abord, fait succéder aux pertes utérines d'autres signes dénotant une phlegmasie plus ou moins aiguë; c'est ce qui résulte surtout de l'emploi des astringents, soit directs, soit indirects. Le flux sanguin est arrêté à la vérité sous leur influence; mais la fluxion et la congestion n'en persistent pas moins; l'engorgement fait des progrès sous forme de phlegmasie chronique. En serait-il ainsi, si l'hémorrhagie eût été essentielle? Ainsi donc, alors même que l'on s'est rendu complétement maître de l'hémorrhagie, on n'en est pas plus avancé; bien au contraire, on a fait disparaître un symptôme, mais on a de moins un indice lumineux d'une affection qui, continuant à marcher dans l'ombre, mène sourdement à de funestes terminaisons. »

Si l'on remonte à l'origine des affections cancéreuses qui fatalisent le retour d'âge des femmes, on verra qu'un certain nombre de ces maladies ont débuté par des pertes utérines, lesquelles ont été traitées, sans plus ample examen, comme hémorrhagies essentielles.

Toutes les fois donc qu'un flux sanguin aura

lieu par la vulve, à l'âge de retour, l'exploration de l'utérus sera indispensable pour établir un diagnostic certain sur le caractère essentiel ou symptomatique de l'hémorrhagie.

Les caractères essentiels de cet engorgement hémorrhagique sont : tuméfaction, ramollissement, couleur rouge plus ou moins foncée du col utérin, écoulements par l'orifice de sang variable en quantité, et exudation, souvent appréciable, de fluides analogues par la surface de la tumeur. Ces écoulements sont excités ou exaspérés par le toucher et par la pression.

On peut apprécier directement ces signes pathognomoniques, par le toucher au moyen du spéculum. On trouve au fond du vagin et s'avançant plus ou moins dans cette cavité, une tumeur formée par le col de l'utérus engorgé, d'un rouge brun; sa surface, qui paraît assez lisse à la vue, toujours enduite de lamelles de sang caillé, semble un peu inégale au toucher. En pressant cette tumeur, elle fait éprouver un sentiment très prononcé de crépitation, probablement dépendant du déplacement du sang à demi coagulé, qui filtre le tissu malade; en même temps on voit très manifestement ce même fluide noir s'échapper de la surface de cette tumeur, comme si on l'exprimait d'une éponge.

Lorsque les moyens employés n'ont pu empêcher cet engorgement de parvenir à sa dernière période, des symptômes généraux viennent encore se joindre à ces symptômes locaux. A la décoloration générale et complète provenant des pertes excessives, se joint une teinte jaune paille, comme dans les affections cancéreuses ordinaires. Les yeux sont comme éteints; la faiblesse est extrême; et cependant les femmes qui pour l'ordinaire avaient beaucoup d'embonpoint en conservent encore les apparences; mais une graisse ferme a fait place à une sorte de boursouflement général qui masque le marasme des parties musculaires; les chairs sont molles et flasques.

Traitement. — Lorsque l'engorgement est faible, il peut se faire, dit le docteur Duparcque, que l'hémorrhagie, proportionnée à la congestion, amène d'elle-même et sans autre secours la fonte de l'engorgement; il suffit d'autres fois, pour obtenir la délitescence, d'éloigner les causes qui ont excité et qui entretiennent la fluxion utérine, ou de placer les femmes qui en sont affectées dans des conditions qui contre-balancent l'action des causes.

Enfin on a opposé avec succès les moyens qu'on emploie contre un engorgement par la congestion simple, savoir : les saignées dérivatives par la lancette, les sangsues ou les ventouses scarifiées, les sinapismes, etc.

Dans beaucoup de cas, les moyens agissant comme dérivatifs n'ont pas la puissance d'arrêter le mouvement fluxionnaire, qui semble précipiter vers l'utérus jusqu'à la dernière goutte de sang en circulation ; ils ne peuvent rien sur l'état de relâchement dans lequel est tombé le tissu de la matrice ; d'ailleurs le sang devenant plus séreux à mesure qu'il s'épuise, a plus de facilité pour traverser le tissu congestionné et s'échapper au-dehors. Ici les émissions sanguines seraient extrêmement nuisibles.

L'usage des astringents, dans les pertes utérines, peut faire naître des obstacles à l'extravasation du sang, supprimer même l'hémorrhagie ; mais bornant leur action astrictive aux bouches inhalantes, les astringents ne sont pas toujours efficaces pour arrêter le mouvement fluxionnaire. La congestion augmente donc ou persévère; nonobstant leur usage, l'engorgement n'en persiste pas moins, ou tend même à faire de nouveaux progrès ; on ne devra donc faire usage des astringents que quand on aura fait cesser ou détourné le mouvement fluxionnaire, alors on obtiendra les plus heureux effets des applications froides et astringentes ou styptiques sur la peau par fomentations, douches, aspersions, ou jusque dans les organes génitaux par le moyen des injections ; de l'usage interne de la racine de ratanhia en décoction, en poudre, ou en extrait ; de l'alun ; des acides minéraux, des préparations ferrugineuses et des eaux qui en contiennent.

M. Duparcque a administré avec succès le seigle ergoté contre les engorgements hémorrhagiques de la matrice. « L'action du seigle dans ces cas, dit-il, est très facile à concevoir et à expliquer : en provoquant la contraction et le resserrement du tissu de l'utérus, il force les fluides qui l'engorgent à rentrer dans le torrent de la circulation, et, ramenant cet organe à son état normal, il le met dans le cas de résister à leurs retours. »

Depuis deux ans j'ai eu occasion d'employer le seigle ergoté soit en extrait, soit en sirop que j'avais fait préparer, contre plusieurs cas de pertes utérines, et même contre des pertes blanches (leucorrhée) avec succès.

Observation I. — *Hémorrhagie utérine de l'époque critique entretenue par un engorgement congestif de l'utérus. — Traitement antiphlogis-*

tique, puis astringent, par le sulfate de fer. — Madame ***, âgée de quarante-deux ans, d'une forte constitution, grande, replète, n'avait jamais éprouvé de dérangement dans la menstruation depuis son dernier enfant, qu'elle avait eu à l'âge de trente-six ans.

Pour la première fois, ses règles avancèrent lorsqu'elle fut parvenue à sa quarante-deuxième année; l'écoulement fut prolongé, mais modéré, jusqu'à la seconde époque menstruelle suivante, où il se déclara une hémorrhagie presque foudroyante. La faiblesse obligea la malade de tenir le lit pendant une huitaine de jours, durant lesquels elle but de l'eau de riz. L'hémorrhagie ayant cessé, elle reprit le cours de ses occupations. Les hémorrhagies revinrent, moins abondantes, mais à des époques très rapprochées; dans l'intervalle, il s'écoulait incessamment de la vulve un sang séreux; il y avait en outre des douleurs dans les reins et le bas-ventre. On la saigna deux fois dans le courant de l'année, et on lui administra des boissons astringentes; elle prenait, de temps en temps seulement, quelques jours de repos. Les accidents diminuaient alors, disparaissaient même quelquefois, mais c'était pour revenir bientôt.

Ces moyens thérapeutiques étaient conseillés dans l'intention avouée de parer aux accidents et de gagner du temps, jusqu'à ce que la nature eût mis un terme à ces phénomènes jugés naturels à l'âge où se trouvait la malade.

A quarante-trois ans cette dame était complétement décolorée, comme étiolée, avec une teinte jaune paille; elle avait conservé une apparence d'embonpoint, mais ses chairs étaient molles, et le tissu cellulaire paraissait plutôt œdématié que chargé de graisse; ses paupières et les extrémités inférieures étaient fortement infiltrées. Inappétence, insomnie, chaleur incommode autour du bassin, sentiment de pesanteur sur le fondement, avec des douleurs sacro-lombaires continuellement sourdes et de temps en temps accompagnées d'élancements.

L'utérus était descendu; son col appuyait sur la fourchette, et pouvait être aperçu en écartant les grandes lèvres; il était très gonflé, d'un rouge brun, ferme à la circonférence, mais de plus en plus ramolli vers l'orifice, qui était dilatable au point de laisser pénétrer le doigt, mais non béant; la lèvre supérieure paraissait plus volumineuse que la postérieure. Il s'écoulait de l'orifice un liquide rouge; le toucher fit couler une assez grande quantité de sang noir.

La bouffissure et le gonflement de l'abdomen ne permirent point d'obtenir de résultat du toucher hypogastrique, mais le toucher par le rectum fit sentir toute l'étendue de l'engorgement du col ; il paraissait avoir environ deux pouces de hauteur, et se confondait, sans démarcation sensible, avec le corps de la matrice.

Prescription. — Position horizontale, siége élevé à l'aide d'un paillasson de balles d'avoine; saignée du bras, frictions rudes sur toute la peau, boissons acidulées, bouillons et potages légers.

Dès le quatrième jour, l'utérus était remonté par le fait de la position couchée de la malade; il y avait moins d'écoulement. Trois petites saignées sont pratiquées à six ou huit jours d'intervalle; des ventouses sèches nombreuses et des sinapismes sont promenés sur la peau. L'engorgement était réduit de plus de moitié au bout de six semaines; le col était souple, mou, mais saignant encore facilement par le toucher; la douleur et tout sentiment incommode avaient disparu. Deux autres petites saignées sont faites, mais sans grande diminution dans l'engorgement du col, dans sa mollesse, et sa susceptibilité à saigner. Les digestions étaient difficiles, les forces reprenaient peu; il y avait atonie générale et même locale. Eau de riz vineuse, pilules avec le sulfate de fer cristallisé et l'extrait de gentiane. Tout écoulement cessa ; le col de l'utérus devint souple et élastique; l'appétit revint; la malade put commencer à se lever, et puis elle put quitter sa maison pour aller habiter la campagne, où elle reprit ses forces et son teint.

Observation II. — Une femme âgée de quarante-cinq ans, grande et d'une constitution vigoureuse, avait un écoulement sanguin presque continuel depuis dix-huit mois, prenant la forme de pertes plus ou moins abondantes toutes les six ou huit semaines; les hémorrhagies, qui l'épuisaient, avaient résisté aux moyens ordinaires, c'est-à-dire à des boissons mucilagineuses ou astringentes. Une hémorrhagie plus prolongée que les autres inquiète cette femme et l'oblige à se soumettre à l'exploration de la matrice, dont le col présenta le volume d'une très grosse noix, mollasse, saignant et sensible au contact du doigt explorateur.

Trois saignées, le repos absolu, un régime ténu, et six semaines plus tard l'usage des eaux minérales de Spa, ramenèrent le col de l'utérus à son état ordinaire. Depuis lors quelques hémorrhagies se sont manifestées ; mais il a toujours suffi d'une petite saignée et de quelques jours de repos pour arrêter les accidents. Cependant il restait encore une douleur vague dans tout le bassin, avec sentiment de brûlure et d'élancement dans le bas des reins. L'idée que ces douleurs pouvaient dépendre d'une névralgie diffuse ou rhumatismale, fit appliquer sur les reins et les hanches quelques vésicatoires volants, qui les firent disparaître.

Il est évident que les deux malades qui ont fourni le sujet de ces deux observations auraient été vouées à une altération cancéreuse consécutive de la matrice, si, par un traitement approprié, l'on n'eût détruit l'engorgement utérin. On préviendra cette redoutable maladie chez beaucoup de femmes, si l'on prend tous les soins de s'assurer dès son origine de l'état des parties, à l'occasion d'hémorrhagies ou pertes utérines regardées trop souvent à tort comme essentielles.

Tout le monde est d'accord sur l'heureuse influence des eaux minérales des Pyrénées dans le traitement des pertes utérines et de toutes les maladies en général. On sait que l'immortel Bordeu poursuivit avec autant de zèle que de bonheur, en 1746 et 1748, le louable et patriotique projet d'illustrer les eaux minérales des Pyrénées, contrées qui lui avaient donné le jour, et de leur assurer la vogue dont elles ne jouissaient point encore; c'est dans ce projet et pour remplir les devoirs que lui imposait le titre de surintendant des eaux minérales de l'Aquitaine, dont il venait d'être décoré, que l'illustre médecin béarnais composa une foule d'ouvrages qui renfermaient tous une hymne à la louange des eaux minérales de sa chère patrie, et qui ont tant servi à leur juste célébrité. On trouve dans les savantes recherches de Bordeu sur les maladies chroniques, une foule d'observations fort curieuses qui attestent le mérite et l'efficacité des eaux des Pyrénées contre les maladies des femmes, et la satisfaction qu'éprouvait le célèbre médecin du midi lorsqu'il pouvait employer utilement les eaux de ses contrées chéries.

« Une femme maigre, saine d'ailleurs, dit Bordeu, fut guérie d'une hémorrhagie de la matrice par les eaux chaudes de Barèges, coupées avec du lait; lorsqu'elle les buvait pures, elles lui causaient une chaleur et une fièvre très fortes.

» Une autre personne, moins robuste que la précédente, et attaquée de la même maladie, fut réduite à une telle extrémité par l'usage des eaux de Bagnères qu'on avait désespéré de sa vie, lorsqu'on la transporta à Cauterets. Les eaux de la fontaine de la Ralière, en boisson, ayant beaucoup diminué l'hémorrhagie, dès le commencement du troisième jour, et augmenté les forces de la malade, elle recouvra entièrement sa santé dans l'espace d'environ vingt jours.

» Une jeune fille âgée de quinze ans, en qui les règles n'avaient pas encore paru, était depuis trois mois atteinte d'une faiblesse et d'un dégoût extrêmes, qui avaient déjà beaucoup terni l'éclat de son teint et qui la maigrissaient à vue d'œil. La boisson des eaux chaudes détermina, vers le huitième jour, l'écoulement des règles, qui fut peu après suivi du recouvrement entier de la santé.

» Une fille âgée de vingt-six ans, qui n'avait aucune incommodité, se plaisait à courir inconsidérément, dès le point du jour, au travers des prés, à la rosée, pour se rafraîchir; elle perdit ses règles, et fut attaquée dès lors de faiblesse et de perte d'appétit, de maux d'estomac, et de malaise général. Les remèdes d'usage ordinaire ayant été employés inutilement, la malade eut recours aux eaux de Barèges, qu'elle prit en boisson, et ensuite aux bains tempérés de la fontaine de Laserre, qui ramenèrent les règles le vingtième jour avec la santé.

» Une femme robuste eut, après sa quatrième couche, une perte qui s'augmentait de temps en temps; la matrice se gonflait et devenait dure mais non squirrheuse. Les Eaux-Bonnes, en boisson et en bains, dissipèrent la maladie. C'est ainsi que fut guérie autrefois l'épouse de Roger V, comte de Foix. Nos eaux, ajoute notre illustre compatriote, ont donc le double avantage de pousser les mois et d'en modérer le flux excessif. »

Les pâles couleurs de toute espèce, soit qu'elles attaquent les femmes mariées ou les filles, soit qu'elles se rencontrent avec le flux des règles ou pendant leur suppression, ou avec un flux menstruel excessif, rouge ou blanc, soit qu'elles soient compliquées avec mille autres accidents, parmi lesquels la dépravation de l'estomac et des intestins tient le premier rang (car, remarque Baillou, dans les pâles couleurs, l'estomac paraît relâché et avoir entièrement perdu ses forces); ces affections, dis-je, sont tous les jours guéries par nos eaux, et l'on peut sur cela y recueillir de nombreuses observations.

Une fille âgée de vingt-huit ans fut guérie d'une palpitation du cœur habituelle par les eaux de Bagnères, de la fontaine de Laserre, en boissons et en bains; et une autre qui n'était pas réglée, éprouvait des secousses si violentes de ce viscère, que tout son corps en était ébranlé, et qu'on eût dit, pour nous servir de l'expression de Baillou, que son cœur extravaguait; ce qui arrive souvent dans les pâles couleurs; elle fut guérie par la boisson des eaux chaudes, qui donna lieu à l'écoulement des règles.

LEUCORRHÉE OU FLEURS BLANCHES, PERTES BLANCHES.

Ecoulements muqueux par les parties génitales de la femme, déterminés par l'irritation ou l'inflammation de la membrane interne du vagin, du col ou de la cavité de l'utérus, et quelquefois même de celle des trompes.

Les symptômes précurseurs de cette maladie sont des douleurs sourdes, une pesanteur à la région hypogastrique et aux reins, des dégoûts, des lassitudes et une démangeaison plus ou moins incommode dans le vagin, qui est parfois sec, légèrement tuméfié et douloureux, à raison de la violence de l'irritation qui arrête momentanément toutes les sécrétions.

L'invasion est signalée par l'augmentation de ces phénomènes et par l'écoulement des parties génitales d'une matière qui n'a pas toujours la couleur blanche qu'on pourrait lui supposer d'après le nom qui lui a été donné. Tantôt, au contraire, cet écoulement est transparent comme du blanc d'œuf, d'autres fois il est d'un blanc de lait; souvent il est jaunâtre, plus ou moins vert, et quelquefois roussâtre ou d'une teinte légèrement noire. Il varie aussi quant à sa consistance : parfois il est séreux et abondant; le plus ordinairement on le trouve visqueux comme l'albumen de l'œuf qui a subi un commencement de coction; il a l'apparence de la crème; quelquefois il sort par flocons des mucosités épaisses, abondantes et d'aspect caséeux; on l'a vu aussi ressembler à du vrai pus. Tantôt il est inodore et d'autres fois très fétide. Enfin ce liquide est le plus souvent doux et ne présente aucune propriété stimulante ni contagieuse, tandis que dans certains cas, tel que celui de l'existence du virus syphilitique, d'une métastase dartreuse, d'une très vive inflammation ou de quelques autres circonstances qu'on est porté à croire beaucoup moins graves encore, il acquiert plus ou moins d'âcreté, excite des ardeurs d'urine, rubéfie et excorie même la peau en excoriant les parties sexuelles, comme dans certaines ophthalmies, les larmes irritent les paupières et les joues sur lesquelles elles coulent.

En même temps des douleurs plus vives se propagent de l'hypogastre jusqu'aux lombes, aux régions iliaques et inguinales, autour des hanches et de la face interne et supérieure des cuisses; le pudendum lui-même participe souvent à la tuméfaction des parties plus profondément situées. Quelquefois aussi il se déclare une fièvre symptomatique, qui, du reste, est toujours proportionnée au degré d'intensité de l'inflammation. L'ensemble et le plus ou moins de violence de ces symptômes caractérisent deux modifications de la maladie très faciles à saisir, tantôt aiguë et tantôt chronique.

Leucorrhée aiguë. — Une titillation toujours croissante se manifeste d'abord dans le vagin, d'où elle se propage souvent jusque dans la matrice. La malade a de fréquents besoins d'uriner, et elle y satisfait rarement sans ressentir quelque cuisson. Presque aussitôt paraît un écoulement séreux, peu considérable, avec sensation de chaleur et de tension aux parties affectées. Il prend bientôt plus de consistance, devient jaune, vert et plus abondant; les ardeurs d'urine, que beaucoup de femmes comparent au sentiment de la brûlure, deviennent tout-à-fait intolérables. La région sus-pubienne est le siége d'une douleur gravative qui rayonne jusqu'aux aines, aux lombes, aux grandes lèvres, à la région supérieure et interne des cuisses et au périnée, où l'utérus exerce une pression douloureuse. Le col s'abaisse près de la vulve, la température s'élève d'une manière très remarquable; enfin l'irritation est souvent assez vive pour occasionner de la fièvre et pour diminuer la quantité du fluide sécrété. Les symptômes inflammatoires, après être restés stationnaires pendant deux fois vingt-quatre heures, commencent à décroître vers le neuvième ou dixième jour; l'écoulement augmente de nouveau, devient jaunâtre, plus épais, passe ensuite à une couleur blanche, et il diminue dès lors progressivement, ainsi que la dysurie qui l'accompagnait, jusqu'à ce qu'après beaucoup d'irrégularités, relatives à son abondance, à sa densité, à sa couleur, quelquefois même après plusieurs alternatives de disparition totale et de retours inattendus, il s'arrête définitivement du trentième au quarantième jour, si des erreurs de régime ou des traitements continus ne s'y opposent.

Leucorrhée chronique. — Elle succède parfois à l'aiguë; mais plus souvent elle débute sans avoir été annoncée par la moindre irritation, par le plus léger accroissement de la sensibilité normale des parties affectées ; sa marche est très irrégulière et sa durée tout-à-fait illimitée. L'écoulement est ordinairement continu ; quelquefois pourtant il présente des intermittences ; du reste il varie singulièrement, quant à sa quantité, à sa couleur et à son épaisseur. Chez un grand nombre de femmes, les signes qui accompagnent cet état de la leucorrhée se bornent à un sentiment vague de pesanteur dans le petit bassin et de sensibilité à l'épigastre, qui offre fréquemment un certain degré de tuméfaction, et ce n'est qu'assez rarement qu'il se manifeste des symptômes évidents d'inflammation à l'occasion de quelques excès, d'erreurs dans le régime ou de changements brusques de température.

Un des premiers effets de cette fluxion utérine se fait sympathiquement sentir sur l'estomac. Les malades y éprouvent des tiraillements habituels et proportionnés à la quantité de la perte blanche ou plutôt à la somme d'excitation dont cette perte est la conséquence ; quelquefois même il y a des nausées et des vomissements. Les fonctions digestives une fois dérangées, l'appétit se perd ou se déprave, la nutrition n'est plus qu'imparfaite, d'où résulte la faiblesse dans les membres, la paresse, la pâleur, la bouffissure de la face, qui se couvre quelquefois de petites pustules blanches; certaine langueur dans le regard, l'amaigrissement général, l'œdématie des extrémités abdominales, le dégoût des plaisirs, l'éloignement pour l'acte vénérien, et souvent une tristesse profonde, comme on l'observe assez généralement dans presque toutes les affections du bas-ventre. La muqueuse qui revêt les organes de la génération est tuméfiée, blafarde et comme macérée; l'orifice de l'utérus est bas et entr'ouvert. La tête est fréquemment pesante et douloureuse; il y a des éblouissements, des syncopes et quelquefois des accidents hystériques; le moindre exercice est une fatigue; le pouls est petit, lent, et la transpiration cutanée presque nulle; la malade se montre très sensible au froid, et croit presque toujours en ressentir l'impression, même pendant les temps chauds.

Diagnostic. — On sentira l'importance qu'il faut attacher à distinguer les diverses espèces de leucorrhée entre elles; à ne pas confondre, par exemple, celle qui tient à la contagion syphilitique avec le simple écoulement occasionné par une irritation locale purement mécanique. La tâche, il faut le reconnaître, est malheureusement fort difficile; car ici les accidents inflammatoires qu'on s'est bien souvent plu à donner comme pathognomoniques de l'écoulement vénérien, et qui, du reste, ne pourraient être observés dans ce cas que lorsque le mal est récent, lui sont aussi communs avec cette espèce de leucorrhée; et d'ailleurs, ni la couleur, ni l'abondance, ni l'odeur de l'écoulement ne peuvent fournir des renseignements sûrs dans cette occasion. Il faut donc le plus communément se borner à s'enquérir des circonstances commémoratives, qui heureusement sont quelquefois assez concluantes pour dissiper toute incertitude, et même dans beaucoup de cas où l'on ne peut faire mieux, s'en tenir aux informations données par les malades elles-mêmes, bien qu'elles soient rarement tout-à-fait dignes de confiance, pour peu qu'elles aient intérêt à dissimuler. Il sera un peu moins difficile de les distinguer des écoulements purulents provenant d'abcès développés dans les ovaires, dans quelques autres organes contenus dans le ventre, ou dans le tissu cellulaire du petit bassin. Toutes les fois qu'il y a suppuration, dit M. Lagneau, le liquide est évidemment purulent, il exhale une odeur très fétide, tandis que les fleurs blanches n'offrent qu'un fluide visqueux, quelquefois transparent, plus souvent opaque, plus ou moins coloré, mais n'ayant jamais la consistance du pus, ni l'extrême fétidité de celui qui se forme aux environs du rectum et des organes génitaux. Les fleurs blanches seraient facilement distinguées des écoulements purulents fournis par certaines ulcérations syphilitiques qui se développent dans le vagin, jusque dans le museau de tanche, et dont l'existence peut facilement se constater par le toucher et par l'exploration à l'aide du spéculum.

On sera un peu plus embarrassé pour différencier la leucorrhée d'avec les pertes ou flux symptomatique d'une lésion organique grave de la matrice. On y parviendra néanmoins, si l'on se rappelle que, dans les derniers cas, l'écoulement est plus ou moins rougeâtre, qu'il a une fétidité remarquable qui lui est propre, et que les praticiens exercés reconnaissent souvent dès l'instant où ils entrent dans l'appartement pour la première fois; qu'il est accompagné de douleurs des lombes et des aines, d'élancements qui partent du fondement, d'une pesanteur sur le rectum, et surtout de gonflement et d'ulcération au col de la matrice, tous symptômes annonçant la gravité du mal. On aura donc de puissantes raisons pour croire que les organes affectés sont profondément lésés, si l'écoulement est transparent, s'il est blanchâtre comme du blanc d'œuf, ou plus ou moins séreux comme de l'eau de gruau légère, s'il n'a pas une odeur trop prononcée, et s'il n'est accompagné d'aucune douleur utérine vive, ni de dérangement trop notable des digestions, non plus que des autres fonctions. On le regardera, au contraire, comme indiquant alors une affection plus profonde de la membrane qui le fournit, et quelquefois du tissu même de la matrice, quand il sera jaune, vert, sanguinolent, noirâtre, purulent, et exhalant une odeur fétide, et surtout s'il est âcre au point d'excorier les parties externes de la génération et l'intérieur des cuisses, en même temps qu'il existe des douleurs vives et lancinantes de l'utérus accompagnées de pertes sanguines plus ou moins fréquentes.

Il ne serait pourtant pas rigoureusement exact de regarder comme appartenant à cette dernière catégorie tous les écoulements dont la coloration est un peu foncée, et dont la consistance n'est pas absolument la même que celle de la sécrétion leucorrhéique simple; car, dans une foule de cas de cette espèce, il n'existe sur le col de la matrice que de légères plaques d'un rouge un peu plus vif que la muqueuse sur laquelle elles se sont manifestées ; quelquefois on y voit de simples excoriations et rarement des ulcérations superficielles, à surface granulée, qui ne rendent du sang qu'après le coït. Ces plaques et excoriations ne sont pas liées à une lésion profonde de la portion du parenchyme utérin qu'elles recouvrent, se guérissent communément fort bien par le repos, la continence, les injections émollientes, narcotiques ou astringentes, suivant les phases du mal, et on n'est que bien rarement obligé de recourir à quelques faibles cautérisations avec le protonitrate acide de mercure.

Les nombreuses variétés qu'offre la leucorrhée sous le rapport de l'abondance de l'écoulement, de sa couleur, de sa consistance, et de son plus ou moins d'âcreté, se rattachent assez rigoureusement à des états pathologiques des organes génitaux, qu'un grand nombre de médecins distingués ont constatés avec précision ; il est désormais indispensable de chercher à se rendre compte, le plus exactement possible, du degré d'altération que présentent ces organes dans la maladie qui nous occupe, afin de pouvoir s'éclairer sur le choix des moyens dont elle peut réclamer l'emploi, selon sa nature particulière et son intensité. Deux moyens se présentent pour obtenir ces importants renseignements. Le premier consiste dans le toucher; en le pratiquant, le médecin exercé reconnaîtra aisément l'existence d'un engorgement au col ou au corps de l'utérus, comme aussi il constatera ou non la présence d'ulcérations plus ou moins nombreuses, plus ou moins avancées; il s'assurera surtout mieux que par tout autre procédé, de la température et du degré de sensibilité du col utérin. Le second moyen est l'exploration à l'aide du spéculum; par cette opération on reconnaît quel degré de coloration présente la muqueuse vaginale ainsi que celle qui recouvre le col; on peut s'assurer de la nature du suintement qui s'échappe de la matrice, ainsi que du nombre et de l'étendue des plaques et excoriations, de la profondeur et de l'aspect qu'offrent les ulcérations, s'il en existe sur ces régions profondes. L'emploi de cet instrument met à même d'établir, avec infiniment plus de précision qu'on ne pouvait le faire autrefois, la nature et le degré des affections de l'utérus, qui ont pour cause des écoulements leucorrhéiques.

On n'hésite même pas à y avoir recours, dans le cas des fleurs blanches les plus simples, chez les femmes qui s'alarment au moindre désordre dont les organes de la génération sont le siége, et l'on a souvent à s'en louer. Par exemple, on a souvent reconnu par ce moyen le commencement d'excoriations et d'ulcères superficiels à surface granulée, qu'il a été dès lors possible de guérir, et qui auraient pu prendre un accroissement et des caractères très fâcheux si on les eût abandonnés plus long-temps à eux-mêmes. La nécessité d'une exploration scrupuleuse, même dans les cas les moins graves de la leucorrhée, est, du reste, assez généralement admise aujourd'hui, lorsque toutefois des circonstances qu'on devinera aisément ne s'y opposent pas d'une manière absolue. Ainsi, depuis qu'on y a plus fréquemment recours, a-t-il été reconnu par les praticiens un peu exercés, que presque toutes les femmes qui sont affectées de fleurs blanches, même d'apparence bénigne, depuis plus de trois ou quatre mois, présentent en même temps un engorgement plus ou moins douloureux du col de la matrice. On conçoit dès lors combien il est rationnel de ne pas traiter ces leucorrhées par les astringents, mais bien de commencer par remédier à la phlogose du parenchyme utérin.

L'infirmité dont il est ici question n'est pas seulement déplaisante et propre à inspirer le dégoût; il est arrivé plus d'une fois que l'homme qui avait communiqué avec une femme affectée de fleurs blanches, a été atteint d'une phlegmasie de l'urètre assez forte, tantôt de quelques jours seulement, tantôt assez opiniâtre pour donner à un mari de fâcheux soupçons. Toutefois c'est plutôt, à ce qu'il nous a paru, dans le cas de leucorrhée presque à l'état aigu, qu'on a observé ces exemples de contagion.

Pour la femme même, il semble que l'humidité perpétuelle des organes génitaux concoure à en accroître le relâchement; du moins il est certain que le relâchement négligé s'accroît, se propage au point de favoriser divers déplacements de l'utérus, et notamment son abaissement, sa précipitation.

Traitement de la leucorrhée aiguë. — Lorsque le catarrhe utérin est simple, récent et peu intense, il ne présente presque jamais de gravité, et l'on pourrait, sans crainte, en abandonner la marche à la nature, aidée par le repos, quelques bains et l'usage des boissons délayantes, en évitant d'ailleurs tout ce qui pourrait ajouter à l'irritation déjà existante; mais si l'inflammation de la muqueuse utérine est plus violente, s'il y a de vives douleurs au-dessus et au-dessous du pubis, de la dysurie, de la fièvre, etc., il faut employer les saignées du bras, les sangsues à l'anus et à l'hypogastre même, les grands bains, les bains de siége, les fumigations, les lotions et applications émollientes, opiacées, et les lavements de même nature. Si une affection goutteuse, des dartres imprudemment supprimées en ont occasionné le développement, des vésicatoires ou quelquefois de simples sinapismes appliqués sur le lieu primitivement affecté, sont constamment d'un grand avantage; il en sera de même d'une leucorrhée causée par la suppression d'une transpiration locale, d'un exutoire. Les bains, les frictions irritantes, les cataplasmes sinapisés et les épispastiques, en rappelant ou remplaçant l'évacuation interceptée, contribueront puissamment à la guérison.

Traitement de la leucorrhée chronique. — « Attaquer sans crainte une infirmité dégoûtante, à charge à la personne, et qui, abandonnée à elle-même, finit par entraîner des altérations graves, voilà le principe à suivre, » dit M. Lisfranc. C'est donc aux toniques, aux astringents, dit Dugès, qu'il faut demander la guérison de la leucorrhée chronique ou passive. On parle des dangers de la répercussion; c'étaient quelquefois les accidents de la recrudescence, de l'inflammation accrue, qu'on a pris pour telle; mais on conçoit aussi que, si l'écoulement est ancien, habituel, il ne puisse être supprimé avec sécurité qu'en y suppléant par un exutoire. Nous avons plus d'une fois arrêté sans inconvénient et sans difficulté des leucorrhées hyposthéniques, par les injections astringentes (dissolution d'acétate de plomb, de sulfate de zinc, décoction de bistorte, d'écorce de grenade, etc.,); plus souvent nous avons employé, en même temps ou isolément, les toniques et les astringents, administrés par la voie de l'estomac. Nous nous louons plus particulièrement des effets obtenus par l'oxide de fer noir à la dose de trente centigrammes par jour, pris avant le repas principal : nous l'avons vu agir du jour au lendemain, surtout quand il y avait des tiraillements d'estomac. On recommande de même l'absinthe, le seigle ergoté, les eaux minérales ferrugineuses et d'autres astringents plus actifs, comme l'alun. Dans quelques cas, on s'est bien trouvé des opiacés, de l'eau distillée de laurier-cerise, tant à l'intérieur qu'en injection; le régime doit être dirigé dans le même sens que les médicaments, fortifiant sans irriter. En outre, les vêtements seront chauds, la flanelle même sera prescrite, si l'humidité et le froid paraissent être les principales causes du mal.

Si, dans le plus grand nombre de cas, l'écoulement muqueux de l'utérus ou du vagin est dû à une phlegmasie aiguë ou chronique de la membrane qui les tapisse, tous les médecins praticiens ont pu observer que dans des circonstances assez fréquentes, la leucorrhée n'est que le produit d'une sécrétion ou excrétion morbide, atonique, passive, absolument indépendante de toute inflammation, mais qui paraît tenir à une disposition particulière de l'organisation, ou être le résultat des causes qui ont agi insensiblement et d'une manière permanente sur la constitution individuelle.

Cette considération, fondée sur la simple observation d'un grand nombre de faits, me paraît d'une haute importance dans le traitement de la leucorrhée; car si, comme cela est très évident, cette espèce de leucorrhée, que l'on peut appeler constitutionnelle, est très fréquente et peut fournir des indications utiles ou d'heureuses modifications au traitement, qui est l'objet essentiel de toute maladie, quoi de plus important pour le médecin que de bien la distinguer de celle qui est accidentelle?

Cette distinction est sans doute difficile, et même presque impossible dans un grand nombre de cas ; je pense toutefois que la leucorrhée constitutionnelle a des signes caractéristiques qui peuvent la faire distinguer.

Presque toujours, quand on observe avec attention les femmes atteintes de leucorrhée constitutionnelle, on remarque un relâchement des organes qui en sont le siége : l'utérus relâché fait saillie dans le vagin, et son orifice est béant, flasque et plus volumineux que dans l'état naturel ; on trouve aussi l'état général parfaitement en harmonie avec cet affaiblissement local. On observe des tiraillements, des pesanteurs dans l'estomac, et quelquefois même des vomissements ; la pâleur de la face, la flaccidité des chair, la maigreur générale, de la faiblesse au moindre exercice, l'extrême sensibilité à l'impression du froid, la tristesse habituelle, l'œdématie des membres inférieurs, des pesanteurs, des lourdeurs de tête, des éblouissements, des syncopes, la petitesse du pouls, la gêne de la respiration, la sécheresse et la froideur de la peau. Il s'écoule par la vulve un fluide muqueux, toujours abondant ; ce fluide est d'abord clair, transparent et d'une odeur fade ; bientôt après il perd de sa transparence, revêt plus de consistance, et il devient quelquefois opaque, jaunâtre, verdâtre, noirâtre, mais il conserve toujours une odeur fade et nauséabonde, et souvent cet écoulement est si considérable que la vulve en est baignée, et que les malades sont obligées de se garnir comme à l'époque des menstrues.

La leucorrhée constitutionnelle étant le triste héritage d'une constitution faible, il convient avant tout de soustraire les personnes qui en sont atteintes aux influences affaiblissantes de l'humidité et de la chaleur réunies, de les placer dans des habitations saines et bien exposées, de les fortifier par une vie active et un exercice proportionné à leurs forces, de recourir enfin à l'usage sagement combiné des moyens propres à donner au système circulatoire et à l'appareil locomoteur le degré d'énergie qui leur manque.

L'administration de quelques toniques, comme les eaux ferrugineuses, les décoctions amères de gentiane, de quinquina, d'absinthe et les extraits de ces plantes, des frictions sèches pratiquées chaque jour sur tout le corps, des douches ascendantes avec les eaux minérales appropriées, la flanelle sur la peau, les bains froids, les bains de mer, un régime nutritif et fortifiant, tel que les viandes de boucherie rôties, des végétaux amers, du vin, tels sont les moyens que l'expérience m'a fait reconnaître comme les plus utiles pour dissiper les fleurs blanches constitutionnelles, et donner aux personnes qui en sont affectées une bonne constitution.

Quant à l'écoulement abondant et opiniâtre dont la muqueuse utéro-vaginale est le siége, à ces douleurs d'estomac, à ces courbatures, à cette teinte jaune pâle, chlorotique, si communes chez les femmes leucorrhéiques, il faut, pour les combattre, recourir aux injections astringentes faites avec la décoction de plus en plus chargée de roses de Provins ou d'écorce de grenadier, ou avec une solution légère d'alun ou de sulfate de zinc, auxquelles on ajoute une certaine quantité de laudanum; aux ferrugineux, et en particulier au sulfate de fer uni au sous-carbonate de potasse, aux sirops amers, et principalement au vin tonique médicamenteux que nous avons formulé, et que nous administrons chaque jour avec beaucoup de succès, à la dose d'une ou deux cuillerées à bouche matin et soir.

J'ai aussi traité de la manière la plus efficace cette leucorrhée constitutionnelle compliquée d'ulcérations à l'utérus, par l'usage long-temps continué des eaux bonnes naturelles, données simultanément en boisson et injections.

« Une femme de quarante-quatre ans, rapporte Bordeu, fort affligée par les flueurs blanches, reçut un grand soulagement des eaux de Cauterets, qui guérirent aussi de la même maladie plusieurs personnes. Les eaux chaudes de Baréges en boisson et les bains et demi-bains de ses eaux tempérées guérirent, chez une femme d'un tempérament fort chaud, des flueurs blanches qui coulaient depuis six mois sans relâche, avec une suppression entière du flux menstruel. A ces symptômes se joignaient la fièvre, la maigreur, la faiblesse et un grand dérangement des fonctions de l'estomac. Dès les premiers jours du traitement, les flueurs blanches furent beaucoup plus abondantes qu'elles ne l'étaient auparavant, ce qui me donna lieu d'attendre, continue le célèbre Bordeu, une fièvre critique, laquelle parut effectivement avec une légère sueur. Cette fièvre fut de courte durée, et l'estomac ne tarda pas à recouvrer ses fonctions. Enfin les règles coulèrent vers le quarantième jour, et la malade se retira bien guérie. Une autre femme qui était sujette à des flueurs blanches depuis deux ans, fut guérie par les eaux de Bagnères de la fontaine Laserre. »

MÉTRITE AIGUE.

Quoique la métrite aiguë s'observe rarement chez la femme parvenue à l'âge de retour, d'après l'opinion du plus grand nombre d'observateurs et en particulier de Dugès, qui dit : « Ce n'est guère chez une femme qui a cessé d'être féconde, d'être menstruée, que l'on doit s'attendre à voir se développer la métrite aiguë ; la torpeur, l'atrophie de l'utérus et son inactivité presque complète alors le soustraient à la fois, et aux mouvements fluxionnaires, et aux irritations directes qui dépendent de l'exercice des fonctions reproductives ; » ayant principalement pour but de parler des engorgements chroniques de la matrice, ou de la métrite chronique, maladie beaucoup plus commune chez la femme qui a cessé d'être réglée, et comme c'est par l'état aigu que débute quelquefois cet état chronique, j'ai cru ne pouvoir me dispenser, non d'en donner l'histoire détaillée, mais d'en donner les signes principaux avec son traitement.

Signes de la métrite aiguë. — Gonflement plus ou moins apparent du tissu de l'utérus, dont le col, qui est le siége de l'inflammation ou qui la partage, est chaud et d'un rouge plus ou moins vif. Outre des douleurs intermittentes dues aux contractions du tissu de l'utérus, et qui constituent les tranchées ou coliques utérines, cet organe est sensible à la pression, et est en outre le siége de douleurs continuelles. La pression des parois abdominales suffit pour les réveiller plus violentes, ce qui oblige les malades de se tenir les jambes et les cuisses fléchies, le bassin relevé, afin de tenir les parois abdominales dans un état permanent de relâchement.

Les parties voisines, par le fait de ce voisinage ou des rapports plus immédiats qu'elles ont avec la matrice, deviennent aussi le siege de phénomènes plus ou moins constants.

De la compression qu'exerce l'organe malade sur les nerfs sacrés, des tiraillements qu'éprouvent ses ligaments, résultent des douleurs dans les régions lombaires, sacrées ou inguinales; un sentiment insupportable d'engourdissement ou de contusion dans les fesses, une sensibilité exquise de la face antérieure des cuisses, qui ne supportent quelquefois pas sans douleur le simple frottement de la chemise ou des draps.

La compression de la vessie, aussi bien que son irritabilité exaltée, donnent lieu à un besoin d'uriner à chaque instant renouvelé, ou à l'écoulement involontaire de l'urine. Les mêmes causes agissant sur le col de la vessie et sur le canal de l'urètre, peuvent au contraire en provoquer la dysurie et la rétention d'urine. C'est de la même manière que sont déterminées, tantôt la constipation, d'autres fois la diarrhée avec des ténesmes et des épreintes très pénibles. Toutefois ces phénomènes peuvent être produits par l'inflammation qui s'est propagée de la matrice aux organes qui les fournissent.

En même temps se manifestent des symptômes généraux, parmi lesquels prédominent ceux caractérisant un état fébrile plus ou moins intense, avec exaspération vers le soir et une disposition toute particulière aux nausées et aux vomissements.

Traitement de la métrite aiguë. — Au début de la métrite aiguë, la saignée du bras est évidemment indiquée. Les saignées locales paraissent aussi convenables pour opérer un dégorgement prompt et direct; mais l'application des sangsues dont le nombre sera proportionné aux forces du sujet et à l'intensité des accidents, ne se fera pas toujours au même lieu avec les mêmes avantages; ainsi, l'inflammation s'est-elle propagée au vagin, la douleur est-elle très vive vers le col de la vessie, on doit présumer que le col utérin est plus particulièrement affecté; c'est aux lèvres de la vulve, à la partie interne et supérieure des cuisses, au pourtour de l'anus, qu'il faut fixer les sangsues; trouve-t-on au contraire l'hypogastre tuméfié et fort douloureux, la douleur s'étend-elle vers les aines en se propageant aux trompes, aux ovaires, aux cordons sus-pubiens, c'est le fond qui souffre plus spécialement, et on le soulagera d'une manière plus directe en pratiquant la saignée capillaire (sangsues ou ventouses) sur la peau qui couvre les anneaux inguinaux, là où les cordons sus-pubiens sortent des parois abdominales, pour s'épanouir dans le tissu graisseux des grandes lèvres. Les émollients en bains, fomentations, cataplasmes, lavements et même injections seront aussi mis en usage, ainsi que les antispasmodiques et les narcotiques en potions; de même que les purgatifs doux seront aussi d'une grande utilité à cause de la constipation qu'il faut vaincre, et peut-être en raison de la dérivation qu'ils opèrent. Pour boisson, eau de veau, de poulet, decoction d'orge, d'avoine et de riz, édulcorée avec le sirop de groseille ou de limons.

Métrite chronique. — « Née des mêmes causes qui déterminent soit la congestion, soit l'inflammation aiguë de la matrice, succédant souvent à ces états pathologiques, et surtout à l'inflammation aiguë dont elle est la terminaison la plus commune, la métrite chronique présente les mêmes symptômes, se caractérise par les mêmes signes qu'à l'état aigu, mais à un bien plus faible degré; mais elle ne conserve pas long-temps cette forme morbide, parce que l'état pathologique qui la constitue se transforme d'ordinaire plus ou moins promptement en un autre. La métrite passe donc à l'état d'induration, transition inappréciable quand elle a lieu, changement difficile à reconnaître quand il est opéré, parce que les signes de ces deux affections utérines ne diffèrent que par des nuances imperceptibles. L'induration à son tour se confond très facilement avec le squirrhe dont elle n'est considérée que comme le premier degré par quelques médecins; aussi est-il vrai de dire que ces trois états pathologiques, la métrique chronique, l'induration et le squirrhe de l'utérus, ne peuvent réellement être distingués les uns des autres dans un très grand nombre de cas. En effet, tous trois reconnaissent les mêmes causes ou succèdent aux mêmes circonstances, tous trois ont des symptômes communs, et très peu qui soient propres à chacun d'eux, ou, s'il en existe, ils sont tellement inconstants, qu'ils deviennent plutôt négatifs que positifs ; enfin, ces trois états peuvent procéder les uns des autres, tout en affectant cependant dans ces transformations cet ordre que l'induration succède à la métrite, et l'état squirrheux à l'induration ; de sorte que souvent on pourrait, à la rigueur, regarder ces trois états comme les trois degrés d'une même maladie. Il résulte de tout cela que l'on essaierait en vain de tracer une histoire bien tranchée, bien caractéristique de chacune de ces altérations morbides. Ainsi le titre d'induration convient tout aussi bien à l'histoire de la métrite chronique qu'à la description de celle intitulée *squirrhe*, etc., et réciproquement. »

D'après ces considérations, à l'exemple du docteur Duparcque, j'ai pensé qu'il serait plus convenable de réunir l'histoire de ces divers états pathologiques en une seule.

Je réunirai donc en une seule description les histoires de la métrite chronique, de l'induration et du squirrhe, sous la dénomination commune d'engorgements durs de la matrice.

Symptômes des engorgements durs de la matrice. — Si dans quelques cas les engorgements durs de la matrice peuvent exister et même acquérir un développement extraordinaire sans occasionner des phénomènes marqués, le plus souvent ils donnent lieu à des symptômes variés, et même à des accidents plus ou moins intenses.

Le plus fréquent de ces accidents locaux est la chute de l'utérus. La pesanteur qu'acquiert l'organe par le fait de son engorgement, en occasionnera d'autant plus facilement les précipitations, que ses soutiens ordinaires auront déjà perdu leur résistance, que les ligaments auront été relâchés, le vagin élargi.

Cet accident fournit les moyens de s'assurer plus directement de l'état de la matrice : « Malheureusement, dit le docteur Duparcque, on sait rarement en profiter, on ne voit que la descente, on applique un pessaire, et l'on s'étonne ou qu'il ne puisse être supporté, ou que, loin de faire cesser la gêne et les douleurs variées que l'on attribue au déplacement, sa présence au contraire les exaspère ou devient la cause déterminante d'altérations plus graves, comme des ulcères cancéreux, ainsi qu'il y en a des exemples rapportés par les auteurs. »

La position et le repos suffisent toujours pour faire disparaître cette infirmité, et la résolution de l'engorgement peut seule la guérir radicalement.

La descente de la matrice contribue, avec l'augmentation du volume de l'organe, à comprimer plus ou moins douloureusement le canal de l'urètre, le méat urinaire et le rectum, d'où la dysurie ou la rétention d'urine, le ténesme ou une constipation plus ou moins opiniâtre.

L'engorgement de l'utérus produit aussi un sentiment de gêne, d'embarras dans le bassin, de la pesanteur sur le siége, la station d'un corps qui voudrait s'échapper de la vulve, et provoque des tiraillements douloureux dans les reins et les aines. Il existe fréquemment de l'engourdissement dans les membres pelviens, des douleurs contusives au-devant des cuisses, et cette région acquiert une sensibilité quelquefois si exquise, que le plus léger contact est insupportable par la vivacité des douleurs qu'il produit. Les femmes, dans ce cas, se plaignent aussi comme d'un sentiment de pression désagréable dans les muscles fessiers, ou d'une constriction semblable à celle que produirait un cercle de fer fortement serré autour du bassin. Les malades éprouvent encore des douleurs qui ont leur siége véritable à l'utérus lui-même, quoiqu'elles les rapportent aux régions sacro-lombaires et coxales, placées au niveau des parties malades. Ces douleurs consistent soit dans une sensation de chaleur et de brûlure, soit en des douleurs aiguës, térébrantes, pongitives, lancinantes plus ou moins continuelles, ou passant comme des éclairs, d'après l'expression du professeur Cruveilhier; la marche, la station droite ou assise trop long-temps prolongées, les augmentent. La position horizontale les calme ou les suspend, si ce n'est cependant la sensation d'ardeur et de brûlure que la chaleur du lit rend quelquefois insupportable.

Dans le plus grand nombre de cas d'engorgements durs, l'orifice utérin est sec, ou bien il ne laisse suinter que quelques filaments muqueux plus ou moins teints de sang, et une très petite quantité de sérosité limpide ou rougeâtre, à moins qu'il n'y ait coïncidence d'une leucorrhée utérine ou vaginale. Lorsqu'il existe un flux humoral anormal provenant de l'utérus engorgé, c'est qu'il n'y a pas seulement métrite chronique, induration ou squirrhe, mais complication d'ulcération qui peut être cachée dans les cavités du col, ou même du corps de l'utérus.

Symptômes généraux. — L'observation nous montre que l'utérus peut être affecté d'un engorgement considérable sans produire d'autres troubles dans les fonctions que ceux qui résultent du volume de la tumeur, qui pèse sur les organes voisins et les gêne. Quant aux autres, ils sont très variés et peu constants : le ventre est alternativement tendu et bouffi, ou flasque ou amassé ; les digestions sont dérangées, suspendues, ou il y a des appétits capricieux ; des signes de gastrite ou de gastro-entérite coïncident quelquefois avec la maladie ; mais le phénomène sympathique le plus constant, c'est le vomissement. « Il se manifeste à des heures irrégulières, que l'estomac soit vide ou plein, dit le docteur Duparcque ; l'exploration la plus soigneuse ne fait alors découvrir aucune affection dans l'estomac ou son voisinage qui puisse expliquer cet accident, ou s'il existe une gastrite, par exemple, le vomissement n'en persiste pas moins après que l'on a fait disparaître cette phlegmasie par un traitement approprié. »

On observe rarement la fièvre chez les femmes affectées d'engorgements durs de l'utérus ; elle n'a lieu en général que quand il se fait vers cet organe des congestions violentes ou qu'il se développe des inflammations franches, soit aux limites de l'altération, soit dans son centre; mais aussi alors les symptômes locaux annoncent un état actif et présentent les caractères propres à la métrite aiguë.

Différentes névroses sont aussi le résultat des engorgements durs comme de toutes les maladies de l'utérus. Elles prennent le plus ordinairement la forme hystérique. Le caractère des femmes devient impatient, irascible, emporté, colérique, elles acquièrent une impressionabilité exquise, et alors la plus légère sensation, la moindre émotion, produisent comme une commotion électrique qui va retentir jusque dans le bassin et y réveiller des douleurs, ou les exaspérer.

L'engorgement du col de l'utérus pourrait être confondu avec le boursouflement et le renversement du vagin, le développement d'une tumeur dans les parois de ce canal. Le déplacement et le renversement de la matrice offrent aussi des symptômes analogues; mais avec un peu d'attention on évitera toute méprise. Il n'en sera pas de même des engorgements de l'utérus, qui ont été pris pour des polypes, des moles, des hydatides par des médecins d'un grand mérite.

Traitement des engorgements durs de la matrice. — Si par des émissions sanguines on a dans un certain nombre de cas amené la fonte d'engorgements utérins qui, par leur volume, leur forme, leur dureté, les douleurs dont ils étaient le siége, auraient pu être considérés comme étant de nature squirrheuse, et qui paraissaient ne pouvoir être détruits que par un traitement chirurgical, à plus forte raison on devra compter sur leur succès lorsque l'engorgement est évidemment le résultat d'une métrite chronique.

La saignée sera donc toujours, ou à très peu d'exceptions près, le traitement curatif essentiel pour quelques engorgements durs de la matrice, et le traitement préparatoire indispensable pour la plupart des autres. La saignée du bras en effet, dans les cas d'engorgement de l'utérus, ne peut que produire de bons effets, si on l'emploie avec discernement. Elle détruit ou détourne la congestion sanguine et le mouvement fluxionnaire qui alimentent l'altération, et entretiennent la surexcitation vitale qui préside à son développement. Aussi il n'est pas rare de voir que, ces premiers résultats obtenus, la plupart des engorgements, s'ils ne disparaissent pas, cèdent avec plus ou moins de facilité à l'action des autres moyens résolutifs.

La saignée n'est pas seulement un des meilleurs moyens curatifs des engorgements utérins, elle peut prévenir leur formation et leur développement ultérieur. Car si l'on pratiquait des saignées peu abondantes, mais répétées, aux approches de l'âge critique, ne pourrait-on pas détourner la tendance aux fluxions utérines désormais anormales, et conséquemment prévenir les engorgements qui résultent souvent de ces congestions, qui ne trouvent plus dans l'excrétion sanguine, alors empêchée par suite des changements que l'âge opère dans l'organisation de la matrice, un émonctoire naturel, et par là un moyen spontané de résolution? De petites saignées répétées et juste suffisantes pour ne pas permettre des stases ou fluxions sanguines locales, ne sauraient occasionner un affaiblissement préjudiciable à la santé des femmes, et pourraient prévenir le développement d'altérations redoutables.

Les ventouses scarifiées promenées sur les reins, le bas-ventre, même les cuisses, ajoutent à l'état dérivatif de la saignée et peuvent être employées avec avantage. On obtiendra aussi de bons effets par les sangsues appliquées sur l'hypogastre, les lombes et les reins; il faut beaucoup de réserve dans leur application aux cuisses, aux aines, aux grandes lèvres ou à l'anus.

La femme gardera le repos absolu dans une position horizontale, et même le bassin tenu plus élevé que le reste du tronc; ces précautions ont pour objet de prévenir les stases et les congestions passives de l'utérus.

On donnera d'abord les boissons gommeuses, mucilagineuses, diurétiqnes, délayantes; on les remplacera ensuite par de plus altérantes dans l'état chronique, comme avec la scabieuse, la saponaire, la patience. On donnera aussi les sucs de ces plantes. On préviendra les langueurs d'estomac que ce régime peut amener, en permettant l'usage de quelques eaux minérales plus ou moins actives, les eaux de Seltz, de Vichy, de Bussang.

Les aliments que l'on permettra seront choisis parmi les plus doux pour ne pas éveiller la stimulation des organes, et en même temps les moins substantiels, et les plus faciles à digérer. Le régime lacté nous a paru généralement le plus convenable; si la malade ne peut le supporter, on la nourrira avec des bouillons de poulet ou de veau ; ces bouillons servent aussi à la composition de légers potages. On permet des fruits cuits ou crus, des légumes ou des œufs frais.

La malade sera privée de toute boisson fermentée, de toute liqueur alcoolique, ou spiritueuse, ou aromatique.

Je ne saurais résister au désir de rapporter ici une observation prise dans l'ouvrage de M. Duparcque, pour démontrer la nullité des résolutifs et l'efficacité du traitement antiphlogistique, car la guérison a été terminée par l'usage d'une simple boisson diurétique.

Engorgement prodigieux de l'ovaire droit. — — « Une dame à tempérament sanguin, d'une stature moyenne, ayant un embonpoint raisonnable, douée d'une bonne constitution, n'avait jamais eu d'autres dérangements de santé que ceux occasionnés par la grossesse et l'acouchement. Elle avait eu trois enfants, dont le dernier à l'âge de trente ans. De quarante-cinq à quarante-six ans les règles se supprimèrent après avoir présenté quelques variations dans leur cours. Bientôt après cette dame éprouva des douleurs sourdes, constantes, et prenant de temps en temps un caractère plus aigu dans la région iliaque droite; le ventre prenait du volume. A quarante-huit ans, je constatai l'existence d'une tumeur, s'élevant du côté droit du bassin, assez régulièrement arrondie, remplissant la région iliaque correspondante, et offrant le volume d'une tête d'enfant à terme. Comme les douleurs étaient habituellement supportables, que la malade conservait du reste l'appétit, le sommeil et toutes les apparences de santé, elle ne voulut pas se soumettre à un traitement nécessaire, pas même à quelques précautions hygiéniques réclamées non seulement par sa maladie, mais par l'époque viagère dans laquelle elle se trouvait. Une saignée pratiquée de loin en loin, quelques bains furent les seuls moyens qu'elle mit en usage. Aussi le volume du ventre fit-il des progrès au point qu'à cinquante-deux ans il pouvait être comparé à celui d'une femme enceinte à terme de deux enfants. La malade n'était bien que couchée, le tronc à demi élevé, et appuyée sur le dos; toute autre position réveillait des douleurs dans l'abdomen, ou était insupportable par l'imminence de suffocation qui en résultait. Lorsqu'elle se levait, elle marchait avec peine, le corps renversé en arrière, position qu'elle était encore forcée de tenir étant assise, pour éviter la suffocation. En même temps l'amaigrissement général se prononçait de plus en plus; il y avait insomnie et perte d'appétit, malgré laquelle on s'efforçait de prendre des aliments, par la crainte vulgaire de ne pouvoir vivre sans manger. Cependant, parvenue à cet état, force fut de prendre plus à la lettre les avis du médecin. Après quelques émissions sanguines, je passai trop promptement à l'usage des médicaments réputés fondants ou résolutifs, les frictions avec le calomel en pommade, les pilules savonneuses avec addition de scille et de digitale, quelques purgatifs. La maladie allait néanmoins s'aggravant. Réfléchissant alors sur l'état pathologique positif que j'avais à traiter, j'établis ainsi mon diagnostic : Engorgement par phlegmasie chronique de l'ovaire droit avec hydropisie à plusieurs foyers probables. Je fondai ce jugement, 1° sur le siége primitif des douleurs vers la région iliaque et le flanc du côté droit; 2° sur la présence à cette époque d'une tumeur occupant ces mêmes régions, tumeur qui, presque complétement sphéroïde dans le principe, avait offert en se développant quelques variations dans la forme, de manière que maintenant qu'elle remplissait et distendait toute la capacité abdominale, elle présentait plusieurs bosselures larges, mais peu saillantes et séparées par des sillons peu profonds; une autre bosselure plus saillante proéminait du côté gauche; 3° sur les douleurs, non pas celles profondes et obscures, qui pouvaient être le résultat de la distension, mais sur ces douleurs vives que la malade ressentait assez fréquemment dans plusieurs points de cette énorme tumeur, qui en ces endroits était sensible au toucher et à la pression, et paraissait plus dure; symptômes évidents d'un état phlegmasique, que dénotait encore le mouvement fébrile continuel avec redoublements vespériens, auxquels la malade était en proie; 4° enfin, sur la sensation de fluctuation, obscure, il est vrai, mais appréciable, qui se remarquait surtout au sommet des bosselures que présentait la tumeur.

» Je voulus abandonner l'usage des résolutifs et des fondants sur lesquels la malade établissait le seul espoir de soulagement, et revenir sur le traitement antiphlogistique exclusivement; mais on s'effraya de la proposition de nouvelles saignées et d'une diète rigoureuse. Comment pourrait-on supporter ce traitement dans l'état de faiblesse, de marasme, d'épuisement auquel on était parvenu? Une consultation fut proposée, et M. Fouquier pour la faire. Voici quel fut son diagnostic et le pronostic qu'il porta : Tumeur enkystée de l'ovaire droit, ayant peut-être envahi le gauche, à parois en partie squirrheuses, avec plusieurs foyers d'épanchements séparés par des cloisons, circonstance qui, jointe à la consistance présumable du liquide épanché, rend la fluctuation obscure. La distension violente produite par le développement graduel de la tumeur excite l'inflammation dans quelques points de ses propres parois, ou du péritoine qui lui sert d'enveloppe extérieure. Tout ce que l'on peut espérer, c'est de rendre la maladie stationnaire ou supportable, en combattant et prévenant les symptômes inflammatoires, sauf, plus tard, quand, par leurs progrès, les épanchements isolés se seraient réunis et que la fluctuation serait devenue plus patente, d'essayer la ponction comme moyen de soulagement; mais cette maladie est incurable, et doit, un peu plus tôt, un peu plus tard, se terminer inévitablement d'une manière funeste. M. Fouquier approuve et sanctionne l'utilité du traitement antiphlogistique comme moyen le plus efficace, non pas curable, mais palliatif, sauf, quand l'engorgement serait devenu indolent sous son influence, à revenir à l'usage des résolutifs et des fondants.

» Ainsi étayé, pour le traitement, de la décision et des conseils d'un praticien aussi éminent et aussi distingué, dont l'opinion sur le diagnostic de la maladie ne différait de celle que j'avais manifestée que par des nuances légères, il me fut plus facile de vaincre les scrupules de la famille et de décider la malade à se soumettre entièrement à l'usage des moyens débilitants, que j'avais eu tant de peine à faire adopter. Plusieurs saignées du bras, de huit à dix onces, furent faites à quelques jours de distance; des sangsues furent ensuite appliquées sur les points les plus douloureux de l'abdomen ; on couvrit continuellement cette partie avec des cataplasmes ou des fomentations émollientes ; tisane de chiendent, petit-lait, orangeade ; quelques cuillerées de lait coupé, de bouillon léger ou de potage, composèrent d'abord toute la nourriture. La malade prit par semaine deux à trois bains d'une à deux heures. Après deux mois de ce traitement, l'abdomen, sans avoir perdu de son volume, était devenu complétement indolent ; il ne gênait plus que par sa masse. Les points autrefois douloureux avaient perdu leur résistance, en même temps qu'ils étaient devenus indolents et insensibles à toute pression ; la fluctuation était plus manifeste, plus superficielle, plus généralement égale. Les urines étaient rares, en petite quantité, rouges et fortement sédimenteuses. Quand la malade se levait, ce qu'elle faisait plus facilement, les jambes s'infiltraient. La fièvre avait disparu. J'étais sur le point de pratiquer la ponction, mais je voulus auparavant essayer quelques résolutifs. Je prescrivis donc l'usage du pareira-brava, médicament dont j'avais plus d'une fois constaté la puissante propriété diurétique, quoique cependant cette substance eût été sans effet avantageux chez cette même malade quelques mois auparavant, probablement à cause de l'état inflammatoire qui s'opposait alors à son action. Pour cette fois les effets furent si actifs, que je n'eus pas besoin de recourir à d'autres médications; dès les premières tasses de son administration en décoction (deux onces pour pinte d'eau, réduite à un tiers par l'ébullition), les urines coulèrent avec une abondance extraordinaire; le vase, d'un assez grand diamètre, était rempli deux à trois fois dans les vingt-quatre heures; on voyait en même temps le ventre s'amollir et s'affaisser, et en moins de six semaines il fut réduit au point où il était avant la maladie. La fluctuation disparut complétement, et maintenant on n'aperçoit plus qu'une sorte de bouffissure à l'hypogastre. La tumeur ovarique ramollie, concentrée dans le bas-ventre, devient encore de temps en temps le siége de douleurs qui cèdent à l'instant à la saignée et aux sangsues. Du reste, la malade a recouvré l'exercice régulier de toutes ses fonctions; elle peut fournir des promenades à pied de deux à trois heures de suite sans se reposer et sans fatigue. Le sommeil est bon, l'appétit excellent. »

La salsepareille a produit des résultats avantageux dans plusieurs cas d'engorgements durs de la matrice; nous allons rapporter deux faits qui tendent à le prouver.

Premier fait. — Une femme mariée, d'une quarantaine d'années, avait à la paroi postérieure de l'utérus une tumeur du volume d'un œuf de poule, douloureuse au toucher, avec perte de sang, et tous les autres signes propres au cancer de l'utérus. (Position horizontale, ventouses scarifiées sur la région sacrée, purgatifs doux, décoction de salsepareille et quelques petites doses d'extrait de ciguë.) Le traitement, continué pendant plusieurs mois, amena une guérison qui ne s'était pas démentie après trois années.

Deuxième fait. — Une dame de quarante-huit

ans présentait les symptômes dénotant une affection grave de l'utérus. On trouva une tumeur du volume d'une noix au col, excessivement douloureuse. Ventouses scarifiées, alimentation végétale, repos horizontal, extrait de ciguë, bains de siége et quelques légers apéritifs, décoction de salsepareille (quatre onces pour une pinte d'eau réduite à moitié, à prendre en trois doses). Au bout de quelques mois, la tumeur avait disparu.

Résumé sur le traitement des altérations organiques de la matrice qui se présentent sous la forme d'engorgements durs, pris dans l'ouvrage de M. Duparcque, dont le profond savoir doit faire autorité dans cette matière. — 1° Le traitement débilitant ou antiphlogistique ayant pour but de faire prévaloir le mouvement de décomposition sur celui de composition des altérations organiques, effet qu'il produit en diminuant ou tarissant la source des matériaux qui entrent dans leur formation, et en rendant en même temps à la faculté absorbante du tissu altéré toute son activité par la réduction de l'exagération vitale qui préside à leur développement; ce traitement est essentiellement indiqué dans les engorgements durs de la matrice, quelle que soit d'ailleurs la nature des altérations qui les constituent.

Il opère seul la guérison, lorsque les engorgements sont le résultat d'une inflammation.

Il convient, dans la presque universalité des cas, pour disposer la partie altérée à recevoir avec avantage l'action des autres médications, et principalement des résolutifs et des fondants proprement dits. Le traitement antiphlogistique forme, dans ce cas, partie préparatoire indispensable ou auxiliaire obligé des autres méthodes de traitement.

Enfin, c'est encore lui qui fournit, en général, les moyens les plus efficaces pour, dans les cas où l'altération porte le caractère d'incurabilité, en entraver la marche et modérer plusieurs des symptômes qui sont les plus redoutés de ces maladies. Ainsi il arrête la complication inflammatoire, qui le plus ordinairement est le moyen d'extension de l'altération des parties affectés à celles qui étaient encore saines, ou qui en marque ou active les transformations redoutables, ou enfin rend très douloureux des engorgements squirrheux qui auparavant étaient indolents.

2° Le traitement sédatif ou stupéfiant peut, en déprimant l'exaltation ou l'exagération vitale qui préside à la formation des engorgements durs de l'utérus, ou des altérations qui les constituent, arrêter leur développement, et, en laissant à la faculté absorbante du tissu altéré tout son empire, favoriser leur résolution. Mais l'obligation dans laquelle on est de n'administrer les médicaments qui composent les médications sédatives ou stupéfiantes qu'avec réserve, vu les dangers qui résulteraient de leur action toxique, s'oppose à ce que l'on puisse retirer de ces médications tous les avantages que l'on aurait droit d'en attendre. Du reste, nous croyons qu'on aurait tort d'attribuer à quelques uns de leurs agents une spécificité absolue.

Les sédatifs, les stupéfiants et les narcotiques deviennent des auxiliaires puissants des autres médications. Combinés avec le traitement débilitant, et notamment avec la diète, on peut compter sur de prompts et d'heureux résultats.

Unis aux résolutifs proprement dits, ils en favorisent aussi les effets, en contre-balançant ou empêchant l'action irritante des médicaments qui les composent, action qui pourrait mettre obstacle à l'accomplissement des résultats heureux qu'ils promettent. Ainsi on unit avec succès les extraits de ciguë, d'aconit, d'opium, etc., au calomélas, aux préparations d'iode ou d'or, à l'émétique, aux savonneux, aux alcalis, etc.

Enfin ces médications conviennent spécialement dans les cas de prédominance des symptômes nerveux, comme lorsqu'il existe des douleurs violentes ou très aiguës, de l'insomnie, des spasmes ou des convulsions, etc.

3° Enfin les médications résolutives ou fondantes proprement dites, ne sont applicables avec succès que lorsque, après un emploi raisonné des moyens appartenant aux deux indications qui précèdent, il ne reste plus qu'à réveiller ou à activer, d'une manière plus directe ou plus spéciale, la faculté absorbante des tissus, siége de l'altération. Auparavant, ces médications seraient inefficaces, et souvent même plus préjudiciables que favorables.

DES TUMEURS CANCÉREUSES OU DU CANCER DE L'UTÉRUS.

Symptômes.—Le diagnostic est effectivement fort obscur dans le principe, dit le professeur Dugès, et les premiers degrés du mal passent souvent inaperçus de la malade même, qui se souvient à peine des incommodités qu'elle avait depuis long-temps ressenties, lorsqu'on découvre des désordres déjà fort étendus. Dans ce premier degré, quelques dérangements dans les fonctions, un écoulement leucorrhéïque blanc ou jaunâtre, soit permanent, soit restreint aux approches et aux suites immédiates de l'époque menstruelle, devenant momentanément coloré en rouge après le coït ou quelque autre cause d'excitation locale, un sentiment de pesanteur à l'hypogastre, de pression sur le fondement ou les voies extérieures de l'urine, un peu de douleur dans l'évacuation des matières fécales, qui, de même que les urines dans certains cas, ne peuvent être rendues qu'avec difficulté, une sensibilité désagréable, lors de l'exécution des actes conjugaux, qui laissent pendant quelque temps de l'endolorissement ou du moins une sensation insolite dans l'utérus; parfois même de petits élancements; enfin quelques tiraillements aux lombes ou aux aines, des alternatives de boursouflement et d'affaissement du ventre, surtout vers l'hypogastre et sans causes connues; tels sont les indices de ce commencement de squirrhe, indices bien peu caractérisques sans doute, et qui même ne peuvent donner alors une certitude complète en y joignant l'exploration manuelle. Ce que le toucher apprend en effet, c'est qu'il y a gonflement, dureté, sensibilité comme dans la métrite chronique; à peine peut-on établir, comme données distinctives, que, dans le squirrhe, l'engorgement occupe plutôt le col et y est plus circonscrit; que la sensibilité y est moindre et la consistance plus considérable, moins variable aussi bien que le volume; que le col enfin est moins régulier dans sa forme que quand il s'agit d'une simple induration par suite de phlegmasie chronique.

Le diagnostic n'offre pas ces incertitudes dans le deuxième degré, dans le cancer déclaré. On trouvera bien un peu plus de douleur, d'hémorrhagie, de mollesse; on observera surtout plus de rapidité dans l'accroissement, plus d'étendue dans les envahissements du mal, plus de promptitude dans l'arrivée de l'ulcération et de la diathèse cancéreuse, si l'on a affaire à une dégénérescence encéphaloïde, que pour la squirrheuse; mais le reste du tableau peut aussi bien s'appliquer à l'une qu'à l'autre. Alors le col utérin, et quelquefois le corps, rarement les lèvres seules du museau de tanche, se présentent, au spéculum ou au toucher, gonflés, durs, bosselés, lobés, plus ou moins rouges, mais lisses et sans érosion douloureuse à la moindre pression, enduits d'un mucus sanguinolent, de sang presque pur même, si le toucher s'exécute avec trop peu de ménagements; et quelquefois déjà chez les sujets maigres, la palpation fait découvrir des engorgements dans les ovaires. Le toucher rectal aide également à distinguer le siége et l'étendue des tumeurs. On peut dire des tumeurs, quoique souvent il n'en existe qu'une seule assez nettement circonscrite; plus ordinairement il y en a plusieurs; ou si l'organe entier est envahi, les inégalités arrondies de sa surface donnent également l'idée d'un groupe de plusieurs noyaux. La sensibilité de ces tumeurs serait presque le seul caractère qui les distinguât des corps fibreux, si l'on ne joignait à ces signes physiques et sensibles, les signes rationnels tirés de l'état général de la malade et des renseignements qu'elle donne sur ses incommodités. C'est alors que la douleur devient permanente, parfois sourde, parfois corrosive, mais toujours entremêlée d'élancements vifs, courts, comparé sà des coups d'aiguille, de lancette ou de couteau, au passage d'un fer rouge, etc., selon l'intensité de ces éclairs de douleurs, selon la sensibilité physique des malades. Alors aussi les pertes sanguines deviennent plus fréquentes, quelquefois habituelles; les malades se plaignent d'être toujours dans le sang. Cette perte de sang mérite surtout une grande attention, quand elle se montre chez une femme que son âge avait délivrée de cet assujettissement menstruel; et comme je l'ai déjà fait observer en parlant de l'époque de la cessation de l'écoulement menstruel, dans la première partie de cet ouvrage, un grand nombre de faits bien observés prouvent qu'il faut se tenir en garde contre ces prétendus renouvellements de la menstruation dont ont parlé les physiologistes. Ce rajeunissement apparent n'est ordinairement que le signe d'une altération grave de l'utérus ou des annexes; aussi a-t-on remarqué plusieurs fois qu'il s'ensuivait un dépérissement rapide et une mort inattendue, poétiquement comparée à l'extinction d'une lampe après un redoublement de clarté. Il est aussi un assez grand nombre de sujets qui perdent continuellement, mais quelquefois avec des augmentations ou diminutions fréquentes, périodiques même, une matière aqueuse, abondante, inodore ou fade à l'odorat, à peine chargée d'albumine, comme l'indique la légère roideur, la couleur un peu grisâtre, qu'elle donne au linge en se desséchant, et à peine colorée en rose aux époques menstruelles. Cette évacuation séreuse et considérable nous a paru ordinairement annoncer sinon l'existence, au moins le commencement ou l'imminence de l'ulcération, le développement des fongosités, troisième degré ou plutôt troisième période de ce mal. C'est ordinairement avec l'ulcération que coexistent le dépérissement, le marasme et les signes de la diathèse cancéreuse. On voit en effet des femmes porter pendant de longues années un énorme squirrhe, et conserver au milieu des douleurs un certain embonpoint et même des joues colorées; mais, souvent aussi, privées de repos par des douleurs atroces dans l'hypogastre, la région du sacrum, ou bien encore dans les lombes, les fesses, les fosses iliaques, et plus souvent dans toute la longueur des cuisses, soit selon le trajet du nerf sciatique, soit dans l'étendue du nerf crural, douleurs rarement continuelles, mais se renouvelant par accès, une, deux, trois fois par jour, et se soutenant chaque fois pendant plusieurs heures, elles s'épuisent et s'affaissent par degrés. Minées par le dérangement des digestions, la perte de l'appétit, les flatuosités, les vomissements, la fièvre qui en résulte, elles dépérissent avec lenteur. La pâleur et la faiblesse sont beaucoup plus précoces que l'amaigrissement, et on voit telle personne encore douée d'un fort embonpoint prendre un teint jaunâtre et cireux, et ne pouvoir sans essoufflement, sans fatigue, passer d'une chambre à l'autre ou du lit à la chaise longue. Parfois les douleurs des cuisses et des jambes se changent en une sorte de paralysie, ou du moins d'insensibilité, d'engourdissement, ordinairement accompagnés d'un œdème considérable; d'ailleurs la tumeur, ordinairement très volumineuse alors, arrête l'urine dans les uretères mêmes, et jusque dans les reins, rend l'évacuation des matières fécales impossible, et ajoute ainsi des souffrances accessoires aux souffrances essentielles ou directement dues au cancer.

Traitement. — Dans le cancer déclaré, le médecin doit savoir que le régime et les médications ne sont propres que pour diminuer les douleurs et ralentir la force du mal; ainsi, un régime adoucissant, la diète lactée, les viandes blanches, le repos, en prévenant des recrudescences inflammatoires, peuvent tendre à rendre le mal stationnaire; un exutoire, en soutenant à un certain degré l'état de l'économie, en régularisant sympathiquement l'innervation et supprimant les mouvements fluxionnaires dont auparavant l'utérus était comme le centre. Dans les recrudescences mêmes, des saignées locales ou générales, des émollients en bains, demi-bains, injections, pommades, et même en forme de cataplasmes demi-liquides, poussés et maintenus dans le vagin, sont fréquemment utiles pour ramener l'utérus à l'état le plus sain possible. Des médicaments de même forme, mais essentiellement narcotiques, sont nécessités fréquemment par les douleurs, que malheureusement ils ne parviennent pas toujours à calmer. C'est à cet avantage que se bornent les effets de la ciguë, de la jusquiame, de la belladone, de la morelle, de l'opium et de ses préparations officinales employées en liniments, pommades, lotions, injections, bains et cataplasmes. Il faut même bien souvent en venir à l'emploi intérieur de ces divers narcotiques, à doses graduées; nul, sous ce rapport, n'est plus efficace que l'acétate de morphine, administré à la dose d'un, de deux centigrammes pour une nuit, dans une potion ou une pilule; les pilules de cynoglosse sont aussi d'un usage avantageux. A ces palliatifs, principalement dirigés contre la douleur et l'insomnie, le simple bon sens indique assez d'en ajouter quelques autres, comme des moyens de propreté et de désinfection; telles les lotions et les injections avec une solution légère de chlorure de chaux, mitigée par le mucilage de graine de lin, ou tout autre. Il est bon quelquefois aussi d'arrêter, par l'emploi de quelques astringents administrés de même, tels que dissolutions d'acétate de plomb, de sulfate d'alumine ou de zinc très étendues, décoction de bistorte, d'écorce de chêne, etc., les écoulements séreux, surabondants, et même quelques pertes sanguines qui semblent passives. Il faut remédier à la rétention des urines par le cathétérisme, à la constipation par des lavements.

La cautérisation, dit Dugès, ne peut être appliquée rationnellement au squirrhe, même borné au col de l'utérus, que quand les tumeurs ont peu de volume, à moins qu'on ne se décide à les réséquer d'abord, pour en brûler ensuite les restes. Aussi la cautérisation a-t-elle été plus particulièrement proposée contre les ulcérations cancéreuses primitives ou secondaires. C'est effectivement à cette forme de cancer que ce mode de traitement convient en réalité.

Pour la pratiquer, on se sert de nitrate acide de mercure, et on renouvelle la cautérisation autant de fois qu'il est nécessaire pour détruire complètement toute la portion altérée, dût-on, d'après l'opinion de M. Duparcque, empiéter plus ou moins sur les parties saines; autrement, les récidives sont inévitables, promptes, et plus défavorables que n'était l'altération primitive, en ce que l'altération affecte l'organe plus profondément, et s'étend à des points désormais inaccessibles aux mêmes moyens thérapeutiques.

L'inflammation consécutive est le seul accident à redouter après la cautérisation; elle s'est quelquefois présentée active et redoutable. On la prévient par l'usage des injections, des bains, des fomentations émollientes; on la combat ou on la modère au moyen de saignées générales et locales.

L'observation suivante donnera une preuve de l'efficacité de la cautérisation dans les affections limitées au col utérin; elle est particulièrement remarquable sous le rapport de la répétition et de l'étendue de la cautérisation.

Une dame, âgée de cinquante-quatre ans, a eu une sœur qui est morte à soixante ans d'un cancer au sein; réglée à treize ans, et devenue mère à vingt-sept, elle commença à trente-neuf ans à ressentir des douleurs dans les lombes, les aines et la région hypogastrique, sans que le toucher fît rien connaître de particulier dans l'utérus ni ses dépendances. Des bains, un régime adoucissant, et parfois des sangsues aux lombes et à l'hypogastre, furent les seuls moyens employés jusque vers quarante-trois ans. Aux souffrances ordinaires se joignit un flux leucorrhéique habituel et assez abondant, toujours sans lésion organique sensible au col de l'utérus. La ciguë d'abord en substance, ensuite en extrait, fut mise en usage à l'intérieur et à diverses reprises; on y joignit parfois l'emploi des bains rendus sulfureux et des cataplasmes sur le ventre.

A quarante-six ans, le flux leucorrhéique avait fort augmenté, et on reconnut avec le spéculum que l'extrémité des lèvres du museau de tanche était excoriée et portait des fongosités de huit à dix lignes de long; que la base du col utérin était saine, mais que sa partie inférieure, quoique sans tuméfaction, était plus dense que dans l'état naturel.

L'ablation de parties malades paraissant le seul moyen de guérison, la malade voulut bien se soumettre à l'opération. La malade étant placée comme pour l'opération de la taille, le col de l'utérus fut saisi par le museau de tanche avec des pinces de Museux, abaissé jusqu'à la vulve, et réséqué avec des ciseaux courbes sur le plat, au-dessus de tout ce qui parut malade.

Cette opération fut suivie de la plus forte hémorrhagie qui puisse arriver en pareille circonstance; des bourdonnets ne suffisant pas pour l'arrêter, on eut recours à un petit verre à patte qui servit de pessaire en bilboquet. Après l'avoir rempli de charpie, on l'introduisit dans le vagin où il servit à rendre efficace le tamponnement, resté jusque là sans succès; on appliqua ensuite, d'arrière en avant, sur le pied du verre qui dépassait les grandes lèvres, le chef descendant d'un bandage en T, et l'hémorrhagie fut arrêtée.

Des douleurs et des symptômes inflammatoires s'étant manifestés dans la nuit suivante, le bandage en T fut supprimé, on pratiqua une saignée du bras, et l'on appliqua deux fois des sangsues sur l'hypogastre. Les avantages obtenus par ces moyens furent soutenus par des boissons émollientes, des cataplasmes sur le ventre et des bains tièdes. Le troisième jour après l'opération, les pièces les plus extérieures du tamponnement furent enlevées, et le quatrième, à cause de leur mauvaise odeur, on retira les plus profondes, sans que l'hémorrhagie reparût.

Dix jours après, on fit une cautérisation avec un morceau de potasse caustique, porté avec une tige sur la plaie mise à découvert par le spéculum; cette cautérisation fut suivie le lendemain d'une hémorrhagie assez considérable.

Quatre jours plus tard, on fit une seconde cautérisation; mais cette fois on se servit de nitrate acide de mercure, porté dans l'intérieur du col utérin avec de petits pinceaux de charpie, et sur la plaie avec des bourdonnets tenus au moyen d'une pince longue et recourbée. Cette cautérisation fut plus profonde que la première, car on pénétra très avant dans le col, sans autre accident que d'assez vives douleurs locales et sympathiques, qui furent dissipées en quelques jours par des bains, des cataplasmes, des injections et des boissons émollientes, qui cependant furent continuées pendant plusieurs jours. La malade étant guérie cinq semaines après, un cautère au bras fut établi. Depuis ce moment cette dame a été examinée, et rien n'a été trouvé qui pût faire craindre une récidive.

La femme d'un ancien militaire, âgée de trente-quatre ans, voulait se débarrasser d'une leucorrhée qui la fatiguait beaucoup. De nombreux moyens rationnels ou empiriques avaient été tour à tour employés. Quelques uns avaient paru efficaces, mais ce n'avait été que momentanément; l'affection récidivait bientôt. Le toucher ne fit rien découvrir qu'un peu de tuméfaction du col, sans augmentation notable de consistance, sans douleurs ni sensibilité à la pression. A l'aide du spéculum, on trouva cette partie parsemée de points rouges, assez semblables à des piqûres de puces, discrètes à la circonférence du col, confluentes en approchant de l'orifice. Il suintait de là un fluide séro-muqueux incolore assez abondant. Pressée de questions, la malade dit enfin avoir porté pendant long-temps une dartre miliaire à la partie interne et supérieure des cuisses, et notamment dans la gauche, qui n'avait eu d'autres inconvénients que de lui occasionner de la démangeaison, principalement quand elle était échauffée par la marche; depuis deux ans, elle n'avait plus ressenti cette affection, qui avait disparu sans qu'elle s'en aperçût, et qu'elle ne se rappelait maintenant que parce qu'on la mettait sur la voie. On jugea dès lors que l'espèce d'éruption dont le col utérin était couvert pouvait bien provenir de la rétrocession de cette dartre, d'autant plus que ce n'était que depuis sa disparition que la leucorrhée était devenue bien plus abondante qu'auparavant. Après quelques purgations, on eut recours aux préparations de soufre administrées à l'intérieur (soufre doré d'antimoine), en injections (eau de Barège) et en bains. En même temps on appliqua aux cuisses quelques vésicatoires volants, qu'on remplaça ensuite par l'établissement d'un cautère à demeure au bras gauche. L'éruption utérine guérit, et la leucorrhée fut réduite au point de n'être plus fatigante.

Ulcère cancéreux de l'utérus. — Cicatrisation prompte de l'ulcération sans l'influence de la décoction de suie employée en injection et en pommade. (Revue médicale.)—Marie Bernard, âgée de soixante-quatre ans, perd ses règles à cinquante ans; deux ans plus tard, elle éprouve un sentiment de pesanteur dans les voies génitales, auquel se joignit bientôt une leucorrhée intermittente irrégulière. D'abord la santé générale ne fut point troublée, et la matrice ne parut pas altérée; mais à la fin la malade ressentit des douleurs lancinantes, surtout à l'aine gauche, s'étendant au membre correspondant, et de la difficulté dans les excrétions urinaires et stercorales. L'écoulement devint continuel, ichoreux, sanguinolent, fétide. Elle éprouve une sensation d'un froid glacial dans les lombes. Son sommeil est nul, son appétit diminue, elle maigrit et s'affaiblit.

Le 21 décembre 1833, M. Blaud découvre par le toucher une large ulcération à la région qu'occupe le col de l'utérus, qui a le volume d'une pomme de reinette, est bosselé et dur ; cet ulcère a trois pouces dans son plus grand diamètre, et deux pouces dans son plus petit ; ses bords sont inégaux, durs, renversés en dehors, et divisés en plusieurs lobes par des fissures profondes. Un des lobes, situé à gauche, plus volumineux que les autres, forme une espèce d'anse, et se continue avec le reste du corps de la matrice. Sous l'influence des traitements ordinaires, de l'aconit, de la ciguë, le mal ne fit qu'empirer. Le 11 mars, M. Blaud commença le traitement par la suie. Quatre fois par jour on injecta d'une décoction de deux fortes poignées de suie dans une livre d'eau (bouillie une demi-heure et passée avec pression, administrée tiède).

Le 22, l'ulcère avait perdu de son étendue ; on joignit aux injections l'application de pommade de suie (parties égales de suie et d'axonge).

Le 26, l'ulcération était réduite d'un quart de sa surface primitive. Ses bords étaient affaissés, moins durs, plus égaux, et le volume de la tumeur était moindre. Les fissures avaient disparu, les douleurs avaient cessé, l'émission des selles et des urines était plus facile, le sommeil revenait.

M. Blaud remplaça les injections par un arrosement continu de la même décoction de suie, au moyen d'un entonnoir à bout recourbé (espèce de clysoir).

Le 10 avril, l'ulcération n'était plus sensible. L'utérus, dont l'engorgement a beaucoup diminué, est très élevé ; il est encore dur et squirrheux. Cependant, le 10 mai suivant, cet organe avait repris sa souplesse et sa consistance normales. Seulement le col n'existe plus ; il a été détruit par l'affection cancéreuse, ainsi qu'une partie considérable du segment correspondant de la matrice. La cicatrice s'offre au toucher sous la forme d'une bourse globuleuse, fermée par un cordon.

CHAPITRE II.

SQUIRRHE ET CANCER DES MAMELLES.

—

Le squirrhe du sein débute le plus ordinairement par une petite tumeur plus ou moins régulièrement arrondie; à mesure que les règles se suppriment, cette tumeur fait des progrès, et ne tarde point à prendre une forme et un volume plus inquiétants. De ronde, circonscrite et roulante sous les doigts, elle devient inégale, bosselée, adhérente à la peau, ou aux muscles; le tissu cellulaire qui l'avoisine s'engorge et se durcit. Le squirrhe du sein peut rester long-temps dans cet état et causer des douleurs encore supportables; mais lorsqu'il poursuit sa marche, les souffrances augmentent avec le mal. Les élancements deviennent de plus en plus aigus; la malade les compare, suivant leur violence, à des coups d'aiguille ou de canif; ils se font plus particulièrement sentir vers le soir ou dans la nuit, et empêchent parfois le sommeil. La tumeur est rénitente, indolente; on sent des nodosités irrégulières, le toucher est cependant encore très supportable, à moins que le squirrhe ne soit compliqué de phlegmasie. Les mouvements du bras sont moins libres par l'engorgement des glandes voisines de l'aisselle. Les veines cutanées se remplissent de sang; la peau, qui n'avait pas jusque là changé de couleur, se rougit, s'enflamme, et acquiert une teinte bleue, violette; le mamelon s'efface à mesure que la tumeur prend de l'accroissement, et souvent, au lieu d'une éminence qu'il présente, on ne voit à sa place qu'un enfoncement plus ou moins profond.

La maladie, qui ne cesse pas de faire des progrès, change bientôt de face, et se présente avec son caractère de destruction en minant avec plus ou moins de fureur la vie de la malheureuse victime qu'elle a attaquée. C'est alors, dit M. Colombat, que les douleurs deviennent de plus en plus fréquentes et atroces, empêchent la malade de goûter un instant de repos, et jettent un trouble général dans l'économie. La tumeur présente quelques pointes en se dessinant en relief sur sa surface; la peau qui couvre chacune de ces saillies s'amincit, se gerce et se couvre de fissures qui donnent issue à une sérosité ichoreuse, dont la couleur et la fétidité varient, et dont l'âcreté enflamme et ulcère même les parties voisines. Ces fissures et ces ulcérations s'agrandissent et se rapprochent au point de se confondre, et de ne former bientôt qu'un horrible ulcère dont les bords se renversent, s'épaississent et se durcissent de plus en plus.

Le cancer ulcéré du sein parvenu à ce degré présente une surface raboteuse, grisâtre et blafarde, qui, dans quelques cas, se couvre de végétations rougeâtres et fongueuses, qui sécrètent un fluide sanieux, le plus souvent très fétide. Enfin des hémorrhagies fréquentes et résultant de la corrosion des vaisseaux diminuent quelquefois les douleurs; mais le plus souvent ces écoulements sanguins, au lieu d'être utiles, ne servent qu'à épuiser les forces de la malade.

Arrivée à ce point, la maladie n'est plus simplement locale, et l'on voit se manifester des phénomènes généraux dont l'ensemble constitue la cachexie cancéreuse. Ainsi la malade, qui perd son embonpoint et sa fraîcheur, et dont la peau prend une teinte jaune-paille, est tourmentée par une toux sèche et fréquente, avec douleur et chaleur mordicante derrière le sternum; elle est agitée par des mouvements fébriles, elle éprouve une anxiété extrême, une oppression pénible, un grand dégoût pour les aliments, une constipation opiniâtre, alternant avec le dévoiement, enfin la plupart des symptômes généraux qui dénotent la cachexie cancéreuse.

Traitement. — Si la femme est pléthorique, on devra d'abord pratiquer une saignée du bras, que l'on renouvellera plusieurs fois, si le mal est à l'état aigu ; puis on fera des applications de sangsues autour de la tumeur, qui sera ensuite recouverte d'un cataplasme émollient arrosé de laudanum, les fumigations d'eau de sureau ; les bains généraux, les boissons délayantes, un régime doux, les frictions sur la peau, les infusions diaphorétiques, l'habitation dans un lieu sec et bien aéré, les distractions douces et agréables, l'exercice modéré, en ayant la précaution d'éviter les mouvements du membre supérieur correspondant à la mamelle affectée, contribueront beaucoup à la résolution de l'induration.

Si après avoir employé pendant quelque temps tous ces moyens, on s'aperçoit que la tumeur ne diminue point et n'est le siége d'aucune douleur, il sera bon de recourir aux résolutifs et aux fondants, mais avec la précaution de les associer d'abord aux émollients, dans la crainte de déterminer une trop vive irritation. Ainsi on emploiera des cataplasmes de farine de graine de lin et de fèves de marais faits avec de l'eau simple, puis successivement avec de l'eau de sureau, de camomille, de savon, enfin un mélange d'eau végéto-minérale ou d'une décoction de roses de Provins dans du vin rouge. A l'emploi de ces topiques résolutifs, on fera succéder celui d'autres agents plus actifs, tels que le liniment ammoniacal, les emplâtres de savon camphré, de ciguë, de Vigo cum mercurio, les frictions avec la pommade mercurielle ou l'hydriodate de potasse; on prescrira en même temps l'usage des amers et des apéritifs, tels que les sucs de chicorée sauvage, de fumeterre, de buglosse, les tisanes de patience, de saponaire, de scabieuse, auxquelles on joindra de temps en temps quelques doses convenables de sulfate de soude, de magnésie, l'usage des eaux de Sedlitz, ou de quelques autres laxatifs doux, qui, produisant une action passagère du conduit digestif, aideront la résolution et concourront à augmenter l'efficacité des autres moyens. On entretiendra sur le lieu affecté une douce chaleur, au moyen d'une peau de cygne continuellement portée, et on posera un cautère au bras du côté malade.

Lorsque par tous les moyens indiqués et d'autres analogues, lorsque par la stricte observation des lois de l'hygiène, on n'a pu borner le squirrhe ou le cancer du sein, il faut recourir à l'opération comme seul moyen de salut, et la femme doit s'y décider d'autant plus promptement qu'on ne peut désigner l'époque où elle deviendrait bientôt impraticable.

Des observations en grand nombre du cancer du sein nous démontrent que les résultats en sont presque toujours funestes; cependant je puis assurer que parmi le grand nombre d'opérations que j'ai vu pratiquer par nos habiles chirurgiens, et principalement par mon illustre, maître, le baron Dubois, dans des affections de ce genre, quelques unes ont eu un succès complet.

Sans vouloir décrire ou seulement indiquer tous les procédés proposés ou employés par les auteurs pour l'extirpation du cancer des mamelles, je me bornerai à décrire l'opération telle qu'elle est pratiquée par la plupart des chirurgiens de notre époque, et j'indiquerai les diverses modifications que nécessitent la mobilité, le peu de volume, le grand développement, les adhérences de la tumeur, ou enfin la dégénérescence totale de la mamelle et les diverses complications qui peuvent se rencontrer.

Afin d'avoir moins à craindre les syncopes, et pour que le chirurgien soit plus commodément pendant l'opération, nous pensons qu'au lieu de faire asseoir la malade sur une chaise, il vaut mieux qu'elle reste couchée sur un lit ou sur une table, disposée de manière que la tête et la poitrine soient assez élevées pour rendre le sein aussi saillant que possible.

Si la tumeur est circonscrite, mobile et peu volumineuse, il suffit de faire à la mamelle une incision longitudinale proportionnée au volume de l'induration, puis, avec une érigne double, on saisit, après avoir fait écarter les bords de la division, la production morbide, et on l'attire au-dehors avec la main gauche pendant que la droite, armée d'un bistouri convexe, achève de l'isoler et de détacher les liens celluleux et vasculaires auxquels elle adhère. Quand on s'est rendu maître du sang par la ligature, on réunit les lèvres de la plaie avec des bandelettes agglutinatives.

Si la mamelle est très développée, surtout si la tumeur était volumineuse, quoique circonscrite et mobile, il serait avantageux de ne pas ménager la peau.

Si la mamelle entière était envahie, il faudrait

alors circonscrire l'organe par deux incisions demi-circulaires, de manière à ce que le grand diamètre de la plaie soit dirigé obliquement de haut en bas et de dehors en dedans dans le sens des fibres charnues du grand pectoral.

Pour procéder à l'opération, le chirurgien, après avoir fait placer la malade comme nous l'avons indiqué, devra tirer la peau de la mamelle en sens contraire de la première incision semi-lunaire, puis, lorsqu'elle sera achevée, il abaissera lui-même avec la main gauche les parties à extirper, et faisant tendre supérieurement les téguments par un aide, il portera l'instrument tranchant dans l'angle externe de la première division, et pratiquera l'incision supérieure, qu'il terminera à l'angle inférieur de la plaie dont il achèvera l'ellipse. Lorsque la masse cancéreuse aura été circonscrite, il saisira la masse à enlever avec une pince de Museux, puis il disséquera la tumeur, d'abord de bas en haut, puis de haut en bas, en ayant la précaution de laisser une portion de tissu sain autour de la glande affectée; si la profondeur du mal l'exigeait, il faudrait ne pas craindre d'aller jusqu'aux fibres charnues, et même jusqu'aux os.

Dans le but d'achever le plus vite l'ablation de

la tumeur cancéreuse, on pourra se dispenser de lier les artères à mesure qu'elles seront ouvertes en faisant boucher leur orifice avec les doigts d'un aide. Si quelques parties affectées ou soupçonnées de l'être avaient d'abord échappé à l'instrument, il faudrait sur-le-champ les extirper ; enfin, après avoir lié les vaisseaux et nettoyé la plaie, l'opérateur en rapprochera les bords et les maintiendra en contact avec le pouce et l'indicateur de chaque main, pendant qu'un aide appliquera de longues bandelettes agglutinatives, en commençant par celles du milieu. Le nombre de ces bandelettes doit varier selon l'étendue de la plaie, et on doit laisser un peu d'intervalle entre chacune d'elles pour donner issue au pus et aux autres liquides sécrétés. Un plumasseau enduit de cérat, un ou deux gâteaux de charpie, des compresses longuettes soutenues par un bandage de corps, complètent l'appareil de pansement que nécessite cette opération.

Circonstances qui contre-indiquent l'opération. — Deux choses, selon Richerand, contre-indiquent l'opération : l'étendue trop considérable de la dégénérescence locale et l'infection cancéreuse générale.

L'opération doit aussi être rejetée dans les cas

où la mamelle est immobile, adhérente aux côtes, et comme cimentée sur la poitrine, quand la marche du mal est rapide, quand la peau est tuberculeuse au loin, et enfin lorsque les glandes de l'aisselle sont profondémement engorgées, et jusqu'au voisinage des gros vaisseaux.

Traitement palliatif. — Lorsque le cancer du sein n'est pas ou n'est plus de nature à être opéré, ou lorsque, la malade se refusant à l'opération, il n'est pas permis d'espérer une cure radicale, le médecin doit tâcher de rendre le mal plus supportable et d'en arrêter les progrès par un traitement palliatif. Ce traitement consiste dans un régime doux et tiré autant que possible de la nourriture végétale. Comme c'est la médecine des symptômes qu'on aura à faire, tantôt on cherchera à relever les forces par les toniques et les amers, tantôt on calmera les douleurs, et on combattra les accidents nerveux par les narcotiques et les antispasmodiques, administrés sous la forme de potions, de pilules ou de lavements. On prescrira aussi des fomentations et des applications calmantes, surtout l'extrait d'opium dissous dans l'acétate de plomb liquide ou incorporé à un liniment ou au cérat employé comme topique; enfin l'usage des bains, les petites saignées générales, les applications de sangsues autour de la mamelle, et une foule d'autres moyens qui devront varier selon les symptômes, aideront à conduire les malades à la tombe le plus doucement possible : « Heureuses, dit Richerand, si elles peuvent joindre à l'oubli de leurs maux les douces illusions de l'espérance ! »

Observations. — Une femme d'une constitution robuste et un peu sèche ressentit, à l'âge de cinquante-huit ans, à la suite de chagrins domestiques, des douleurs très aiguës dans le sein droit ; elles avaient pour siége une glande de la largeur de deux pouces, inégale et serrée, de manière à paraître adhérente aux muscles pectoraux. La femme s'est abstenue de toute espèce de remèdes pendant deux ans. A cette époque, on conseilla à la malade de suivre un régime adoucissant, et de ne faire sur la tumeur aucune application. Cependant les douleurs deviennent très vives, la tumeur s'ouvre par un des angles et rend une humeur sanieuse très âcre ; il se forme un ulcère dont le fond est sordide, et dont les bords, qui sont variqueux, durs et violets, caractérisent un carcinome d'un fâcheux caractère. Les douleurs sont intolérables et privent totalement la malade de sommeil. Les glandes axillaires du même côté sont douloureuses et engorgées; on applique sur l'ulcère un cataplasme de ciguë fraîche que l'on renouvelle deux fois par jour. Pendant huit jours, la malade est soulagée par l'emploi de ce topique; mais au bout de quelque temps on ne peut continuer davantage cette application, à cause de l'extrême sensibilité de la plaie, qui néanmoins était devenue plus belle. Dès ce moment, on employa des fomentations émollientes, et on prescrivit à l'intérieur l'usage du sirop dépuratif de Vitalbe à la dose de trois cuillerées à café par jour, une heure avant le repas; la dose a été doublée depuis; le traitement total a duré un mois et demi. Pendant ce traitement, les douleurs ont insensiblement diminué et ont enfin complétement cessé; la plaie s'est entièrement cicatrisée, et il ne reste plus que quelques glandes qui ont à peine la grosseur d'une lentille, et qui sont absolument indolentes.

Une dame, âgée de trente-neuf ans, d'un tempérament lympathique et d'une grande mobilité, donna le jour à six enfants qu'elle n'a pas nourris. Ayant eu, depuis la puberté, les glandes du sein gauche plus ou moins empâtées, elle fut atteinte à l'époque de la cessation de la menstruation d'élancements à cette mamelle, et sentit alors au même côté de l'utérus des douleurs semblables. Bientôt le mal empirant, on jugea à propos d'extirper les glandes, et la suppuration de la plaie, qui fut long-temps équivoque, devint enfin blanchâtre et comme laiteuse. On ne put la tarir qu'en appliquant un cautère au bras. Au bout d'un an, cette dame ayant recouvré une parfaite santé, s'avisa de fermer elle-même son cautère; les douleurs du sein et de l'utérus revinrent alors promptement. Ce qui effraya le plus la malade, fut une sputation abondante de matière semblable à du lait, dont la déperdition la fit maigrir en peu de jours. On garantit aussitôt la poitrine d'une suppuration prochaine, et le corps de l'épuisement dont il était menacé, par le rétablissement du cautère, et l'époque du retour de son écoulement fut celle où les symptômesmaladifs commencèrent à disparaître.

Une dame d'un tempérament lymphatique et d'une assez forte constitution, ayant constamment mené une vie régulière, ressentit, aux approches de l'âge critique, une douleur au sein droit, où, bientôt après, il se manifesta une légère tumeur. A mesure que le travail de la cessation des règles s'opéra, cette tumeur fit des progrès, et prit enfin tous les caractères d'un squirrhe déjà même avancé.

Le médecin appelé s'occupa d'abord de calmer les douleurs qu'éprouvait la malade; y ayant réussi assez promptement par les moyens ordinaires, il appliqua ensuite à plusieurs reprises des sangsues aux environs du squirrhe présumé. Cette méthode, adoptée dans le Dictionnaire des sciences médicales, aux articles *Cancer*, fut secondée dans son emploi tantôt par l'usage des saignées du bras, tantôt par des applications de sangsues aux avant-bras, et l'on ne négligea pas en même temps les autres moyens préconisés contre ces affections. Ce traitement réussit complétement.

Une dame d'un tempérament sanguin, et avec prédominence de la susceptibilité nerveuse, accoutumée d'ailleurs, par sa profession, à une vie sobre et sédentaire, eut dans sa jeunesse une menstruation difficile; elle ressentit alors des douleurs fréquentes dans les seins. A l'âge de quarante-deux ans, les règles devinrent très irrégulières; à quarante-trois ans, la période de la cessation des règles fut entièrement terminée. Pendant ce travail critique de la nature, il survint dans le sein gauche plusieurs tumeurs d'abord isolées; elles se réunirent ensuite pour former un volume assez considérable; il s'y développa des douleurs permanentes et assez vives, et ces douleurs duraient depuis plus d'une année, lorsque la malade réclama les soins d'un médecin qui mit en usage la méthode de Fearou, en y joignant l'emploi des autres moyens ordonnés le plus souvent en pareil cas, et au bout d'environ neuf mois du traitement, secondé en outre par un régime sévère et entièrement composé d'aliments et de boissons très adoucissantes, on parvint à guérir cette dame, qui, sans doute, l'eût été plus facilement et avec plus de promptitude encore, si elle eût employé plus tôt ces moyens.

On lit dans l'ouvrage du docteur Nauche, sur les maladies propres aux femmes: « Je fus consulté, le 22 juin 1822, pour une dame âgée de trente-neuf ans, d'une constitution assez forte, avec prédominence du système nerveux.

» Mariée à seize ans, elle devint bientôt enceinte, et mit au monde un enfant qu'elle allaita; au bout de six mois elle le sévra; son lait était abondant; il se passa facilement du sein gauche; le droit se tuméfiait beaucoup, et l'on eut de la peine à en obtenir le dégorgement.

» Cette dame eut ensuite plusieurs enfants ; elle perdit son mari, eut beaucoup de chagrins ; elle éprouva une extinction de voix, et fut long-temps regardée comme phthisique.

» Elle se rétablit cependant, se remaria en 1814, eut un nouvel enfant, et ses règles, qui étaient peu abondantes, le devinrent davantage.

» En 1819, elle reçut un coup violent sur le sein droit pour lequel elle ne prit aucune précaution.

» Il se manifesta dans ce sein, en 1820, une tumeur arrondie, du volume d'un petit pois, laquelle s'accrut bientôt de manière à avoir le volume d'une noix.

» En 1821, il s'y manifesta des douleurs légères, semblables à de petites piqûres de peu de durée, puis des pincements plus forts et plus longs, puis une cuisson et un sentiment de déchirure.

» Cette dame consulta M. Dupuytren, qui lui conseilla l'opération ; et comme elle ne pouvait s'y résoudre, il lui prescrivit le traitement suivant : « Porter constamment sur les glandes du » sein un large et épais emplâtre de Vigo cum » mercurio, qu'on lèvera matin et soir, et qu'on » renouvellera tous les trois ou quatre jours ;

» faire tous les soirs une friction sur la tumeur, » pendant un quart d'heure, avec dix-huit grains » d'onguent napolitain double;

» Se baigner tous les jours dans une infusion » d'espèces émollientes, à vingt-huit degrés, pen- » dant un quart d'heure;

» Boire tous les jours, depuis une chopine jus- » qu'à une pinte d'eau de poulet; prendre tous » les trois ou quatre jours deux verres d'eau de » Sedlitz; suspendre ce jour-là les bains de même » que durant les règles. »

» Ce traitement fut suivi un mois, et cette dame en éprouva de bons effets; la tumeur diminua d'un tiers de son volume; les douleurs devinrent moins intenses, et se faisaient à peine sentir pendant que l'emplâtre était sur le sein.

» Cette dame ayant été obligée de s'absenter pour affaires et de suspendre son traitement, la tumeur reprit son volume, et les douleurs redevinrent plus fortes qu'auparavant.

» Elle suivit pendant six mois les conseils d'un homme de l'art, qui lui fit espérer sa guérison de l'usage d'un remède dont il lui tut le nom.

» La maladie ne faisait qu'augmenter, et les douleurs étaient devenues insupportables; la malade quitta la campagne où elle se trouvait, pour venir me consulter.

» Le sein droit présentait à la partie supérieure de la glande mammaire une tumeur dure, du volume d'une noix, irrégulière, bosselée à sa surface, adhérente à la peau. La partie inférieure de la glande, y compris le mamelon, paraissait saine; la peau qui recouvrait la tumeur était amincie, d'un rouge vif dans l'étendue d'une pièce de cinq francs, et adhérait fortement avec elle. Le creux de l'aisselle présentait trois petites tumeurs globuleuses, du volume d'un pois, semblables à des granulations qui occasionnaient de légères couleurs. On sentait aussi de petites granulations à la partie inférieure de la mamelle.

» Cette dame éprouvait, dans le sein malade, des douleurs comme des élancements. Elle ne pouvait se coucher sur ce côté, et ne se trouvait bien que sur le dos.

» Ses règles étaient régulières, abondantes; cependant elles avaient une grande tendance à se déranger lorsqu'elle éprouvait des contrariétés; sa santé d'ailleurs était assez bonne; les autres fonctions s'exécutaient bien.

» L'ancienneté et l'intensité de la maladie ne me firent pas hésiter à proposer l'opération. Je me trouvai avec M. Dupuytren pour conférer avec lui si elle était encore praticable. Quoique nous regrettassions que la malade ne s'y fût pas décidée plus tôt, comme c'était la seule conduite qui pût donner quelque chance de succès, nous fûmes tous les deux d'avis d'y avoir recours, et la malade accéda à nos avis.

» Nous l'y disposâmes en lui faisant prendre des bains tièdes, des boissons adoucissantes, des lavements émollients, en faisant pratiquer deux saignées du bras, à deux jours d'intervalle l'une de l'autre, et en donnant quatre verres d'eau de Sedlitz pour vider le conduit intestinal.

» Le sang retiré de la veine était noir et épais; il contenait une assez grande quantité de sérum, et ne présentait aucune trace de couenne inflammatoire.

» Ce traitement préparatoire procura beaucoup de soulagement; l'opération fut pratiquée le 30 juin.

» M. Dupuytren fit une incision elliptique, en commençant par le creux de l'aisselle, et il opéra la résection de la mamelle entière et des glandes de l'aisselle engorgée; on fit la ligature des vaisseaux ouverts, et l'on pansa la plaie avec des bandelettes agglutinatives, pour en rapprocher les bords, et avec de la charpie sèche.

» Nous examinâmes les parties extirpées immédiatement après l'opération.

La peau qui recouvrait la tumeur avait cessé d'être rouge, et avait repris sa couleur blanche extérieurement; elle était amincie, d'un blanc plombé, très adhérente aux parties voisines.

» La tumeur était ovoïde et aplatie; elle avait deux pouces de longueur, un pouce et demi de largeur et neuf lignes d'épaisseur; elle était d'une couleur d'un gris blanc. Fendue dans son plus grand diamètre, sa couleur extérieure était d'un blanc jaunâtre, homogène dans toute son étendue, d'une apparence lardacée.

» Il en découlait, par la pression, une matière puriforme, blanchâtre, sans odeur.

» Une grande portion de la glande mammaire paraissait dans l'état sain; elle était d'un gris rougeâtre, d'une consistance molle.

» Les tumeurs de l'aisselle présentaient à elles seules les divers degrés de dégénérescence de l'affection cancéreuse; les unes étaient intérieurement rouges, et de consistance plus ferme que dans l'état naturel.

» D'autres étaient en partie rouges et en partie blanches; dans d'autres enfin, le tissu en totalité était blanc et lardacé.

» Dans le tissu cellulaire sous-cutané, près de la mamelle, on trouvait de petites tumeurs totalement lardacées.

La malade, après l'opération, fut entièrement débarrassée de ses douleurs. Elle était sans fièvre; la cicatrisation de la plaie se fit d'abord avec rapidité.

» Vingt jours après, il parut sur divers points de la poitrine des engorgements accompagnés de douleurs vives; les accidents cédèrent d'abord à la saignée, aux bains, aux applications de sangsues réitérées; mais ils reparurent ensuite avec plus d'intensité.

» La plaie, loin de se cicatriser, s'étendit; il survint une toux excessivement forte, suivie de l'expectoration d'une matière blanche écumeuse, ce qui annonçait que le principe maladif se portait sur les organes pulmonaires.

» Il n'était pas possible de faire une nouvelle opération, les douleurs étaient extrêmement vives; la plaie du sein forma bientôt un ulcère cancéreux d'où découlait une matière sanieuse fétide; et la malade termina son existence malheureuse, qu'elle aurait probablement prolongée si elle n'avait pas mis tant de retard à son opération. »

CHAPITRE III.

POLYPES DE LA MATRICE.

Les polypes utérins sont des corps plus ou moins superficiels ou cachés dans l'épaisseur des parois de la matrice. Ces corps tendent, en se développant, à venir faire saillie, les uns à la la surface péritonéale, d'autres au col de l'utérus; il en est qui restent emprisonnés dans le parenchyme de cet organe.

Les polypes qui restent enfermés dans la cavité de la matrice ont une forme globulaire, et ceux qui franchissent son col prennent celle ovoïde.

Les polypes se manifestent le plus ordinairement à l'âge de quarante à cinquante ans; Dupuytren a remarqué, contrairement à Bayle, que le célibat et la stérilité étaient loin d'être des conditions favorables à leur développement, puisque sur cinquante-huit femmes affectées de polypes utérins, il a constaté que cinquante-quatre avaient eu des rapports vénériens, et que quarante-deux avaient été mères.

Les polypes peuvent acquérir un volume énorme; on en a vu qui avaient la tête d'un enfant. Il est très difficile de constater l'existence des polypes utérins, qui ne sont pas accessibles au toucher ou à la vue à travers le col de la matrice. Lorsqu'ils sont cachés dans cette cavité, leurs symptômes ne sont autres d'abord que ceux résultant de l'augmentation du poids et du volume de l'organe, joints aux troubles fonctionnels analogues aussi à ceux qui résultent d'engorgements ou même de la présence du produit de la conception.

Plus tard se manifestent des hémorrhagies répétées ou persistantes, et parfois comme foudroyantes. C'est le symptôme le plus remarquable et le seul qui rende ce genre d'affection très grave et très dangereux.

Le diagnostic des polypes utérins est très obscur, des plus difficiles et peut exposer les praticiens les plus consommés à des erreurs plus ou moins graves. Pour donner une preuve de cette difficulté du diagnostic, je vais rapporter l'observation suivante, prise dans l'ouvrage de M. Duparcque.

« La femme Dupont avait eu deux enfants, dont le dernier était âgé de dix ans, lorsque, parvenue à l'âge de trente-huit ans, ses règles, qui jusque là ne s'étaient jamais dérangées, commencèrent à présenter quelques troubles. Elles étaient plus prolongées que de coutume et reparaissaient dans l'intervalle des époques. En même temps la malade ressentit de la pesanteur qui augmenta insensiblement, et finit par déterminer des tiraillements dans les reins, les aines, des engourdissements dans les cuisses, exciter le besoin fréquent d'uriner, etc.

» Cette gêne, la faiblesse dans laquelle la jetaient ses pertes sanguines, obligèrent la malade à demander conseil. M. Marjolin reconnut une descente de matrice sans engorgement notable, et recommanda seulement un pessaire. La présence de ce corps calma les symptômes, si ce n'est la métrorrhagie, qui devint de plus en plus fréquente et abondante. Plus tard, d'après l'avis du professeur Dubois, le pessaire fut supprimé, la malade soumise à un repos absolu, à de petites saignées du bras et à l'usage de médicaments astringents. Sa consultation portait en tête : « Congestion de l'utérus, hémorrhagies, préludes de l'époque critique. Ce nouveau traitement sembla prévenir pour quelques semaines le retour des hémorrhagies; mais tout-à-coup elles reparurent, et bientôt dans leur intervalle s'établit un écoulement puriforme sanguinolent qui finit par acquérir une odeur fétide. La malade fut alors vue et visitée par Dupuytren. Il crut devoir avertir le mari qu'il existait un cancer utérin, désormais au-dessus des ressources de l'art, et contre lequel on ne pouvait apporter que des palliatifs. Trois mois s'écoulèrent encore; mais la malade, désespérée de l'insuccès des divers moyens jusque-là employés, et tombée dans une situation qui ne lui permettait plus d'en faire les dépenses, résolut d'attendre sans plus rien faire le terme fatal, qu'elle pensait n'être pas éloigné.

» Le 27 mai 1826, je fus appelé en toute hâte à mon lever. Je trouvai cette femme comme anème, d'une faiblesse extrême; il existait une perte abondante d'un sang séreux et violacé. Je fis faire de suite des applications réfrigérantes et tamponnai la vulve. Bouillon froid par cuillerées.

» Le lendemain, la malade avait repris un peu de force. On me rendit compte des antécédents; je détamponnai et touchai. Je constatai un polype du volume d'un œuf d'oie, dont le pédicule pénétrait dans le col que je trouvai assez souple pour permettre l'introduction du doigt jusqu'à une certaine profondeur. Je me hâtai d'aller chercher l'appareil convenable, et je fis la ligature de ce polype. Il tomba le quatrième jour; il avait le volume d'un œuf d'oie; sa surface était érodée, comme macérée. La femme ne tarda pas à se rétablir. L'écoulement puriforme ne fut complétement tari qu'au bout de trois mois. Le déplacement ne s'est pas reproduit. »

Il est probable, ajoute M. Duparcque, que ce polype, long-temps caché dans la profondeur de la matrice, n'est devenu accessible et n'a franchi le col que peu de temps avant l'époque où je l'observai, c'est-à-dire six mois environ après la dernière exploration faite par Dupuytren, deux ans après la manifestation des premiers accidents. A cette première époque, la descente de la matrice était évidemment le résultat de l'augmentation du poids et du volume de l'utérus, produite par le développement du polype et l'engorgement congestif que sa présence entretenait, puisqu'après sa chute l'organe reprit sa place ordinaire et s'y maintint.

Quoique le polype ait franchi le col utérin,

son diagnostic n'est pas toujours exempt d'erreur. S'il est volumineux et qu'on n'ait été appelé que quand il remplit le vagin, il pourrait être confondu avec une chute complète de la matrice; on pourra éviter cette erreur en se rappelant que la tumeur formée par la matrice est plus petite en haut qu'en bas, qu'elle est douloureuse, réductible, et qu'elle présente également une fente transversale qui est l'orifice du col.

On a également confondu le polype avec un renversement complet ou incomplet de l'utérus. Dans le renversement complet, on trouve le col entr'ouvert, on sent une tumeur arrondie, sphéroïdale.

Le renversement complet de l'utérus peut être pris d'autant plus facilement pour un polype, que dans ce cas la tumeur étant renflée inférieurement a tout-à-fait l'apparence et la forme polypeuse. Cependant un examen attentif fera toujours éviter une semblable méprise. Il ne faut que se rappeler que le pédicule du polype est long, grêle et solide, et que la partie rétrécie de l'utérus renversé est courte et de consistance molle. On devra aussi ne pas oublier que la tumeur formée par le renversement de la matrice est de couleur rouge ou d'un brun rougeâtre, et douloureuse au toucher, réductible, et laisse toujours un vide au-dessus du pubis; le polype, qui est dur et d'une couleur jaune blanchâtre, ne peut rentrer dans le vagin qu'en déterminant de vives douleurs et avec la plus grande difficulté. Il est bon également de savoir distinguer la surface de la matrice de celle du polype, qui, insensible et toujours dure, est tantôt lisse, tantôt inégale et bosselée. La surface de l'utérus renversé est au contraire veloutée, molle et très sensible.

On peut ajouter que dans le renversement utérin, le doigt ne peut pénétrer entre la tumeur et le col, qu'à quelques lignes de profondeur, et que la palpitation hypogastrique fait trouver la cavité du bassin comme étant presque vide, tandis que la matrice est sentie facilement lorsqu'elle contient un polype. M. Malgaigue a proposé un moyen ingénieux de compléter le diagnostic, qui consiste à porter une sonde d'homme recourbée dans la vessie de la femme, de manière que le bec dirigé en bas et en arrière, en appuyant sur le fond de l'organe renversé, fasse percevoir au doigt indicateur porté dans le vagin le choc léger de l'instrument à travers la paroi du fond de l'utérus.

Enfin, une hernie vaginale, un cancer de la matrice, peuvent encore simuler un polype utérin; mais la mollesse, la forme et la réductibilité de la tumeur dans le premier cas, son irrégularité ou son ulcération, et les douleurs lancinantes dans le second, suffisent pour faire cesser toute incertitude.

Aux signes rationnels résultant de l'augmentation de poids et de volume que les polypes donnent à l'utérus; aux sensations de pesanteur, de tiraillements dans les reins, les aines; à la gêne des fonctions de la vessie et du rectum; enfin aux symptômes généraux ou sympathiques, dépendant du trouble de l'innervation, tels que les vomissements, etc., et aux dérangements de la circulation, suite des pertes sanguines, compagnes ordinaires des polypes utérins, on peut encore ajouter la décoloration générale, et l'œdème ou la bouffissure, états qui, présentant quelques analogies avec la teinte cancéreuse, peuvent contribuer à tromper le diagnostic.

Traitement des polypes. — Les polypes restant renfermés dans la cavité utérine, leur existence est, comme nous l'avons déjà fait observer, douteuse pour le médecin, qui se voit réduit aux traitements symptomatiques. C'est surtout contre les hémorrhagies, le plus constant et le plus redoutable des accidents produits par les polypes utérins, que le médecin doit diriger ses soins. Les prévenir et les arrêter, c'est là la première indication. Aussi il faut arrêter ou modérer ces pertes utérines par le repos, la position horizontale et les injections astringentes ; on soutiendra les forces par un régime analeptique et l'emploi des toniques, principalement le quinquina et les amers.

Le traitement le plus efficace des polypes utérins consiste dans la ligature, qui, mise en usage par Levret et modifiée depuis par Desault, est employée aujourd'hui par tous les chirurgiens les plus habiles. Pour la pratiquer, on fait coucher la malade sur son lit, comme pour l'application du spéculum, et après s'être assuré de nouveau par le toucher et la vue de la position du polype, le chirurgien fixe une des extrémités d'un fil tiré de chanvre ou de soie très fort à un des anneaux de la pince à gaîne, et l'engage dans les mors de cette pince; il passe l'autre chef de fil dans la canule simple, de manière que le fil puisse former anse entre ces instruments; il les rapproche en tendant le fil le plus possible; puis, à l'aide de l'index gauche placé sur les côtés de la tumeur, il dirige les deux instruments réunis sur le pédicule de celle-ci, et le plus haut possible. Il confie la pince à gaîne à un aide, qui la fixe, pendant qu'il fait lui-même parcourir au bec de la canule le contour de la tumeur, en le poussant avec l'index gauche. Lorsqu'il est parvenu au point de départ, près de la pince laissée en place, il pousse la canule en dehors de cette pince, et il la reporte au-dessous ou au-dessus d'elle, de sorte que les chefs du fil se trouvent croisés près de la tumeur. Alors on retire la canule simple, en la faisant glisser le long du fil qu'elle porte, on délie l'anneau du fil qui y était fixé, on engage les deux chefs du fil devenus libres dans le serre-nœud, que l'on pousse jusqu'au pédicule du polype; avant de serrer, le chirurgien ordonne à l'aide qui tenait la pince à gaîne, de l'ouvrir et de la retirer doucement.

Alors on serre fortement la ligature et on l'arrête sur l'échancrure de la plaque du serre-nœud, afin de les empêcher de se relâcher; cela étant fait, on termine l'opération en fixant le serre-nœud au moyen d'une bande à l'une des cuisses de la malade.

Après la séparation du polype, qui est annoncée par la chute spontanée du serre-nœud et de la ligature ensuite, il continue à se faire pendant quelque temps un écoulement purulent, qui cède le plus souvent à l'usage des bains généraux et à des soins de propreté ; dans quelques cas cependant, les accidents nerveux, les vomissements, les douleurs et les symptômes inflammatoires qui accompagnent trop souvent la ligature, continuent à se manifester en partie après l'ablation de la tumeur ; d'autres fois la décomposition du polype dans les organes sexuels entraîne des accidents qu'on serait heureux de pouvoir éviter. Ainsi, l'odeur repoussante qui l'accompagne est fort désagréable pour la malade et pour les personnes qui l'entourent ; lorsque le polype est très volumineux et que la température est fort élevée, il peut arriver que cette odeur soit insupportable ; en outre, le putrilage qui en résulte irrite le vagin et la vulve, et peut, s'il s'en fait une résorption, donner lieu à une infection générale, à une fièvre de mauvais caractère. S'il n'y a pas eu possibilité d'amener la tumeur au-dehors, il faut bien s'en tenir, pour combattre ces inconvénients, aux moyens de propreté ordinaire, aux injections simples, avec l'eau de guimauve, aux injections avec une décoction de quinquina, ou mieux avec les dissolutions des chlorures alcalins ; mais quand le pédicule se trouve naturellement très abaissé, ou qu'à l'aide de tractions modérées, on peut le faire descendre, sans causer beaucoup de douleurs, il est bien plus expéditif et certainement moins dangereux, dit le professeur Velpeau, d'exciser toute la masse comprise au-dessous de la ligature que de l'abandonner à elle-même.

HYDROPISIE DE LA MATRICE.

Quoique cette maladie s'observe rarement, on l'a cependant vue se reproduire passagèrement et se dissiper par des évacuations abondantes de sérosité, à l'occasion d'un cancer de l'utérus, ainsi que nous en donnerons une observation ; on l'a vue suivre aussi une métrite chronique, et présenter, à l'ouverture du cadavre, la cavité de la matrice pleine d'une matière puriforme en grande abondance, et son orifice oblitéré par l'adhérence de ses lèvres ; presque toujours on a trouvé de même ce liquide altéré par son mélange avec du pus ou du sang, et rarement l'utérus s'est montré simplement étendu et aminci.

L'accumulation de sérosité dans la matrice

s'est présentée à des degrés très variables: tantôt l'utérus renfermait à peine une ou deux livres d'humeur, tantôt distendu au point de simuler une grossesse; parfois encore l'amas de liquide a été plus considérable, puisqu'on a trouvé dans l'utérus quatre-vingt-cinq livres de matière ichoreuse et comme huileuse; puisque même, au rapport de Vesale, on en a trouvé cent quatre-vingt-cinq livres dans un autre utérus.

Le diagnostic de ces sortes de cas peut présenter quelques difficultés, toutefois, la fluctuation la distinguerait des engorgements squirrheux, et l'obscurité de cette fluctuation, et mieux encore la distension de la matrice reconnue par le toucher vaginal écarterait l'idée d'une ascite ou d'une hydropisie de l'ovaire. L'absence du ballottement (toucher vaginal), des mouvements de fœtus (palpation de l'abdomen), des battements du cœur (auscultation), prouveraient la non-existence d'une grossesse, avec laquelle l'intumescence du ventre pourrait faire confondre l'hydropisie de la matrice.

Traitement. — Une secousse mécanique, celle du vomissement, etc., peuvent parfois, dit Monro, suffire à l'expulsion du liquide; d'autres fois le doigt ou un stylet mousse portés dans le vagin, peuvent s'insinuer dans le museau de tanche, en désobstruer l'orifice, et procurer l'écoulement du liquide.

Dans quelques cas graves, l'insuffisance de ces moyens peut rendre nécessaire la ponction avec le trois-quarts; elle a été faite avec succès au-dessus du pubis et a servi à extraire cinquante-trois livres d'un liquide épais, noir, sanguinolent, chez une femme de cinquante-trois ans.

Une dame d'une forte constitution, d'un tempérament sanguin, se plaignait depuis longtemps d'une douleur violente siégeant dans la région iliaque droite : elle avait été traitée avec succès par son médecin, comme atteinte d'une affection rhumatismale. Cette dame n'avait pas dit qu'elle était devenue très mélancolique depuis quelque temps ; qu'elle éprouvait la sensation, tantôt d'une boule qui remontait de l'utérus vers l'œsophage, et tantôt d'une chaleur brûlante qui partait du même point et suivait la même direction.

A la suite de douleurs atroces dans la région hypogastrique, elle rendit à plusieurs reprises, dans l'intervalle de quatre à cinq minutes environ, une pinte de fluide transparent, incolore, sans odeur, ayant laissé sur le linge qui en fut baigné des traces semblables à celles que produit le sérum du lait.

Ne sachant à quoi attribuer cet événement, la malade consulta un médecin, qui trouva l'utérus plus abaissé, son col plus gros, les bords de son orifice plus épais, cet orifice beaucoup plus largement ouvert que dans l'état naturel; mais ces parties, explorées avec soin, ne présentaient alors aucun point douloureux; on ne pouvait rien distinguer de particulier à travers les muscles abdominaux, dans les régions voisines du bassin.

L'état du col de l'utérus fit présumer que l'explosion séreuse provenait de la cavité utérine.

Hydropisie de l'utérus suivie de l'ulcération cancéreuse du col de ce viscère. — Une dame, âgée de quarante-deux ans, avait eu plusieurs grossesses à terme qui s'étaient terminées heureusement. Elle eut, de trente-huit à quarante-deux ans, deux autres grossesses dont elle avorta, pour l'une à trois mois, pour l'autre à six semaines. Depuis la dernière, les règles devinrent très abondantes; bientôt la perte de sang devint continuelle. Cependant le ventre se développa au point de faire croire à une nouvelle grossesse, quoique la perte sanguine dût en éloigner toute idée. Les membres abdominaux s'infiltrèrent et acquirent un volume considérable. Toute languissante qu'elle était, la malade ne se plaignait que d'une douleur dans la région hypogastrique. Cet état durait déjà depuis un an, lorsqu'il se fit tout-à-coup une effusion abondante de fluide séreux par le vagin. La malade en fut inondée; un écoulement de même nature continua aussi par flots pendant six mois. Dans l'intervalle, la malade rendit quelques caillots de sang; les membres se désenflèrent; mais les douleurs de la région utérine devinrent plus vives et même insupportables. L'écoulement continuait toujours; il survint de la fièvre; le sommeil, l'appétit, les forces se perdirent, et la malade était tombée dans un état d'émaciation complète, lorsque par le toucher on reconnut un vaste cancer du col de l'utérus et du vagin. L'état de destruction des parties génitales, joint à l'état d'épuisement général, ne laissait aucun espoir de soulager la malade.

Une dame d'un tempérament lymphatique a eu douze couches; à la suite de la dernière il survint une hémorrhagie passive qui dura près de deux mois, et qu'on ne put arrêter qu'en employant le quinquina. Depuis l'hémorrhagie, deux années avant l'âge critique, elle ressentit une douleur sourde dans l'utérus. A quarante-un ans la cessation des règles arriva; un sentiment de pesanteur dans l'utérus se fit sentir alors. A quarante-trois ans, l'utérus avait acquis une telle dimension, que l'on eût pu croire à une grossesse, si l'on ne s'en était rapporté qu'aux signes extérieurs. On jugea que cette affection était une hydropisie de la matrice et on posa à chaque grande lèvre un séton. Ces sétons donnèrent issue à une grande quantité d'eau, et chaque semaine on voyait la tumeur de la matrice diminuer. Après quatre mois de la continuation de ces moyens, il survint un écoulement purulent de l'utérus qui dura peu de jours. On présuma avec assez de raison que cet écoulement puriforme ne pouvait être que les débris des membranes qui renfermaient le liquide. On laissa les sétons jusqu'à ce qu'ils se fermassent pour ainsi dire d'eux-mêmes. On continua avec précaution long-temps encore les toniques. Cette dame vécut plusieurs années après cette hydropisie, et mourut d'une maladie étrangère à celle-ci.

On lit dans la dissertation inaugurale du célèbre Béclard: « J'ai fait l'ouverture d'une femme, qui depuis plusieurs années avait une hydropisie considérable et très compliquée. L'abdomen contenait une grande quantité de sérum qui ne paraissait presque pas altéré, non plus que les viscères. Il n'y avait que la matrice, avec toutes ses dépendances, qui fût totalement désorganisée. Elle adhérait à toute la cavité du petit bassin, et avait un volume double de celle qui contient un enfant à terme. Le côté droit paraissait avoir été le premier affecté ; il était plus squirrheux, plus épais, et formait une plus grande saillie à l'abdomen. Dans plusieurs de ses points, il contenait des foyers purulents et séparés, remplis de débris d'enfant. Dans deux ou trois je trouvai des flocons de cheveux noirs et longs de plusieurs pouces ; dans d'autres, des concrétions cartilagineuses et osseuses. J'en conserve une très dure, qui paraît avoir appartenu à la mâchoire supérieure et qui donne attache à une dent. Toute l'étendue des parois de la matrice était également squirrheuse, et avait une épaisseur considérable. Sa cavité était remplie d'un fluide décomposé jaunâtre, extrêmement fétide. Elle a existé longtemps malade; la ponction lui a été faite trois fois. »

CHAPITRE IV.

KYSTES DES OVAIRES OU HYDROOPHORIE DU PROFESSEUR DUGÈS.

—

Cette maladie est très commune à l'époque de l'âge critique. On l'observe tantôt dans l'ovaire sain, tantôt dans l'ovaire malade; dans le premier cas, aucun symptôme n'en révèle l'origine ni le développement; dans le second au contraire, sa formation est presque toujours précédée de douleurs plus ou moins vives dans l'organe malade.

Mobile dans l'abdomen, dans les premiers temps de son développement, le kyste des ovaires se porte du côté sur lequel la femme est couchée, il forme une tumeur arrondie ou ovoïde, lisse ou bosselée, circonscrite, indolente ou peu douloureuse, que l'on sent manifestement à travers les parois abdominales; mais pendant longtemps, il est très difficile et même impossible de distinguer si cette tumeur est de nature squirrheuse.

Un peu de gêne, un peu de pesanteur dans la fosse iliaque, la sensation d'un corps qui se déplace dans les mouvements, et quelquefois de la douleur, sont d'abord les seuls symptômes que la malade éprouve ; plus tard à mesure que la tumeur grossit, ces symptômes prennent de l'intensité, et il s'y joint de la distension des parois abdominales ; enfin quand elle a acquis un développement considérable, les malades éprouvent des tiraillements dans les aines , du trouble de la digestion, dépendant de la compression exercée par la tumeur sur l'estomac et les intestins, et enfin une gêne plus ou moins forte de la respiration, produite par le refoulement en haut du diaphragme.

Mais il est rare que les tumeurs ovariques se développent rapidement ; en général elles mettent plusieurs années à s'accroître : quelques unes, parvenues à un certain degré de développement, restent stationnaires, tandis que d'autres s'accroissent sans cesse.

Le diagnostic différentiel de cette maladie est très obscur et peut entraîner les meilleurs praticiens à de graves erreurs. Elle pourrait être confondue avec l'ascite, l'hydropisie de la trompe, celle de l'utérus, et la grossesse; ce n'est qu'en s'éclairant par tous les signes commémoratifs, en se rappelant le mode de développement de la tumeur qui s'est opéré d'un côté à l'autre, en les comparant aux signes et au développement des autres affections qu'on peut éviter l'erreur. «Une dame jeune et d'une bonne constitution, rapporte un auteur, voit son ventre se tuméfier par degrés, elle y sent des battements irréguliers, des borborygmes fréquents qu'elle prend pour des mouvements d'une tout autre nature. Récemment mariée, elle imagine être enceinte, et fait partager sa conviction à un chirurgien très instruit, mais qui la croit sur parole. Le terme de cette prétendue grossesse arrivé, la dame sent des douleurs dans le ventre; l'accoucheur vient, met habit bas, et se dispose à pratiquer le toucher; la malade préfère attendre que le travail soit plus avancé, mais les coliques cessent, et l'accoucheur remet son habit après quelques heures d'attente. Le volume du ventre avait beaucoup diminué; des douleurs sourdes, revenues plus tard (plusieurs années après) dans la région iliaque gauche, avaient été dissipées par des applications réitérées de sangsues, lorsque les règles se supprimèrent; elles revinrent le mois suivant avec assez d'abondance, mais dès lors leur apparition se réduisit à un sentiment léger; peu après la première suppression, le ventre commença à grossir et continua à saillir progressivement; il survint quelques vomissements. A trois mois et demi, en comptant de la suppression susdite, madame M*** sentit dans le ventre des mouvements d'abord légers, puis plus forts, d'abord comparables à une sensation de glissement, puis de volution, mouvements variables pour leur siége et pour leur force, leur durée, l'époque de leurs renouvellements. Ces mouvements se sont fait sentir plus fortement après la saignée du bras qui a été pratiquée trois fois, en raison de la pléthore qui s'était manifestée; le sang était couenneux. L'appétit est devenu plus considérable; la malade se sent plus d'aisance et de liberté depuis que le ventre, après avoir bien grossi, a commencé à s'incliner en avant; ce ventre n'est pas douloureux, ne résonne point à la percussion; il y a engourdissement dans la cuisse droite, et les pieds sont un peu enflés le soir; du reste, point de fièvre, point de souffrance autre que celle des migraines auxquelles madame M*** a de tout temps été sujette; point d'autres incommodités qu'une tussicule nerveuse et qui paraît hystérique. Telles étaient les raisons qui firent croire à cette dame qu'il s'agissait bien cette fois d'une véritable grossesse, elle devait être à son sixième mois lorsque je fus consulté.

Les antécédents mentionnés plus haut devaient, on le sent bien, me mettre en défiance; j'aurais pu même, sans cela, concevoir des doutes en raison de l'âge de la personne (trente-cinq ans), de son embonpoint, et surtout de son infécondité, après une quinzaine d'années de mariage. Voici en outre les signes qui servirent d'abord à me confirmer dans ces doutes, et ensuite à les convertir en une certitude négative.

1° Les règles ont reparu une fois complétement, et se sont manifestées par quelques gouttes à chacune des autres époques, depuis la première suppression; le gonflement du ventre s'est manifesté tout d'abord vers l'ombilic, il y a ensuite un abaissement qui ne se voit d'ordinaire que dans les derniers mois d'une grossesse. Les mouvements qui s'opèrent dans le ventre s'accompagnent de dépression et non de saillies; ils se font par contraction et non par expansion; par surfaces larges et non étroites, rarement y a-t-il quelques légères secousses, une sensation particulière les précède et les annonce; une affection morale les suspend; la pression, l'agitation du corps, ne les décident pas, seulement, le soulèvement prolongé de l'hypogastre avec les mains les amène, et alors ils semblent se propager vers le fondement. Tout cela paraît devoir être attribué à des spasmes dans les intestins, quoiqu'il n'existe pas alors de borborygmes, et que les borborygmes se montrent fréquemment sans ces mouvements.

2° Le ventre, quoique abaissé, arrive encore jusqu'à l'épigastre; il est large, étendu d'un flanc à l'autre; l'ombilic est enfoncé, la fluctuation très bornée, presque nulle; il y a des duretés vers le bas, mais elles sont mal circonscrites; toute la masse se meut par des impulsions un peu fortes; on entend en divers points des gargouillements, mais nulle part des impulsions fœtales ou placentales.

3° Enfin le toucher vaginal fait reconnaître que le col de la matrice est abaissé, petit, mince, fort peu ouvert, à fente transversale, étroite et régulière. On ne peut sentir que vaguement le col de la matrice, qui ne paraît pas tuméfié; l'organe en totalité est mobile, léger; une pression sur l'hypogastre ne lui imprime aucun mouvement.

Il y en avait assez là pour déclarer la non-existence d'une grossesse; et effectivement plus de six ans se sont écoulés depuis lors, et le ventre est resté volumineux. Cette dame a maigri beaucoup et s'est affaiblie considérablement, mais elle souffre peu de l'abdomen.

Bien que dans cette opération on ne trouve pas d'une manière péremptoire les signes d'une hydroophorie simple ; bien que, sans doute, il y eût multiplicité des kystes, et probablement aussi quelque autre altération de l'un des ovaires, et vraisemblablement du gauche, nous avons cru devoir donner cette relation avec détails, comme un exemple de la conduite à suivre, de la manière de procéder, de comparer les objets dans les cas de doute. Il faut, en effet, tenir compte de tout; car, bien que la menstruation ne soit pas constamment supprimée dans cette sorte d'hydropisie, comme on l'a affirmé d'une manière trop exclusive, elle l'est souvent; parfois aussi les mamelles se gonflent, et même deviennent douloureuses, surtout, dit-on, celle qui répond au côté de l'ovaire affecté; souvent, d'ailleurs, la tumeur se développe d'abord dans l'hypogastre, à la vérité plutôt d'un côté que de l'autre pour l'ordinaire, et elle entraîne fréquemment en haut la matrice durant les progrès de son accroissement, quoique parfois aussi elle la pousse au-dehors et la mette en prolapsus, ou bien même elle l'atrophie par une pression continue. La fluctuation y est généralement aussi plus manifeste que dans le cas précédent, mais souvent sourde et obscure, comme dans la grossesse, ce qui tient à l'épaisseur des parois du sac, aux cloisons qui le divisent, et à l'indépendance de ses parois et de celles de l'abdomen, qui ne sont pas toujours dans un contact exact.

C'est surtout cette dernière particularité qui peut servir à distinguer les cas où il y a à la fois ascite et hydropisie enkystée; alors on sent qu'un espace existe entre les parois abdominales et une tumeur libre dans la cavité du péritoine, espace fluctuant, rempli d'eau, formant une couche variable en épaisseur dans des points différents et dans le même point, selon l'attitude de la malade. La main qui presse un peu vivement le ventre écarte avec facilité cette eau et frappe le kyste, dont la résistance est toujours assez sensible. C'est ainsi qu'on peut éclairer une détermination importante sous le rapport thérapeutique; il peut être aussi d'un haut intérêt, sous ce même rapport, de savoir s'il existe une hydroophorie ou une ascite simple, et l'on conçoit sans peine qu'il est facile de se laisser tromper à cet égard si l'on n'examine les choses avec le plus grand soin: « L'âge peut aider ici au diagnostic, car l'enfance et la vieillesse ne sont guère exposées au développement d'une hydropisie enkystée. Celle-ci s'accompagne, plus souvent que l'ascite, de signes d'excitation générale ou locale, d'inflammation même, et l'on y voit bien plus rarement ces caractères de langueur et d'atonie, cette excessive pâleur, cette anasarque, ou du moins cet œdème des deux membres inférieurs qui ne manquent guère à l'hydropisie péritonéale. Tout au plus, dans l'hydroophorie, y a-t-il infiltration d'un côté seulement, et ordinairement avec engourdissement de ce même côté, à cause de la pression du kyste sur les vaisseaux et les nerfs cruraux. Les urines sont aussi plus rarement diminuées, à moins que l'énormité du sac ne comprime les reins et les uretères, comme cela est évident chez une malade dont les urines coulaient librement dès que la ponction avait été opérée. Chez d'autres malades, cette excrétion n'était nullement dérangée, quoique l'hydropisie fût énorme, et l'on voit chez un certain nombre de femmes l'émission de ce liquide être, au contraire, en apparence plus abondante que de coutume, mais en réalité seulement plus fréquente, à cause de la gêne où se trouve la vessie comprimée par le kyste, état de choses qui peut aller jusqu'à l'incontinence des urines. Non seulement la fluctuation est en général plus sourde dans l'hydroophorie, mais encore la forme du ventre est assez souvent irrégulière, au commencement du moins, parce que les kystes, quoique globuleux, sont multiples, ou que le kyste unique est séparé des autres viscères, et d'abord situé d'un côté, et plus souvent, dit-on, du côté gauche, règle sujette à de nombreuses exceptions. Ce kyste occupe, du moins primitivement, le bas de l'abdomen, et les malades s'aperçoivent que la tumeur était d'abord circonscrite, qu'elle a paru s'élever du bassin, et non le ventre s'accroître dans toutes ses dimensions à la fois. En s'élevant ainsi, la tumeur a élevé l'utérus, tiraillé par le ligament de l'ovaire, tandis que, dans l'ascite, il est souvent abaissé, et que l'on peut quelquefois sentir la fluctuation par le haut du vagin. »

Enfin la tuméfaction du ventre et la fluctuation obscure qu'on y sent, la lenteur de l'accroissement en volume de cette partie, le dérangement des digestions, qui n'est pas rare non plus dans l'hydroophorie, pourrait amener de fausses conjectures dans les cas de péritonite chronique; mais le résonnement que l'abdomen offre à la percussion dans un grand nombre de points, la sensibilité dont il est le siége, les saillies qu'il porte parallèlement à des portions d'intestins adhérentes : voilà des signes qui n'appartiennent pas à l'hydropisie, et qui ne s'y rencontrent en partie que quand elle est compliquée d'adhérences et d'inflammation chronique, surtout à sa surface extérieure.

Non seulement les complications peuvent rendre le diagnostic plus difficile, mais encore elles changent beaucoup le pronostic. Nul doute en effet qu'une affection cancéreuse, jointe à la distension de l'ovaire, ne hâte considérablement la mort; de même aussi l'ascite aggrave beaucoup l'état de la malade.

Quelquefois il y a rupture du kyste, et tantôt le liquide s'épanche dans l'abdomen, tantôt il s'écoule dans la cavité d'un viscère voisin perforé en même temps que lui, l'intestin, par exemple, ou le vagin, ou bien même il s'échappe au-dehors par une ulcération de la peau. Son épanchement dans l'abdomen produit une péritonite mortelle : on conçoit pourtant la possibilité d'une résorption et d'une guérison complète. Cette guérison est plus facile encore quand c'est à l'extérieur que le liquide a été conduit.

C'est au reste à peu près le seul moyen de guérison dont cette maladie se soit montrée naturellement susceptible; l'évacuation spontanée ou provoquée des sueurs, des urines, a ici bien rarement servi d'émonctoire aux humeurs morbides; une salivation spontanée a paru rendre une fois le mal pendant quelque temps stationnaire; des vomissements abondants et séreux ont obtenu une fois la guérison; faits rares, et dont l'art même n'a pu tirer aucun parti; car il a vainement cherché à reproduire les mêmes effets par des procédés analogues (Dugès).

Traitement. — Les moyens pharmaceutiques et chirurgicaux sont bien peu efficaces contre les tumeurs enkystées de l'ovaire. Petit-Radel fait mention, dans l'*Encyclopédie médicale*, d'une cure obtenue par l'usage continué pendant deux mois et demi d'une décoction de cendres ordinaires, après vingt-quatre pintes de sérosité verdâtre évacuées par une ponction. En général, on ne doit pratiquer la ponction que lorsque la femme est trop incommodée de sa tumeur; car il se forme bientôt un nouvel amas de liquides, et lorsqu'on répète plusieurs fois cette ponction, le liquide, d'abord inodore, devient irritant par le contact de l'air; sa résorption cause la fièvre lente en même temps que sa sécrétion abondante épuise la malade.

Nous lisons dans l'ouvrage du docteur Gardamne : « Mademoiselle L***, âgée de vingt ans, d'un tempérament sanguin, d'une grande susceptibilité, d'une taille moyenne, mais bien prise, d'un tissu de peau serré, d'un teint méridional, ayant les cheveux très noirs, ayant joui d'une parfaite santé jusqu'au mois de janvier 1828, époque à laquelle les menstrues se dérangèrent pour la première fois depuis l'âge de seize ans, époque de leur apparition. Une maladie grave que fit un de ses frères fut la cause de ce dérangement. Cette demoiselle cacha quelques mois le malaise qu'elle ressentait, et n'osa pas même confier à sa mère que ses règles s'étaient supprimées. Vaincue cependant par la douleur qu'elle éprouvait aux aines et dans le côté droit, elle surmonta la honte qui l'empêchait de parler, et je fus mandé auprès de la malade. Voici l'état où je la trouvai : difficulté dans la marche, les glandes inguinales dures, douloureuses, de la grosseur d'un fort marron, tumeur dans la partie droite et inférieure du bas-ventre, dont le volume pouvait déjà égaler celui du poing. Utérus dans l'état naturel.

» Les saignées générales et locales, quelques emménagogues légers, les pédiluves, les excitants aux extrémités inférieures, les fumigations émollientes, des injections dans le vagin de même composition, les bains d'eau naturelle, d'eau minérale fondante, les bains d'eau de mer, les douches de toute nature, les eaux minérales à l'intérieur, les fondants de toute espèce, une nourriture choisie, les soins les plus assidus; tous les moyens enfin que l'art peut indiquer dans une semblable circonstance ne purent arrêter les progrès du mal. Pendant deux mois toutefois, la tumeur resta stationnaire, elle sembla même céder. Le traitement se poursuivait alors à Tivoli, et consistait, à l'extérieur, en douches d'eau de Plombières, en bains de même nature, en applications, deux fois par mois, de douze à quinze sangsues aux parties génitales, en boissons fondantes de saponaire ou autres plantes analogues, en l'usage de protochlorure de mercure à l'intérieur, et de frictions mercurielles à l'extérieur, sur les jambes et les cuisses alternativement, et de deux jours l'un, et sur la tumeur deux fois par jour : les doses étaient petites.

» MM. Hallé, Demontaigu, Dubois, furent consultés; M. Dupuytren m'aida six mois au moins de ses conseils. Malgré tant de bons avis, la maladie augmenta; une fluctuation se fit sentir pour la première fois dans le mois de février 1819. La tumeur, à cette époque, montait tout le long de la partie droite du ventre, refoulait le foie, et descendait transversalement jusqu'à la partie moyenne et gauche de la région ombilicale; l'estomac alors n'était point gêné dans ses fonctions. Toute la partie inférieure occupait la région hypogastrique, et c'est avec la partie gauche de cette région que la fluctuation se faisait sentir; c'est aussi vers cet endroit qu'on a pu pratiquer les opérations ci-dessous.

» Du mois de février au mois d'août suivant, le squirrhe prit beaucoup d'accroissement; tous les organes renfermés dans le bas-ventre se trouvaient comprimés, refoulés; ils ne pouvaient exécuter qu'imparfaitement leurs fonctions; la malade souffrait beaucoup; la fluctuation au côté gauche était très sensible. M. le docteur Borel fut appelé; il pratiqua une ponction à la partie la plus déclive de l'endroit où la fluctuation se faisait sentir; cet endroit correspondait à la partie moyenne de la région inguinale gauche. Nous tirâmes dix-huit livres d'une matière sirupeuse et légèrement jaunâtre, le fond du vase, examiné le lendemain, nous offrit une demi-livre de pus. On comprima doucement le ventre à mesure que le liquide sortait; on appliqua des fomentations émollientes, on administra quelques lavements opiacés; on donna à l'intérieur des pilules narcotiques; on mit la malade à l'eau de poulet; on prit toutes les précautions nécessaires pour prévenir l'inflammation, qu'on pouvait d'autant plus redouter, qu'on avait remarqué des flocons purulents sortir de la canule du trois-quarts. Tout le liquide contenu dans le sac perforé étant sorti, le ventre paraissait presque aussi volumineux qu'avant l'opération ; il offrait sur toute sa surface des bosses dures et plus ou moins proéminentes. Le kyste opéré mit deux mois à se remplir ; on pratiqua alors une deuxième ponction, dont on retira seize livres de même nature un peu moins colorée. Cinquante jours ensuite on fit la troisième ponction; on obtint treize livres de même nature; vingt jours après, on porta le trois quarts pour la quatrième fois; on amena douze livres d'une matière sirupeuse et purulente. Au onzième jour, on fut obligé de pratiquer la cinquième ponction ; il sortit dix livres de nature sirupeuse et purulente; le pus pesait à part trois livres. Il s'écoula neuf jours de cette opération à la sixième qui nous donna dix livres de matière entièrement purulente. Les douleurs étaient assez vives : nous fîmes une injection narcotique dans la tumeur; toute la liqueur introduite ressortit par la canule du trois-quarts. La malade se sentit aussitôt soulagée.

» Le kyste était en pleine suppuration : nous nous décidâmes, ainsi que le fit Ledran, à pratiquer une incision oblique de la longueur d'un pouce et demi à l'endroit où les ponctions avaient été faites. Les téguments divisés, la tumeur mise à jour, nous portâmes perpendiculairement le bistouri vers l'angle inférieur de l'incision, nous l'enfonçâmes assez avant pour atteindre toute l'épaisseur du kyste, et nous prolongeâmes l'incision jusqu'à l'autre angle. Il sortit aussitôt et avec impétuosité de cette large ouverture huit livres de matière sanguinolente et purulente; le kyste se vida, et nous pûmes alors, en portant le doigt dans le kyste, sentir ses parois. Nous enfonçâmes ensuite un large bourdonnet à longs fils. On eut soin de renouveler trois fois par jour le pansement. Le pus sécrété suintait à travers la charpie, et sortait abondamment lorsqu'on enlevait le bourdonnet; la sécrétion purulente se faisait donc bien promptement. Aucun symptôme inflammatoire ne vint compliquer l'opération; l'incision ne fut sensible que le premier jour.

» Ce que l'art avait fait pour un kyste, il ne pouvait le tenter pour les autres, la fluctuation n'étant pas assez manifeste; chaque jour ils prenaient du volume, surtout celui qui était à la partie supérieure du squirrhe, et qui montait au-dessous du cartilage des côtes et de l'appendice xyphoïde. Les organes se trouvèrent de de plus en plus gênés; l'estomac, le foie, comprimés, refoulaient à leur tour le cœur, les poumons; la suffocation s'accrut insensiblement, et la malade expira quelques jours après l'opération.

» *Autopsie.* — M. Borel et moi, fîmes l'ouverture du corps. Les téguments incisés, nous rompîmes quelques points d'adhérence des téguments avec la partie antérieure de la tumeur; la partie postérieure était appuyée sur toute la masse intestinale sans aucune adhérence. La partie supérieure, attachée dans quelques points à l'épiploon gastro-colique, repoussait le foie, l'estomac, le diaphragme, de telle manière que la poitrine n'avait plus que le tiers de sa capacité ordinaire. La partie inférieure reposait, à droite, sur l'ovaire droit; au centre, sur l'utérus, la partie supérieure de la vessie, l'os pubis; à gauche, sur la trompe de ce côté, très allongée, d'autant plus dense, qu'elle approchait davantage de l'organe affecté. L'ovaire droit était très sain, quoique la position de la tumeur ait toujours fait croire qu'il devait être l'ovaire malade. Les parties latérales étaient libres; les membranes qui enveloppaient la tumeur et les kystes étaient lisses, séreuses, de même nature que la péritonéale. De tous les points du squirrhe, hors celui qui reposait sur la colonne épinière, partaient divers kystes plus ou moins grands, remplis d'un fluide de diverse nature. Deux kystes méritèrent une attention particulière, un situé à la partie supérieure, engagé en presque totalité sous la portion cartilagineuse de la poitrine, et renfermant un liquide léger et peu coloré, formé d'une membrane extrêmement ténue, si ténue même dans certains endroits, qu'elle s'est déchirée en quelques points, malgré le soin qu'on mit à en prévenir la rupture. On conçoit difficilement comment elle a pu ne point se rompre dans l'état de vie. Nous estimons que la substance contenue dans cette poche pesait douze livres; le second kyste, d'autant plus remarquable que c'est sur lui qu'on a pratiqué les opérations ci-dessus mentionnées, et que c'est le seul qui ait fourni, durant plusieurs mois, une si grande quantité de lymphe et de pus, était très grand, assez épais, d'un tissu très serré; aussi à chaque opération fallait-il pousser l'instrument avec force pour vaincre la résistance qu'il opposait. La partie antérieure qui correspondait au squirrhe présentait sept à huit éminences de la grosseur chacune d'un œuf de poule, d'où s'échappaient la sérosité et le pus. Les parois latérales étaient tapissées de petits corps grenus qui exsudaient une matière puriforme. Les autres kystes étaient plus petits; ils pouvaient contenir six à huit livres d'une matière blanchâtre et albumineuse. Les organes renfermés dans les cavités thoraciques et abdominale étaient sains, mais d'un tiers moindres que leur volume ordinaire.

» La tumeur, libre de tout liquide, pesait quinze livres. Avec les liquides contenus dans les divers sacs, le kyste principal étant vidé par l'opération, elle pouvait peser trente à trente-cinq livres. Dans le cours de sa maladie et vers les dernières ponctions, la malade a pu porter un poids de quarante-cinq à cinquante livres.

» Il a été tiré par les diverses ponctions et par l'incision, quatre-vingt-sept à quatre-vingt-huit livres de liquide. »

CHAPITRE V.

ÉPISTAXIS OU ÉCOULEMENT DE SANG PAR LE NEZ.

—

La perte de sang par le nez constitue rarement un état morbide; ce n'est que par sa continuité et sa quantité qu'elle peut altérer la santé. Modérée et passagère, l'hémorrhagie par le nez est souvent avantageuse à la femme qui en est affectée; quelquefois même elle est le moyen de guérison spontanée des maladies.

Symptômes. — Des phénomènes de congestion locale précèdent souvent l'épistaxis; d'abord la femme éprouve des frissons et le refroidissement des pieds et des mains; bientôt la face se gonfle, s'anime et rougit, quelquefois d'un seul côté; la tête devient lourde, pesante et quelquefois douloureuse; les yeux s'injectent et étincèlent; la malade éprouve des vertiges et des éblouissements; les artères carotides et temporales battent avec force; il survient de la tension, de la chaleur et du prurit dans les fosses nasales. Céphalalgie, bluettes qui voltigent devant les yeux; le pouls, d'abord vif et dur, puis large, plein, conserve ces derniers caractères; enfin, un sang vermeil et qui se coagule promptement s'écoule des narines goutte à goutte ou par un filet continu. A mesure que le sang coule, la malade se sent soulagée, tous les symptômes de la congestion locale disparaissent et un état de bien-être général ne tarde pas à les remplacer.

Les hémorrhagies nasales s'observent fréquemment à l'époque de la cessation des règles chez les femmes, et leur sont ordinairement salutaires, ainsi qu'il est dit dans l'aphorisme suivant : « Mulieri menstruis deficientibus sanguis è naribus profluens, bono est. » Toutefois, selon leur fréquence et leur mode d'écoulement, elles peuvent indiquer que le sang a une tendance à se porter ailleurs et à produire des effets fâcheux.

Traitement. — Le plus souvent, il faut abandonner l'hémorrhagie nasale à elle-même; si cependant elle devenait abondante, il faudrait faire respirer à la malade l'air froid et l'eau froide acidulée avec le vinaigre. Comme cette hémorrhagie dépend le plus souvent d'un état de pléthore, on évitera la tendance à la congestion vers le cerveau, par l'exercice, un régime végétal, les boissons acidulées, l'eau de gruau, l'eau de riz avec quelques gouttes d'acide sulfurique. La saignée du bras peut être pratiquée souvent avec avantage. Si, malgré l'emploi des moyens que nous venons d'indiquer on ne pouvait arrêter le sang, on introduirait dans les narines des bourdonnets de charpie imbibés d'une eau acidulée, au moyen de la sonde de Bellocq.

Une dame, d'un tempérament sanguin, d'une susceptibilité et d'une mobilité très grandes, n'avait jamais éprouvé de dérangement dans la menstruation; elle avait eu plusieurs couches heureuses, et n'avait jamais nourri. A l'âge de quarante-cinq ans, les règles se suppriment pendant trois mois, reviennent de nouveau, et sont neuf mois sans reparaître. Pendant cet intervalle de temps, cette dame eut plusieurs épistaxis légères. A quarante-six ans les menstrues se montrèrent faiblement, et il survint une hémorrhagie nasale qui occasionna une perte de sang assez considérable, et qui ne fut arrêtée qu'avec des tampons de charpie introduits dans les narines. Les règles ont cessé totalement depuis cette épistaxis.

HÉMOPTYSIE OU CRACHEMENT DE SANG.

Cette maladie est caractérisée par l'expectoration d'un sang vermeil, écumeux, pur ou mêlé de mucosités, que la toux précède et accompagne le plus souvent.

L'hémoptysie est presque toujours annoncée par des phénomènes précurseurs, tels qu'un sentiment soit de malaise indéfinissable, soit de pesanteur ou de tension, et plus fréquemment une sensation de chaleur avec de l'oppression, de la toux, que les malades éprouvent dans la poitrine, sous les clavicules, ou derrière le sternum, ou entre les deux épaules, ou bien enfin dans toute l'étendue de cette cavité, et une saveur douceâtre ou salée, ou un goût de sang dans la bouche. En même temps les extrémités et quelquefois toute la peau se refroidissent, de petits frissons même traversent rapidement les régions dorsale et lombaire ; la face pâlit et rougit tour à tour, les oreilles tintent, les yeux s'injectent, la tête est douloureuse, le cœur palpite, le pouls s'accélère, il devient vibrant et prend de la plénitude et de la dureté ; les membres sont fatigués et parfois douloureux ; l'urine est claire et limpide. A ces signes, avant-coureurs de l'hémorrhagie nasale, viennent s'ajouter bientôt ceux qui annoncent que l'exhalation sanguine s'opère. Une sorte de bouillonnement se fait sentir dans la poitrine et la trachée-artère, une sensation de chatouillement ou de picotement à la division des bronches se manifeste. L'expectoration commence, et les malades rejettent des crachats striés ou mêlés de sang, ou formés par du sang pur, ou bien elles rendent par gorgées des quantités plus ou moins considérables de sang pur, vermeil, écumeux.

La marche de l'hémoptysie n'est pas toujours telle qu'elle vient d'être présentée; on voit des femmes qui expectorent tout-à-coup une quantité considérable de sang, on en voit d'autres qui pendant plusieurs mois, quelquefois même pendant des années, n'en crachent qu'une très petite quantité.

Les variations que subit l'évacuation menstruelle aux approches de l'âge où elle doit disparaître, peuvent faire naître des fluxions sanguines du côté de la poitrine, qui entraînent quelquefois après elles les dangers les plus graves. Les femmes délicates qui ont eu quelque affection pulmonaire, doivent être observées de très près. Un rhume ne saurait être négligé; il peut servir de point d'irritation, et si le sang n'est point disposé à rentrer dans la masse générale, qu'il veuille faire irruption, il choisit l'organe pulmonaire et donne lieu à une hémoptysie souvent très grave. « J'ai eu de ces exemples, dit le docteur Gardanne, et je donne depuis deux années mes soins à une dame qui éprouve les premiers symptômes de l'hémoptysie, dont je me rends maître en prescrivant des saignées de temps à autres, secondées par des boissons douces et un régime sévère. Nul doute que cette indisposition s'arrêtera lorsque le travail de la cessation des règles sera terminé, si j'en juge par la diminution et l'éloignement des symptômes. »

Traitement. — L'hémorrhagie pulmonaire est très difficile à guérir à cause de la structure délicate des poumons et de la difficulté avec laquelle se cicatrisent les petits ulcères que l'air irrite sans cesse. Au début, après avoir débarrassé la malade de tous les vêtements qui pourraient faire obstacle à la liberté des mouvements respiratoires, et l'avoir placée dans son lit, la tête et la poitrine dans la position verticale, on doit pratiquer une saignée du bras. La quantité de sang à extraire sera proportionnelle à la force de la malade, à la violence de l'hémorrhagie et au degré d'intensité des symptômes locaux et généraux qui l'accompagnent.

On secondera les bons effets de la saignée, qui pourra être répétée une, deux, trois et même quatre fois, par l'emploi des boissons délayantes, mucilagineuses, gommeuses et acidules, telles que les décoctions de guimauve, d'orge, de chiendent, de réglisse, de lin, de capillaire, de jujubes, de dattes, de pommes, de riz, de grande consoude ; les limonades citrique, tartarique ou sulfurique : l'eau de Rabel étendue d'eau, le petit-lait, sucrés avec les sirops de gomme, de guimauve, de capillaire, d'orgeat, de groseille, de vinaigre, de coings, et surtout de grande consoude. Toutes ces boissons doivent être prises froides et même glacées, et par petites doses fréquemment répétées. On fait aussi, avec succès, avaler des fragments de glace aux malades.

Une femme de quarante ans, sanguine et maigre, avait une poitrine resserrée ; depuis dix mois, ses règles coulaient en très petite quantité et à des intervalles plus éloignés qu'auparavant. Elle avait essuyé depuis ce temps deux fluxions de poitrine. Le sang, à chaque fois, s'était porté sur le poumon avec tant de violence, que la suffocation, qui était extrême, n'avait pu être calmée qu'après plusieurs saignées. A peine était-elle rétablie de sa dernière attaque ; elle était très faible, fort sensible, et au moindre mouvement elle était prise de difficulté de respirer. Il y avait beaucoup à craindre qu'une troisième rechute ne lui fût tout-à-fait funeste.

HÉMATÉMÈSE OU VOMISSEMENT DE SANG.

Cette hémorrhagie est une des plus fréquentes de celles qui surviennent à l'âge critique; on croit qu'elle est due à l'étroite sympathie qui existe entre l'estomac et l'utérus.

Le vomissement de sang peut survenir tout-à-coup; assez souvent il s'annonce par un sentiment de douleur à l'épigastre ou à l'hypocondre gauche, une pesanteur d'estomac, un gonflement du ventre, qui est sensible ou non au toucher, un sentiment de bouillonnement dans cette région; la face devient pâle, jaunâtre, les extrémités se refroidissent, la malade perd quelquefois connaissance. Une saveur douceâtre, avant-coureur du vomissement, se manifeste dans la bouche; les nausées et les autres symptômes précurseurs du vomissement se déclarent, et bientôt le sang est rejeté par la bouche en quantité ordinairement considérable, sans toux préalable. Ce sang est en général noir, à cause de son séjour plus ou moins prolongé dans l'estomac, et peut-être aussi à cause de l'action chimique des substances que ce viscère contient. Il est souvent réuni en caillots fibrineux, plus fréquemment liquide. Il est mêlé de matières alimentaires, de mucosités, de bile. L'hématémèse est ordinairement périodique, et presque toujours active à l'époque de la cessation des règles.

Il est très important de distinguer le vomissement de sang d'avec l'hémoptysie, accident également fréquent à l'âge critique, et dont nous venons de parler; or, dans l'hématémèse, la douleur, le bouillonnement, la pesanteur, se font sentir dans l'épigastre; la malade ne tousse pas, n'éprouve aucun accident vers le thorax; le sang est abondant, noir, non écumeux, mêlé à des matières alimentaires. Dans l'hémoptysie, la chaleur, le bouillonnement, se font sentir dans le thorax sous le sternum en général; il existe de la toux, des accidents thoraciques; le sang est rouge, vermeil, écumeux; il ne contient point de matières alimentaires.

Traitement. — Saignée du bras répétée aussi souvent que l'intensité de l'hémorrhagie l'exige, et que la constitution et les forces de la malade le comportent. Ventouses scarifiées sur toute la superficie de la peau, afin de rappeler le sang dans les vaisseaux capillaires, et de le détourner de l'organe où il est porté. Boissons froides et acidulées avec l'acide sulfurique alcoolisé. Si malgré les saignées l'hémorrhagie continuait, boissons à la glace, compresses froides sur l'épigastre; et si elle prenait la forme passive, toniques, comme le quinquina, la bistorte, l'écorce du saule, édulcorer avec le sirop de coings; une fois le vomissement de sang arrêté, tenir la malade à la diète durant un temps assez long, ne lui permettre ensuite que des aliments légers et peu nutritifs; lui donner pour boisson habituelle le lait coupé avec une infusion de plantes douces.

Une dame d'une constitution délicate et d'une extrême susceptibilité avait essuyé des revers de fortune quelques années avant l'âge auquel la cessation des règles arrive. La santé est altérée, le cours des règles est dérangé. A trente-huit ans, le sang se porte à l'estomac, une hématémèse abondante survient; quelques saignées, une boisson froide et légèrement acidulée, des compresses d'eau et de vinaigre apposées froides sur l'estomac arrêtent l'hématémèse. Six mois se passent sans aucun symptôme qui puisse annoncer que le sang se dispose à se porter sur l'estomac. Tout-à-coup explosion nouvelle; on parvient à réprimer le vomissement de sang par les mêmes moyens déjà employés. L'hématémèse devient périodique, et, dans l'espace de trois années, on eut à lutter douze fois au moins contre cette affection. Il serait difficile de noter ce que cette femme a perdu de sang pour les saignées, le vomissement et les selles. Les règles ne parurent que faiblement et à des intervalles éloignés. Ces accidents furent accompagnés d'un enchaînement de phénomènes qu'on aurait peine à croire. Cette femme a été regardée plusieurs fois comme morte. Quelques mois ensuite, un vif chagrin replonge cette femme dans un accident nouveau; le corps était maigre, le teint jaunâtre, la marche chancelante; les symptômes avant-coureurs et ordinaires de l'hématémèse surviennent, mais plus fortement prononcés. Cette fois, les paupières se gonflent, les joues se tuméfient, le ventre se ballonne, la poitrine s'élève, les pieds deviennent œdémateux, l'estomac est douloureux, les boissons ne peuvent plus passer, la suffocation est imminente. Une saignée du bras est ordonnée; le vomissement du sang arrive, se poursuit jusqu'au lendemain; des irritations sont portées sur toute l'étendue de la peau; point de mieux. Des saignées sont encore prescrites; la suffocation est toujours la même, le pouls est misérable, la peau est blafarde; aucune force; cependant vomissement de sang à plusieurs reprises, et chaque fois assez abondant pour remplir une cuvette ordinaire; dévoiement sanguin qui persiste plusieurs jours. L'eau sucrée et légèrement acidulée avait peine à passer. Après un mois de lutte, et d'une perte énorme de sang, tant par les saignées, les vomissements et la diarrhée purement sanguine, le corps était réduit à un état squelettique, la vie paraissait éteinte, le pouls n'était plus sensible, le cœur ne donnait environ que quarante pulsations par minute. Les personnes qui prodiguèrent leurs soins à cette malade s'attendaient à tout moment à la voir expirer. Toutefois, son médecin ayant déjà soigné cette femme dans des cas à peu près analogues, ne perdit point espoir. Il lui fit boire du lait coupé avec une infusion légère de camomille; cette boisson passa, elle fut continuée durant une quinzaine de jours; on augmenta insensiblement la dose de lait, jusqu'à ce que la malade pût le boire seul. A force de soins et de précautions, elle fut rappelée à la vie, au grand étonnement des personnes qui l'avaient vue dans cette affreuse position.

HÉMATURIE OU PISSEMENT DE SANG.

Cette maladie s'observe assez souvent au moment ou à la suite de la cessation des règles. On en trouve plusieurs exemples dans les maladies des voies urinaires d'Hoffmann, et dans la médecine clinique du professeur Pinel.

Symptômes. — L'hématurie est quelquefois précédée de frissons, de refroidissement des extrémités, et de fréquence, plénitude et dureté du pouls. L'émission du sang avec ou sans les urines en est le signe non équivoque, mais il n'est pas toujours facile d'en reconnaître la source. Cependant, lorsque la malade éprouve un sentiment de douleur et de chaleur aux lombes, se prolongeant jusque dans le bassin, si surtout cette sensation est bornée à un seul côté, il est peu douteux que l'hémorrhagie ne vienne d'un rein; les urines sont diminuées ou presque nulles si les deux reins sont irrités. Si le sang s'est coagulé dans la vessie, il en résulte de la pesanteur et du gonflement au pubis, des envies fréquentes d'uriner; et l'émission du sang mêlé à l'urine est accompagnée de vives douleurs dans la vessie, d'un sentiment d'ardeur dans l'anus et l'urètre, de ténesme, de constipation, de tiraillements dans la vessie, qu'augmentent tous les efforts, le mouvement, la toux; et quelquefois de sueur froide générale, et de la fréquence et de la petitesse du pouls.

L'hématurie n'est jamais continue; elle se manifeste ordinairement avec chaque émission des urines; quelquefois elle est périodique.

Traitement. — Saignée de bras, applications de sangsues à l'hypogastre ou au fondement. Boissons mucilagineuses de lin, de bouillon blanc, d'orge, acidulées avec le sirop de vinaigre ou l'acide sulfurique alcoolisé, bains émollients de fauteuil. Si ces moyens ne peuvent arrêter l'hémorrhagie, on aura recours aux applications froides aux cuisses, aux lombes ou sur l'hypogastre. Un régime peu nourrissant, de doux purgatifs de magnésie pure, eau de Sedlitz, tartrate acidule de potasse, faciliteront la sortie des matières fécales, et empêcheront la constipation. La cathétérisme pourra devenir d'un grand secours, non seulement pour extraire l'urine ou le sang contenu dans la vessie, mais encore pour faire des injections mucilagineuses ou toniques dans ce viscère, suivant que l'hématurie serait active ou passive.

Une dame de cinquante ans, qui depuis quelques mois avait perdu ses règles, se trouvait fort à son aise, se tenait au repos et faisait bonne chère, garda pendant près de quatre mois un pissement de sang assez abondant, qu'elle ne rendait qu'avec les urines, au fond desquelles on le voyait en grumeaux ; elle en fut alors affaiblie et dégoûtée, mais sans aucune douleur, ni difficulté d'uriner; elle en fut guérie par des remèdes simples, tels que quelques saignées et le régime.

Nous empruntons à l'ouvrage du professeur Dugès deux exemples d'hématurie due au dérangement de la menstruation.

Une jeune dame d'une constitution délicate, quoique habituellement bien portante, ayant déjà eu plusieurs fausses couches à des termes fort précoces, vit, dix jours après avoir eu ses règles à l'époque ordinaire, reparaître en urinant une certaine quantité de sang. Alarmée de cet accident qu'elle prit pour l'avant-coureur d'un avortement presque immédiatement consécutif à la conception, elle me fit appeler. Je trouvai le col de l'utérus plus bas que dans l'état ordinaire, plus tuméfié; le doigt qui avait servi à l'exploration des parties était teint de sang. Je crus, comme cette dame, que l'œuf s'était détaché en partie ou en totalité, surtout lorsqu'elle me dit que les trois jours précédents elle s'était livrée avec une ardeur inaccoutumée, au désir constant qu'elle avait de devenir mère.

J'engageai la malade à abandonner le projet qu'elle avait formé de faire une longue promenade en voiture, et à garder le lit pendant quelques jours; mais la partie du bois de Boulogne était arrêtée, la toilette faite : il n'y eut pas moyen d'en obtenir le sacrifice.

Le sang continua de couler jusqu'au lendemain avec plus d'abondance, mais en urinant seulement. Cet état était accompagné d'une chaleur brûlante dans le canal de l'urètre; le méat urinaire était le siége d'un prurit insupportable. En comprimant légèrement la paroi antérieure du vagin dans la direction de l'urètre, on excitait une vive douleur; on ne distinguait de ce côté aucun corps étranger dans la vessie. La malade couchée sur une chaise longue, je la fis uriner à découvert dans un vase que je lui présentai. Un jet de sang pur, vermeil, précéda l'éjection de l'urine. Plus de doute alors sur le siége de l'affection. Je pratiquai le cathétérisme pour m'assurer plus positivement encore qu'il n'y avait point de corps étranger dans la vessie; il en sortit une verrée d'urine sanguinolente et quelques petits caillots de sang : il n'y avait rien de plus. Les envies d'uriner étaient plus fréquentes; l'émission de l'urine était suivie d'une constriction douloureuse dans le col de la vessie et dans son orifice extérieur. Il n'y avait point de douleurs ni dans la région des reins, ni dans celle de la vessie; le pouls était à l'état normal.

Cette dame, alors âgée de vingt-trois ans, habituellement bien portante, et vivant ordinairement d'une manière très réglée, s'était écartée depuis trois jours de son régime ordinaire. J'appris qu'elle avait mangé de plusieurs mets préparés à l'anglaise, et assaisonnés avec le piment et le gingembre.

Nul doute que cette cause n'ait donné lieu à l'irritation du col de la vessie et aux accidents qui s'étaient manifestés. Les boissons mucilagineuses, l'orgeat, les bains de siége avec décoctions émollientes et les têtes de pavots; les lotions fréquentes avec la même décoction; les bains d'eau simple, ramenèrent les parties à l'état de sensibilité ordinaire. Le quatrième jour, les règles reparurent avant leur époque accoutumée, l'urine était encore teinté de sang. On continua les bains de siége encore quelque temps, et tout rentrera dans l'ordre. Il paraît évident que l'action stimulante du gingembre s'était également portée sur l'appareil vasculaire de l'utérus, puisqu'il en est résulté une menstruation anticipée.

Madame la comtesse de R...., âgée de vingt-six ans, d'un embonpoint remarquable, se plaignait d'une douleur vive dans la vessie, d'une difficulté extrême d'uriner et d'une chaleur dévorante dans l'orifice de l'urètre, spécialement après avoir rendu l'urine. L'examen des parties nous fit voir un gonflement du méat urinaire avec rougeur, sensibilité exquise ; la sonde ne peut être introduite dans ce canal sans causer de grandes douleurs ; l'urine était sanguinolente. Les règles avaient reparu deux fois dans le mois. Je pensai que cet état pouvait bien être produit, comme dans le cas précédent, par l'usage de quelques aliments stimulants à un trop haut degré ; j'appris qu'en effet cette dame, Russe de naissance, et qui n'habitait Paris que depuis fort peu de temps, suivait un régime tout-à-fait opposé à sa manière de vivre ordinaire ; elle rapportait toutes ses souffrances à la cuisine infernale de Paris : ce sont ses expressions.

Sept ou huit sangsues à l'anus, les bains de siége, les boissons tempérantes, un régime plus doux, ont fait cesser ces accidents.

HÉMORROÏDES OU FLUX HÉMORROÏDAL.

Cette affection est produite tantôt par la simple exhalation sanguine de la membrane du rectum, tantôt par une hémorrhagie dépendante des tumeurs situées à l'intérieur du rectum, constituant les hémorroïdes internes, ou placées autour du sphincter de l'anus et constituant les hémorroïdes externes. On a encore observé ce genre de tumeur au vagin, au col de l'utérus, et même dans le corps de ce viscère. On lit dans Mercuriale : »Ut in anno sic in utero sunt quidam confluxus »venarum, cùm in corpore uteri, tum in colo et »cervice præcipuè, quæ ubi nimis aperiuntur, » solent immoderatum fluxum sannis facere. *De morb. mul.* « J'ai eu occasion, dit Gardanne, d'observer nombre de fois ces dispositions utérines; je dirai même qu'elles sont très communes à la ménopanse, principalement chez les femmes qui ont été mères plusieurs fois. Un accident non moins ordinaire, est un écoulement sanguin, quelquefois très faible, mais continue, d'autres fois par flots; écoulement qui s'arrête de lui-même souvent au bout de vingt-quatre heures, lorsque le rectum s'est débarrassé par la voie de l'utérus de tout le sang qui le gênait. J'ai prévenu ces retours aussi forts, au moyen de quelques sangsues apposées au fondement et de saignées pratiquées au bras, accompagnées d'un régime sévère. Quand les hémorroïdes sont externes, et qu'elles fluent, on observe moins de ces dérangements utérins.»

Le flux hémorroïdal s'annonce fréquemment par une chaleur, une douleur vers le fondement, un frisson général, le refroidissemeut des extrémités, la pesanteur des lombes. Bientôt le sang coule en quantité variable, d'une manière continue; il est alors plus ou moins rouge, vermeil et liquide; ou par intervalle, et, après avoir séjourné un certain temps dans le rectum, il est alors noirâtre et réuni en caillots. La quantité de sang peut être telle que la mort peut promptement survenir; si l'hémorrhagie est long-temps prolongée, elle peut jeter la malade dans un profond affaiblissement, dans le marasme. Le flux hémorroïdal est accompagné de douleurs dans la vessie, l'utérus, le rectum, les lombes.

Le flux hémorroïdal est le plus souvent produit par la rupture des tumeurs qui occupent l'extrémité inférieure du rectum, ou, comme nous l'avons déjà dit, le sphincter de l'anus, et qu'on a nommées tumeurs hémorroïdales.

Ces tumeurs s'annoncent par des signes précurseurs analogues à ceux que nous venons d'exposer. Il survient à la marge de l'anus une ou plusieurs tumeurs, ordinairement de la grosseur d'un pois, quelquefois atteignant le volume d'une noix, et même, chez les femmes avancées en âge, de la grosseur du poing; elles sont rondes ou irrégulières, lisses, rouges, brunes, violettes, élastiques, chaudes, douloureuses, lancinantes, pulsatives. Lorsqu'elles sont placées à une certaine hauteur, on ne peut les voir que lorsque la malade fait des efforts pour aller à la selle, ou même elles ne sont sensibles qu'au toucher.

Ces tumeurs sont tendues, dures, douloureuses, pulsatives pendant quelques jours; mais bientôt, naturellement ou par des moyens hygiéniques et thérapeutiques, elles s'affaissent, se rident, pâlissent, reviennent sur elles-mêmes et disparaissent; cependant elles peuvent s'irriter fortement, l'irritation se propager à la membrane du rectum, l'enflammer, y déterminer des abcès stercoraux, des fistules anales et donner lieu à des phénomènes généraux plus ou moins graves.

On a vu des hémorroïdes remplacer le flux menstruel, et d'une manière assez avantageuse pour conserver encore la jeunesse des femmes. Le docteur Gardanne dit avoir connu une dame âgée de soixante-quinze ans, chez laquelle la cessation des règles s'opéra à quarante-huit ans, et qui depuis a constamment perdu tous les mois, par l'anus, deux à trois livres de sang. Lorsque cet écoulement ne venait point à l'époque ordinaire, il y avait malaise, perte d'appétit, le visage devenait terne, les yeux se bordaient d'un cercle livide et profond, le teint était jaunâtre. Le flux venait-il à paraître, le visage reprenait sa sérénité ordinaire, et un air de fraîcheur tout-à-fait trompeur.

Le flux variait très peu par la quantité; il était noirâtre et se prenait quelques heures après en caillots; il y avait très peu de sérum. Dans le moment de la menstruation, cette dame voyait assez abondamment et durant cinq à six jours. La cessation s'était opérée doucement, et s'était trouvée immédiatement remplacée par le flux hémorroïdal.

Traitement. — Comme à l'âge critique, le flux hémorroïdal dépend presque toujours de l'état de plénitude des vaisseaux sanguins, il importe de prescrire un régime végétal, et de recourir même à la saignée du bras, si la congestion paraît trop forte, ainsi qu'à des révulsifs à l'extérieur et des frictions sèches sur la peau. On fera coucher la malade sur un lit dur; elle évitera la chaleur, prendra des boissons rafraîchissantes, quelques bains tièdes et des lavements laxatifs, composés de manne, de séné, de tamarin. En cas d'inflammation des tumeurs hémorroïdales, application de corps gras, comme le cérat, l'onguent populéum, le beurre de cacao. Lorsque leur dureté incommode trop la malade, on les excise; et s'il survient une hémorrhagie, on pourrait employer le tamponnement, en enfonçant dans le rectum un linge fin qu'on remplit de charpie, et qu'on ramène au-dehors en tirant sur ses angles. On ne doit jamais supprimer le flux, soit qu'il soit périodique ou non ; on cherchera à le modérer, et s'il venait à se supprimer tout-à-coup, on doit chercher à le rappeler par des bains de vapeur vers le rectum, et des applications de sangsues à l'anus. Toutefois si le flux hémorroïdal devenait excessif, il pourrait jeter la malade dans le marasme; il importerait alors de l'arrêter. A cet effet on aurait recours aux bains et aux lavements froids, aux fomentations froides sur les lombes et au périnée, aux injections astringentes, faites avec les dissolutions d'acétate de plomb, de sulfate de zinc, d'alumine, de fer, ou avec les décoctions de quinquina, de roses de Provins, d'écorce de grenade, d'écorce de chêne; et si tous ces moyens sont insuffisants, on pratiquera le tamponnement, tel que nous l'avons décrit plus haut.

Madame ***, d'un tempérament sanguin et musculaire, eut plusieurs enfants : à cinquante ans ses règles se supprimèrent tout-à-coup, et sans cause connue ; elle éprouva quelques dérangements qu'on arrêta par la saignée. Quelques jours après cette opération, il s'établit des hémorroïdes externes qui fluèrent pendant dix ans, et qui remplacèrent l'écoulement menstruel; à soixante ans cet écoulement disparut insensiblement, et cette dame ne ressentit depuis aucun malaise de cette suppression.

Une dame d'un tempérament sanguin et lymphatique avait été réglée fort jeune, mais irrégulièrement jusqu'à l'époque du mariage. Les grossesses régularisèrent ce flux ; à trente ans, des hémorroïdes externes parurent et fluèrent faiblement. Quelques années se passèrent sans qu'elle en fût indisposée. A quarante-deux ans, les hémorroïdes augmentent; elles sont internes, les selles sont difficiles et ne peuvent être expulsées que par l'usage des lavements émollients. Plusieurs fois les sangsues apposées à l'anus apportèrent un soulagement sensible, mais passager. La nourriture la plus douce, la vie la plus régulière ne purent diminuer les hémorroïdes ; le sang se fraye une route par l'utérus. Il paraît d'abord tous les douze jours, et durant deux à trois, ensuite tous les huit jours, puis tous les jours; la malade dépérissait; le flux sanguin était devenu roussâtre, exhalait une odeur désagréable. On regardait cette affection comme une ulcération de l'utérus. Le médecin appelé pour lui donner des soins, soupçonnant, d'après l'exposé de l'affection que la malade traça elle-même, que l'on pourrait espérer quelque soulagement, si véritablement la maladie de l'utérus avait été causée par un flux hémorroïdal, s'assura aussitôt de l'état du fondement et de l'utérus. Le rectum était très rétréci; il présentait des tumeurs plus ou moins grosses qui paraissaient l'occuper tout entier. Le corps et le col de l'utérus étaient confondus; on sentait des inégalités dures; elles étaient peu douloureuses; mais la pression la plus légère donnait issue à un liquide roussâtre et de mauvaise odeur. Des saignées générales furent faites; quelques sangsues furent apposées au fondement; on suivit un régime très sévère, et on but habituellement de l'hydrogale. Après deux mois de soins assidus, le mieux se fit apercevoir, et insensiblement le sang ne se porta plus à l'utérus. Les tumeurs sensibles à son col diminuèrent, puis disparurent totalement. Le rectum resta le siége de quelques hémorroïdes très petites et fluantes de temps à autre. On est fort embarrassé dans des cas analogues de savoir si la cessation des règles est opérée, ou si le suintement qui sort de l'utérus est fourni par le sang hémorroïdal.

CHAPITRE VI.

OPHTHALMIE.

Cette maladie s'observe très souvent à la cessation des règles chez la femme. Elle s'annonce par la cuisson, la chaleur des yeux, un picotement insupportable, accompagné de larmoiement. Ces phénomènes sont plus ou moins prononcés, suivant que l'ophthalmie doit être plus ou moins intense. Des symptômes généraux s'observent quelquefois lorsque la maladie doit être violente. Un frisson suivi de chaleur en signale ordinairement l'invasion : bientôt la conjonctive perdant sa blancheur, prend une teinte rosée, tantôt uniforme, tantôt inégale, sillonnée par des vaisseaux capillaires visiblement injectés. Le picotement, la cuisson, la douleur, deviennent plus vifs; la malade ne peut supporter une forte lumière; tout le globe de l'œil est douloureux; des grains de sable semblent interposés entre l'œil et les paupières; la vue se trouble, et on peut apercevoir que la cornée a perdu de sa transparence.

Vers le douzième ou quinzième jour, plus tôt ou plus tard, suivant les moyens employés, et suivant l'intensité de l'inflammation, tous ces symptômes s'arrêtent, s'amendent, diminuent; la chaleur est moins vive; la cuisson, le picotement, la douleur, sont plus supportables; la rougeur n'est pas moindre, mais on voit qu'elle prend un autre caractère.

Traitement. — L'ophthalmie que l'on observe à l'âge de retour dépendant presque constamment d'un état de pléthore du système sanguin, les saignées, les applications de sangsues, les pédiluves, seront presque toujours efficaces. On y joindra avec avantage des moyens locaux, tels que des cataplasmes émollients et résolutifs, faits avec la pulpe de pommes de reinette, la mie de pain et du lait, ou une infusion de fleurs de mauve mêlée à une décoction de tête de pavot. Fomentations avec eau de sureau, de roses, de plantin, dans laquelle on aura ajouté quelques grains de sulfate de zinc. A l'intérieur, laxatifs doux, sulfate de soude, eau de Sedlitz, huile de ricin, etc. Révulsifs derrière le cou, tels que vésicatoires, cautères et même sétons; cependant on rencontre quelquefois des ophthalmies rebelles à tous les moyens indiqués.

Une dame âgée de quarante-huit ans, d'un tempérament sanguin, était affectée d'une ophthalmie occupant les deux yeux. Ses règles coulaient encore, mais irrégulièrement et en petite quantité. Cette femme n'avait jamais eu la plus légère indisposition pendant tout le temps de l'écoulement régulier des menstrues. Malgré tous les moyens bien ordonnés, on ne put combattre efficacement cette maladie, et elle serait sans doute devenue chronique, si la nature n'était venue en aide. Lorsque la cessation des règles fut complète, l'ophthalmie disparut.

Une dame d'un tempérament sanguin portait une ophthalmie qui avait résisté à plusieurs traitements. Cette ophthalmie avait commencé par une tache rougeâtre occupant l'angle externe de l'œil, et après être restée environu n mois dans cet endroit, cette ecchymose s'élargit; toute la cornée ainsi que la conjonctive s'enflammèrent; les douleurs alors devinrent très vives. On avait jusque là tenté beaucoup de moyens, usé même de saignées locales, de vésicatoires; mais on n'avait pas fait assez attention à l'âge de cette dame, qui entrait dans sa quarante-sixième année. Il est d'observation qu'à cette époque il ne faut point ménager les saignées lorsqu'il y a pléthore sanguine. On ouvrit la veine du bras, on récidiva l'opération trois jours après; la malade se bassina les yeux avec un collyre émollient et légèrement résolutif, et en moins de dix jours cette ophthalmie fut guérie. L'écoulement des règles devint dès lors très irrégulier, et six mois ensuite, la cessation s'était opérée.

Une dame d'un tempérament sanguin était atteinte d'une ophthalmie rebelle et très douloureuse; elle approchait de sa cinquantième année. Jusqu'à cette époque le flux menstruel n'avait jamais été dérangé dans sa marche, et cette dame avait toujours joui d'une santé parfaite. L'ophthalmie avait commencé par une simple infiltration sanguine sur la cornée opaque; l'inflammation se communiqua à la conjonctive. Cette dame, qui n'avait jamais été malade, traita cette ophthalmie très légèrement, et ne demanda les conseils de son médecin que lorsque les douleurs se firent sentir plus fortement. A la première inspection, le blanc de l'œil se présentait d'un rouge ardent, il s'élevait en bourrelet au-dessus de la pupille; il y avait fièvre très forte, enfin tous les autres symptômes du chémosis. On fit apposer des sangsues sur la tempe du côté malade, on ouvrit la veine du bras; deux jours ensuite ces mêmes moyens furent répétés; on appliqua quelque ventouses scarifiées à la partie supérieure du cou. L'inflammation alors fut bornée, la fièvre tomba, et la guérison a marché lentement, mais progressivement. Les moyens ordinaires n'ont point été négligés. La cessation des règles s'opéra avec tranquillité quelque temps après.

« Une femme mal réglée, rapporte Bordeu, était attaquée d'une ophthalmie et d'une fièvre irrégulière avec des maux d'estomac presque continuels; les vésicatoires, les sudorifiques, les adoucissants, le laitage, les mercuriaux et les antiscorbutiques n'ayant produit aucun soulagement, la boisson et les bains des eaux de Cauterets, de la fontaine de la Ralière, emportèrent dans dix-huit ou vingt jours la fièvre et l'ophthalmie, et rappelèrent l'appétit, que la malade avait entièrement perdu. »

ANGINE (ESQUINANCIE).

Cette maladie est aussi très commune à la cessation des règles chez les femmes, surtout chez celles qui ont un tempérament sanguin, et qui perdent leurs règles tout-à-coup.

A l'exemple d'Hippocrate, on peut comprendre sous la dénomination d'angine, toutes les maladies inflammatoires de la gorge et de l'arrière-bouche, car presque toutes ont des signes communs : l'altération des fonctions que ces parties sont chargées d'exécuter, et auxquelles elles concourent d'une manière plus ou moins immédiate. Ainsi la déglutition, la voix, la parole, sont plus ou moins gênées; de plus des phénomènes locaux, communs à toutes ces altérations, existent aussi. Ainsi de la douleur, de la chaleur, du gonflement, et souvent même de la rougeur, se trouvent dans toutes ces inflammations.

Lorsque l'inflammation a son siége dans les voies digestives, la déglutition est surtout altérée; lorsque les voies aériennes sont affectées, c'est principalement la respiration qui est compromise. Lorsque l'angine a son siége à l'isthme du gosier, la malade y éprouve une douleur d'abord peu marquée, de la gêne dans la déglutition; la voix est altérée, nasonnée; une chaleur vive, accompagnée de sécheresse, s'y fait sentir; en examinant ces parties on voit qu'elles sont rouges, luisantes, et quelquefois tuméfiées; la rougeur est surtout sensible au voile du palais, à ses piliers, à la luette; ce dernier organe se gonfle plus facilement que les autres parties, tombe sur la base de la langue, produit la sensation désagréable d'un corps étranger toujours présent, une titillation pénible, et excite des mouvements de déglutition fatigants, et parfois provoque des nausées. Lorsque ces symptômes sont prononcés, les boissons remontent souvent par les narines. A la sécheresse des membranes succède bientôt une exhalation abondante d'un mucus filant, diaphane, adhérant aux parties, s'en détachant avec difficulté; plus tard cette matière exhalée prend de la consistance, devient opaque, grisâtre, jaunâtre, etc.

Lorsque cette inflammation affecte les amygdales, elle porte le nom d'amygdalite, dont les signes sont fort analogues à ceux qui viennent d'être décrits. Toutefois la déglutition est plus difficile, plus douloureuse, souvent impossible, et la respiration peut être gênée au point de faire craindre la suffocation. Le désir de cracher ou d'avaler tourmente la malade et donne lieu à des efforts pénibles et douloureux. Les amygdales sont gonflées, rouges, volumineuses; elles repoussent en avant le pilier antérieur du voile du palais, font saillie dans l'isthme du gosier; elles sont rouges, sèches, luisantes, et peuvent se couvrir d'exsudations albumineuses. L'inflammation peut se propager dans la trompe d'Eustachi, et occasionner des bruissements dans les oreilles, et même la surdité, à cause de l'épaississement de la membrane qui tapisse ce conduit.

Si le pharynx est le siége de l'inflammation, la difficulté de la déglutition est moindre; elle se fait sentir au-dessous de l'ithme du gosier; le bol alimentaire semble s'arrêter dans cet endroit. Les efforts de déglutition, les mouvements du larynx, la distension opérée par le bol alimentaire augmentent la douleur. On aperçoit de la rougeur, de la sécheresse, un léger gonflement sur la paroi postérieure du pharynx.

Dans l'angine des voies aériennes, au contraire, la voix et la respiration offrent les premières modifications morbides. Un sentiment pénible de titillation se fait sentir dans le larynx, et force la malade à tousser pour rejeter au-dehors un corps qu'elle croit arrêté dans le conduit aérien, et qui gêne le passage de l'air. Cette toux est sèche; la voix est rauque, altérée. La douleur devient plus vive, elle est accompagnée d'une chaleur brûlante.

L'inflammation peut attaquer simultanément la bouche, le voile du palais, les amygdales, le pharynx et le larynx. Si l'une de ces maladies est déjà grave par elle-même, à plus forte raison leur réunion sera-t-elle dangereuse. Cette complication n'est cependant pas très rare.

Traitement. — Au début de la maladie, pratiquer de larges saignées du bras, poser des sangsues au cou et en récidiver l'application; avoir recours à des ventouses scarifiées sur les parties latérales du cou et à la nuque; ordonner une diète sévère, des boissons rafraîchissantes d'eau d'orge, des gargarismes avec cette même décoction et le sirop de mûres ou de coings. Des cataplasmes qui entourent le cou peuvent devenir utiles, ainsi que des pédiluves souvent répétés.

Lorsqu'on ne peut obtenir la résolution, et qu'il se forme un abcès dans l'une ou l'autre amygdale et quelquefois dans les deux, on doit se hâter de donner issue au pus au moyen du bistouri entouré d'une bandelette de linge jusque près de sa pointe. Après l'écoulement du pus, on fait gargariser la malade avec l'eau d'orge miellée, et la cicatrisation ne tarde pas à s'opérer.

Dans le cas où le gonflement des amygdales serait porté au point de produire une suffocation imminente, on devrait porter le doigt sur ces organes, pour connaître si l'un ou l'autre offre soit de la fluctuation ou une mollesse œdémateuse. Dans le premier cas, l'ouverture de l'abcès fait cesser définitivement la suffocation; dans le second cas, la pression exercée avec le doigt sur les tonsilles peut suspendre pour quelques moments le symptôme, qui pourra être combattu de nouveau de la même manière chaque fois qu'il paraîtra.

On a encore préconisé un autre moyen dans l'inflammation des amygdales, surtout lorsqu'elle tend à devenir chronique : c'est l'insufflation au fond de la gorge d'alun porphyrisé, et sa solution employée en gargarisme; plusieurs médecins regardent même ce moyen comme propre à la fois à abréger la durée de l'inflammation et à prévenir les récidives; dans un grand nombre de cas d'inflammation tonsillaire, nous avons employé l'alun sous ces deux états avec beaucoup de succès.

« Une dame d'un tempérament sanguin, d'une forte constitution, éprouva, dit Gardanne, diverses contrariétés qui avancèrent l'époque ordinaire de la ménopause. Un flux irrégulier précéda de huit mois au moins la cessation. Durant toute l'irrégularité, cette dame se trouvait souvent indisposée et sujette à une phlegmasie, soit de la bouche, soit du palais et des amygdales, phlegmasie qu'elle dissipait avec de simples gargarismes rafraîchissants. La cessation à peine opérée, et après un peu de fatigue, une amygdalite survient et marche rapidement. Les deux amygdales se tuméfient au point de ne laisser qu'un passage très étroit; la déglutition devient impossible. En dix heures, deux saignées du bras et abondantes furent pratiquées, trente sangsues furent posées au cou; des fumigations émollientes furent dirigées vers les amygdales; des pédiluves irritants, des lavements, des gargarismes, tous les moyens capables de vaincre une telle inflammation furent mis en usage. Cette phlegmasie céda, mais incomplétement; les amygdales prirent au douzième jour la voie de l'induration. La déglutition s'opérant avec peine, je pratiquai la rescision en suivant le procédé ordinaire, un jour sur une amygdale, le lendemain sur l'autre. Le sang, qui était venu assez abondamment après l'incision, s'arrêta au moyen de gargarismes acidulés. Ces saignées locales contribuèrent à dégorger les parties environnantes encore enflammées; une légère suppuration s'établit sur chaque plaie; et peu de jours ensuite, les amygdales se rétrécirent et formèrent un noyau assez ferme, et qui resta constamment dans cet état. Plusieurs fois, depuis cet accident, la gorge s'est enflammée, et les amygdales n'ont point participé à l'état inflammatoire.

Madame***, d'un tempérament sanguin et bilieux, a été réglée fort jeune et abondamment. Elle éprouva lors de l'apparition des règles diverses phlegmasies cutanées, telles que la scarlatine, la rougeole, l'érysipèle, ainsi que des phlegmasies de la muqueuse de la gorge. Ces inflammations étaient constamment accompagnées de symptômes gastriques qui nécessitaient l'emploi des émétiques. Le mariage fut favorable à cette dame; elle eut plusieurs enfants et parcourut une période de vingt ans sans avoir aucune indisposition. A quarante-trois ans, un prurigo s'établit au pubis; elle réussit d'abord à calmer l'ardeur qu'il excitait dans les lèvres, au moyen de bains de siége d'eau et de lait, avec addition de quelques gouttes de laudanum. Par la suite ce prurigo augmente; elle fait usage de bains de fauteuil d'eau froide et d'ablutions également froides avec l'eau végéto-minérale. En peu de jours, disparition du prurigo; aussitôt mal de gorge, inflammation violente des tonsilles, et tous les symptômes d'une phlegmasie générale des organes qui servent à la déglutition et à la respiration. Les saignées par la lancette et les sangsues; les ventouses scarifiées, les pédiluves irritants, deux vésicatoires aux cuisses, des fumigations émollientes, des gargarismes rafraîchissants, quelques cuillerées d'une boisson d'orge perlé, parvinrent à arrêter les progrès de l'inflammation. Au deuxième jour, la malade se sent dégagée; la langue s'humecte, se charge d'un mucus épais et jaunâtre; le pouls est cependant plus souple, l'urine moins briquetée. Les saignées nombreuses, les boissons données en abondance dès qu'elles purent passer, les lavements laxatifs ne parvenant pas à débarrasser l'estomac, une potion émétique fut administrée. Les effets du vomissement augmentèrent momentanément l'excitation. Un laxatif suivit de près le vomitif. A la suite du purgatif, le prurit reparut, l'angine cessa alors complétement. Des bains généraux, des boissons muqueuses, des fomentations émollientes sur les parties génitales, un régime très doux, mirent fin, après plusieurs mois, à ce prurigo.

CHAPITRE VII.

CONSTIPATION.

La constipation est très commune chez les femmes à l'âge critique; chez quelques unes, c'est une disposition naturelle, et ne peut nullement être considérée comme l'indice d'une maladie, car on rencontre beaucoup de femmes qui ne vont à la selle que tous les trois ou quatre jours, et qui jouissent d'une bonne santé; on en voit d'autres qui n'ont de selles que tous les huit et même dix jours, sans qu'il en résulte de dérangement dans la santé.

Toutefois la rétention des matières fécales dans l'intestin a des conséquences plus ou moins graves, selon qu'elle est plus ou moins prolongée au-delà de l'état habituel.

Lorsque la constipation ne remonte qu'à quelques jours, elle donne lieu à la diminution de l'appétit, à l'augmentation de volume et de sonorité du ventre, aux borborygmes, aux douleurs lombaires, à un sentiment de tension, de chaleur, de pesanteur et même de douleur vive vers l'anus, à des ténesmes, à des efforts plus ou moins rapprochés pour aller à la selle. Quelquefois l'affection est si vive, le sphincter est tellement contracté, qu'on ne peut introduire une canule, même d'un très petit diamètre, dans l'anus.

Lorsque la constipation se prolonge, une douleur grative de la tête, la rougeur passagère ou habituelle de la face, l'inaptitude au travail intellectuel, les étourdissements, la somnolence, se font sentir. L'exploration du ventre fait sentir quelquefois, au travers des parois abdominales, et particulièrement dans la fosse iliaque gauche, une ou plusieurs tumeurs arrondies ou cylindriques, qui sont dues à la présence des matières fécales dans les intestins, et qui disparaissent ou changent de place par l'usage des purgatifs en lavements ou par la bouche.

Lorsque la constipation a duré pendant vingt ou trente jours, il survient des épreintes, un météorisme considérable, des urines rouges, et enfin des vomissements. Plus tard encore l'haleine devient fétide, la face grippée; les extrémités froides, et l'abattement, les hoquets, l'insensibilité du pouls et le délire viennent signaler le plus grand danger.

Traitement. — On dissipe facilement la constipation, lorsqu'elle ne remonte qu'à quelques jours, à l'aide de lavements simples ou préparés avec l'infusion des herbes émollientes ou de quelques plantes laxatives, telles que la mercuriale ou le séné, avec addition d'une ou deux cuillerées d'huile de ricin. Si ces moyens sont insuffisants, on peut employer l'eau de Sedlitz à la dose de deux ou quatre petits verres, ou recourir à l'emploi d'une potion purgative, préparée avec les sels neutres, ou même avec les purgatifs drastiques, tels que le jalap, la scammonée, la gomme-gutte.

On favorisera l'action de ces moyens par l'usage de boissons délayantes, telles que l'eau de veau, l'eau de poulet, le petit-lait, dans lesquelles on ferait entrer la crème de tartre soluble, du sulfate de soude ou de magnésie, ou même du bouillon aux herbes; on administrera aussi un ou plusieurs bains de siége.

DIARRHÉE.

On dit qu'il y a diarrhée, lorsque les excrétions alvines sont plus fréquentes que de coutume, la matière de ces excrétions plus liquide et plus abondante, qu'il s'y joigne ou non de la fièvre ou des coliques; cette maladie s'observe assez souvent chez les femmes qui cessent de voir. Elle se montre sous plusieurs formes; tantôt seule et constituant à peu près tous les symptômes existants, tantôt, au contraire, mêlée au cours d'une autre maladie, soit comme accident, soit comme complication, ou bien enfin comme crise heureuse ou funeste.

La diarrhée consiste évidemment en un dérangement des fonctions de l'appareil digestif, portant sur la nature et le mode des déjections alvines; car il y a, comme nous l'avons déjà dit, déjections plus fréquentes, plus abondantes et plus liquides que d'habitude. Ce trouble de l'appareil digestif est produit, d'après Chambon, par une surabondance de sang qui se porte aux intestins dans le temps critique.

La fréquence, l'abondance, la liquidité et la couleur des déjections offrent des différences considérables. En général, une personne atteinte de diarrhée éprouve un sentiment vague de faiblesse et d'abattement, sentiment qui peut aller jusqu'à la lipothymie; elle a aussi des frissons vagues, sa peau est sèche et devient rugueuse, son pouls offre des intermittences; après les évacuations, il reprend son rhythme naturel, la peau sa fraîcheur, et les forces se rétablissent.

Si les évacuations se répètent et deviennent de plus en plus fréquentes, la faiblesse augmente; il survient des spasmes, un changement profond dans la physionomie, le ventre se ballonne, etc. « Les femmes qui cessent de voir, assure Chambon, ont souvent des diarrhées qui ne sont pas dangereuses, quand elles sont modérées; mais elles affaiblissent la santé quand elles sont excessives. Si les fluides ne paraissent pas dégénérer, on n'a rien à craindre de leurs suites. Quand, au contraire, elles sont accompagnées d'une fièvre qui prend un caractère de latente, il y a lieu de craindre le marasme et la cachexie; aussi remarque-t-on que quelques personnes deviennent hydropiques ou scorbutiques, ou dépérissent par l'effet même d'une fièvre lente. Cependant, le plus ordinairement, après avoir supporté quelques mois ou des années entières la gêne et la faiblesse qui accompagnent ces évacuations, les forces renaissent, et la santé prend une stabilité qu'elle n'avait pas avant ce grand changement. »

Traitement. — On combat, en général, efficacement la diarrhée à son début par l'eau de riz gommeuse, le régime lacté et féculent, et les lavements chargés d'amidon et d'un peu d'opium. Lorsqu'elle résiste à ces moyens et qu'elle a déjà quelques jours de durée, il faut avoir recours aux décoctions de cachou, de bistorte, de tormentille, au sirop de coings, à la conserve de roses rouges et au diascordium. Il est toujours avantageux et quelquefois indispensable de seconder l'effet de ces moyens par tous les agents extérieurs propres à exciter l'action de la peau, comme les frictions sèches, les vapeurs d'eau simple ou chargée de principes aromatiques. Dans plusieurs cas de diarrhée, les purgatifs salins ont produit de bons résultats; mais c'est surtout l'infusion d'ipécacuanha et de rhubarbe qu'on a administré avec le plus grand succès.

S'il est important d'arrêter le plus souvent la diarrhée, l'expérience enseigne qu'on doit se garder quelquefois de la supprimer tout-à-coup. Je ne saurais m'empêcher de rapporter ici un fait tiré de l'ouvrage du célèbre Portal : « J'ai vu plusieurs fois l'hydropisie survenir après la suppression des diarrhées, surtout de celles qui étaient habituelles ou sujettes à des récidives. Madame la comtesse B***, âgée d'environ trente-huit ans, était atteinte depuis plus de dix ans d'un dévoiement séreux assez considérable, tous les douze à quinze jours. Ce dévoiement durait deux, trois ou quatre jours, et empêchait la malade de sortir pour aller en société ou pour vaquer à ses affaires. Elle me consulta pour supprimer cette évacuation. Cette dame n'était point maigre; cependant son teint était jaune, et je reconnus au tact qu'il y avait un peu d'engorgement dans le foie et dans la région de l'ovaire droit : du reste elle jouissait d'une bonne santé. Je lui représentai qu'une ancienne évacuation qu'elle supportait sans dépérissement devait être respectée, et je lui conseillai de ne rien faire qui pût la supprimer; seulement qu'il fallait combattre la cause, qui me paraissait évidemment provenir de l'engorgement du foie, et d'une altération dans le cours et dans la nature de la bile, par l'usage des pilules savonneuses avec les extraits amers et une boisson de plantes légèrement apéritives, pour prendre ensuite quelques verres d'eau de Vichy.

» Je conseillai de plus, vu l'état des règles qui étaient peu abondantes et peu régulières, quelques sangsues au fondement et aux parties extérieures de la génération, etc., etc. Ce traitement eut d'abord d'heureux effets; j'en conseillai la continuation; mais mes conseils parurent à cette dame d'une trop longue exécution. Elle consulta le célèbre Tronchin, qui lui prescrivit un traitement bien différent : de l'extrait de quinquina avec du cachou et du safran de mars astringent à des doses fortes; une décoction de racine de bistorte en boisson, dans du vin de Bordeaux, aux repas; un peu de vin amer de Xerès à la fin du dîner, et un gros de diascordium le soir dans une cuillerée du même vin.

» Ce traitement répondit aux vues du médecin, car madame de B*** n'eut plus le dévoiement pendant quelque temps; mais les malléoles, les cous-de-pied et les jambes s'œdématièrent, et enfin le bas-ventre météorisé annonça une hydropisie ascite prochaine.

» Appelé de nouveau auprès de cette malade, je lui conseillai pendant quelque temps l'usage des diurétiques et un ou deux purgatifs. Ce traitement suffit au bout d'une quinzaine de jours pour rétablir les urines et pour dissiper l'enflure, moyennant aussi le bénéfice du dévoiement, qui était revenu sans être bien considérable. Cependant croirait-on que cette dame, peu satisfaite de mes soins et voulant changer le traitement, désira une consultation? Barthez fut appelé. Il proposa des remèdes amers astringents, et le soir l'opium gommeux en assez grande dose. Le dévoiement s'arrêta encore; mais en peu de jours une nouvelle diarrhée survint et fit de rapides progrès.

»Frappée de cette récidive, la malade finit par me donner son entière confiance. Je revins au traitement que je lui avais prescrit.

» Après qu'elle eut fait usage des diurétiques, je lui fis prendre pendant long-temps les pilules savonneuses avec les extraits amers et les martiaux, puis les eaux de Vichy, tantôt augmentant ou diminuant la dose de ces remèdes, tantôt faisant quelques additions de terre foliée de tartre. La malade finit par guérir. Elle a émigré quelques années après, jouissant alors d'une très bonne santé. »

On voit par cet exemple combien il est dangereux de supprimer d'anciens dévoiements. On pourrait en dire autant des autres évacuations. Quelquefois les plus légères en apparence, devenues habituelles, nous conservent la santé.

CHAPITRE VIII.

HYDROPYSIES.

Les hydropisies sont annoncées par une faiblesse dans les mouvements du corps, par la lenteur plus ou moins grande du pouls, par une sécheresse de la peau, par la diminution des urines, qui sont alors plus claires, quelquefois cependant rouges et épaissés. Il y a des lassitudes, une tendance à l'assoupissement, une gêne dans la respiration, et en général une inertie dans les fonctions.

L'hydropisie appelée œdème ou anasarque est produite par une infiltration plus ou moins considérable de sérosité dans le tissu cellulaire sous-cutané, et souvent dans les organes voisins. On le reconnaît à une tumeur blanche, luisante, non circonscrite, froide, indolente, non élastique, recevant et conservant l'impression du doigt, laquelle met un certain temps às'effacer.

L'hydropisie désignée sous le nom d'ascite est

formée par l'accumulation de sérosité dans la cavité abdominale. Voici par quels signes elle se manifeste et les accidents qu'elle entraîne : on s'aperçoit d'abord que le volume du ventre augmente dans la région hypogastrique, puis la tumeur envahit peu à peu tout l'abdomen ; elle devient considérable ; la peau se distend et est luisante ; et si, plaçant une main à plat sur un des côtés de l'abdomen, on frappe avec l'autre de petits coups sur le côté opposé, on sent distinctement le flot du liquide qui vient battre la paroi abdominale sur laquelle une des mains est placée. Suivant la position que prend la malade dans son lit, la forme du ventre change ; la masse du liquide se porte du côté où se couche la malade, et si elle reste sur le dos, l'abdomen s'aplatit au centre et tombe dans les flancs. A mesure que l'accumulation de sérosité augmente, la peau se distend et s'amincit de plus en plus ; le diaphragme refoulé s'abaisse difficilement ; il en résulte une gêne de la respiration d'autant plus grande, que la malade est dans une position plus horizontale ; elle diminue beaucoup lorsqu'elle est assise. La peau de tout le corps, mais surtout celle du visage et des avant-bras, devient terreuse, sèche et râpeuse ; la soif est souvent très vive ; les urines sont rares ; la malade maigrit.

« Les femmes sont sujettes aux hydropisies après le temps critique, et ces maladies sont alors difficiles à vaincre. Elles sont incurables s'il y a quelque vice d'organisation dans la matrice ou dans les ovaires. » (Portal.)

Traitement. — Si l'œdème qui survient à l'âge critique reconnaît pour cause un état de pléthore, on pratiquera la saignée du bras; s'il est produit par la suppression de la transpiration, on fera usage des tisanes de bourrache, de gaïac, de salsepareille et de squine, et s'il est dû à une rétropulsion de certains exanthèmes, il faut employer des boissons diurétiques, des vésicatoires et de légers purgatifs. Si l'accumulation de sérosité dans la cavité abdominale devient trop considérable, si les parois abdominales semblent menacées de rupture, si la gêne de la respiration est excessive, et si le ventre n'est pas douloureux ou l'est à peine, il faut pratiquer la ponction. Cette opération guérit rarement, mais elle soulage toujours; elle prolonge et rend plus supportables les jours de la malade.

Nous allons rapporter deux observations que nous prenons dans les Recherches sur les hydropisies actives, par le docteur Breschet.

« Une dame âgée de cinquante-cinq ans, d'un tempérament sanguin, eut ses menstrues pour la première fois à treize ans, et depuis elles revinrent chaque mois régulièrement jusqu'à l'âge de quarante-huit; alors elles ont été de moins en moins abondantes, et ont fini par disparaître tout-à-fait. A cinquante-quatre ans, la santé, qui n'avait encore souffert aucune altération, commence à se déranger, et diverses séries de phénomènes ont lieu par intervalles; tantôt ce sont des lassitudes spontanées, des bouffées de chaleur au visage accompagnées de rougeur à la face, des éblouissements, des vertiges, une impossibilité de se baisser; rarement de céphalalgie, mais souvent un sentiment de battement dans la tête; tantôt c'était une douleur qui semblait partir de la nuque et descendre le long du dos; une toux vive, plus forte la nuit, et accompagnée d'expectorations fréquentes de crachats blancs. Tous ces accidents augmentaient par le mouvement et diminuaient par le repos. La malade n'emploie aucun remède. Enfin, dans sa cinquante-cinquième année, elle est prise tout d'un coup, à la suite d'un violent accès de colère, d'un gonflement qui attaque tout le corps, excepté les membres thoraciques.

Le regard est animé et un peu inquiet; la face est colorée d'un rouge incarnat sur les pommettes. La peau est quelquefois pâle, et le plus souvent rouge sur le corps et pourpre sur les cuisses. Le gonflement est considérable, surtout à la tête et aux cuisses, douloureux, dur, et ne conserve pas l'impression du doigt; il est accompagné d'un sentiment de pesanteur générale, et alternativement de chaleur et de froid. Il y a de l'étouffement, de la chaleur dans la poitrine, de la céphalalgie, un mauvais goût dans la bouche, peu de soif, de la constipation; les urines déposent abondamment. La malade ne fait aucun traitement.

Le douzième jour, on lui applique dix-huit sangsues à l'anus, ce qui est suivi d'un soulagement très grand et de la diminution du gonflement. Le dix-huitième jour, un embarras gastrique se manifeste; on le combat par un émétique qui excite des vomissements peu abondants et des selles nombreuses; depuis ce jour, le ventre a été libre et les urines ont été rendues sans prurit. Le vingtième jour, le gonflement est presque entièrement disparu; la peau a la couleur et la chaleur de l'état de santé; le pouls est égal, sans fréquence; les accidents qui existaient avant l'invasion du gonflement reparaissent par intervalles et à un faible degré. Enfin le vingt-quatrième jour, il ne reste aucune trace de l'hydropisie.

Une légère affection morale avait brusquement arrêté les règles chez une dame âgée de trente-huit ans. Le mois suivant elles n'avaient point reparu; cette dame ressentit alors de la gêne dans la respiration, des vertiges, des tintements d'oreilles; enfin les pieds, les jambes et les cuisses se tuméfièrent successivement. C'est à cette époque que je vis cette dame, dit le docteur Breschet. L'œdème occupait les membres inférieurs dans presque toute leur étendue; la partie supérieure des cuisses était un peu moins engorgée que le reste des membres abdominaux; la marche était devenue difficile. Ces tumeurs œdémateuses étaient fermes, légèrement douloureuses au toucher, et ne conservaient pas l'impression du doigt. Le pouls était plein et dur, la figure colorée, la peau chaude. L'appétit avait diminué, mais la soif était vive. L'urine était peu abondante, et la constipation était habituelle.

La malade ayant quelque crainte de la saignée du bras, dix sangsues aux parties génitales furent prescrites, et pour boisson de l'eau de veau avec addition d'une demi-once de sulfate de magnésie. Par un mal-entendu de la garde-malade, les sangsues furent appliquées aux jambes. Le lendemain, je trouvai un gonflement douloureux et une sensibilité plus grande par le toucher. Je fis poser des sangsues à la vulve et donner un lavement purgatif; l'eau de chiendent nitrée et émulsionnée; cataplasmes émollients sur les jambes; repos. Ces moyens continués pendant plusieurs jours calmèrent tous les accidents. L'œdème diminua considérablement et disparut tout-à-fait par l'apparition des règles; cette dame fut alors parfaitement guérie.

CHAPITRE IX.

ÉRYSIPÈLE.

En parlant des véritables dangers auxquels les femmes sont exposées à la fin de leurs règles, nous avons dit qu'à cette époque on voyait souvent reparaître les maladies qui avaient cessé à l'époque de la première éruption; c'est ce que l'on remarque pour l'érysipèle, les dartres, le prurigo, d'autres éruptions prurigineuses au pourtour de la vulve et de l'anus surtout, et enfin la phthisie; car le professeur Dubois a vu deux dames qui, après avoir été menacées de phthisie vers l'époque de leur première menstruation, ont été délivrées des symptômes graves qu'elles éprouvaient dès que le cours de leurs règles fut bien établi, et qui, à leur temps critique, furent, sans cause apparente, attaquées d'une phthisie dont elles sont mortes.

Cette maladie est très fréquente à l'âge critique, surtout chez les femmes sanguines et irritables, et spécialement chez celles dont la cessation des règles s'opère brusquement. L'érysipèle a des symptômes précurseurs, dont la plupart sont : des dégoûts, des nausées, l'amertume de la langue, des anxiétés, des inquiétudes vagues, des céphalalgies, un penchant à la somnolence, souvent une toux nerveuse, convulsive, une chaleur intérieure et qui accable la malade, un pouls fréquent, dur et élevé, le vertige, et quelquefois un léger délire, etc. Presque toujours cette phlegmasie est annoncée par des symptômes qui dénotent le mauvais état des premières voies; mais l'assoupissement est surtout considérable si l'érysipèle doit attaquer la face.

L'eczémation se concentre ensuite sur un point quelconque du tissu cutané; ce tissu se gonfle et se distend; la partie affectée prend la couleur d'un rouge qui devient brunâtre; la peau est lisse et luisante; si on la comprime avec le doigt, on fait disparaître la rougeur qui ne tarde pas à se montrer de nouveau. Les malades éprouvent une sensation cuisante, qu'ils comparent à celle d'une vive brûlure; mais après quelque temps cette sensation se change en un prurit qui annonce le déclin de l'érysipèle : *Pruritus declina-*

tionem indicat. La cuticule s'élève comme par l'action d'un vésicatoire, dit le professeur Alibert; elle se rompt, se détache et se sépare; il découle alors une humeur jaunâtre qui se condense et reste attachée à la superficie du derme.

On regarde les érysipèles qui surviennent à la tête comme plus graves et plus dangereux, parce qu'ils peuvent se transmettre et se propager jusqu'aux enveloppes du cerveau; de là vient que cette espèce d'érysipèle est précédée ou accompagnée de délire.

L'érysipèle augmente graduellement pendant trois ou quatre jours; on le voit ensuite stationnaire durant à peu près vingt-quatre heures; vient enfin la période de son affaissement et de sa terminaison. Quand la rougeur a persisté pendant un espace de temps indéterminé, les progrès de l'irritation suscitent parfois la formation de quelques vésicules contenant un fluide clair, limpide, souvent assez visqueux pour adhérer à la peau et s'y développer. Dans d'autres parties de la peau affectée, la couleur rouge jaunit à une certaine époque, et c'est alors que l'épiderme s'exfolie. Il est possible pourtant que la phlegmasie érysipélateuse gagne plus profondément le derme et y produise une suppuration plus ou moins abondante.

L'érysipèle est plus ou moins intense, et présente des caractères variés selon la partie du corps sur laquelle il se manifeste. Dans les circonstances les moins fâcheuses, il paraît sur les extrémités, souvent sur les pieds; la fièvre est alors nulle ou légère. L'éruption se propage avec lenteur; elle cause un prurit, une cuisson, une chaleur médiocre ou une douleur semblable à la piqûre des orties. Les accidents sont peu à craindre; cependant il n'en est pas toujours ainsi, et quelquefois l'érysipèle se montre avec les symptômes les plus fâcheux; les souffrances sont vives. Si l'éruption se déclare d'abord au pied, elle se propage rapidement à la jambe, dont la peau, notamment sur le tibia, se montre profondément enflammée, tendue et luisante; les douleurs sont atroces et augmentent encore par le plus léger attouchement.

Quand l'érysipèle se jette sur les mamelles des femmes, il est très douloureux; le sein rougit et se gonfle; quelquefois même la suppuration s'y déclare. Là comme sur toutes les parties glanduleuses, les souffrances se prolongent, et les organes restent souvent à l'état d'induration. Personne n'ignore que l'érysipèle est terrible à la face, et qu'il attaque de préférence les extrémités du corps.

Traitement. — On doit avoir recours à la saignée toutes les fois que la fièvre est violente, quand le pouls est dur et plein, quand la face est rouge et vultueuse, quand la malade est robuste et vigoureuse, et quand il y a exaltation de ses forces physiques et morales. Si la première émission sanguine ne réussit pas, on réitère cette opération.

Comme il est d'observation que l'éruption érysipélateuse est souvent due au mauvais état des premières voies, on peut dans certains cas, que le médecin praticien appréciera facilement, administrer les émétiques avec beaucoup de succès; Stoll et le célèbre Desault ont souvent donné le tartre stibié, tantôt pour faire contracter l'estomac embarrassé dans sa plénitude, tantôt en lavage, pour ébranler toute la masse intestinale; et ils ont secondé l'effet de ces moyens par de légers bouillons végétaux, aiguisés à l'aide de quelques sels neutres; par l'emploi des acides, des tisanes orgées, par l'eau de groseilles ou de framboises. On fait des ablutions avec une infusion légère de sureau, de mélilot, de guimauve; et on peut faire usage de limonade, orangeade, et d'eau rougie avec le vin ainsi que de fruits mûrs et rouges.

Une dame d'un tempérament sanguin et d'une susceptibilité très grande, avait eu, jeune encore, une affection syphilitique. Sa vie a été heureuse jusqu'au moment où les charmes l'abandonnèrent. A quarante ans, cessation brusque des règles; aussitôt boutons miliaires très nombreux qui occasionnent de vives douleurs, et qui s'éteignent par une saignée du bras, quelques bains, une boisson muqueuse. Deux mois après, un érysipèle couvre tout le ventre, gagne la poitrine, les extrémités supérieures, et peu de temps ensuite les cuisses, les jambes et les pieds. Plusieurs saignées furent d'abord pratiquées, des sangsues apposées en assez grand nombre sur tout le corps, des ablutions de guimauve furent constamment employées; on donna pour boisson l'eau de gomme faiblement acidulée; un vomitif succéda aux saignées qui avaient été abondantes; de légers laxatifs furent administrés. Après un mois de soins assidus, la rougeur érysipélateuse céda. On vit alors des taches éparses çà et là, de la longueur, pour la plupart, d'une pièce de vingt sous, de couleur cuivreusequi se fonçait en raison de l'affaiblissement de l'érysipèle. Malgré les émollients, les rafraîchissements, les éphélides prirent la couleur de cuivre rouge, et peu de jours après qu'elles se furent ainsi colorées, l'érysipèle reparut de nouveau, et avec autant de force que la première fois. Dès lors les éphélides ne purent plus être distinguées. Dans l'opinion que l'érysipèle avait fait déclarer un vice syphilitique inerte depuis longues années, ou que ce fût ce vice qui eût donné lieu à l'érysipèle, on traita cette affection par l'administration simultanée de deuto-chlorure de mercure et des frictions mercurielles. Les doses furent ménagées et ce traitement fut secondé par les moyens qu'on a coutume d'employer dans l'érysipèle simple. Dans l'espace de deux mois que dura ce traitement, la malade prit vingt-deux grains de deuto-chlorure de mercure et seize frictions, dont dix d'un gros et demi et six de deux gros. L'érysipèle disparut un mois après sa nouvelle apparition; les éphélides s'éteignirent ensuite et insensiblement.

Cette observation est une nouvelle preuve de la difficulté qu'on éprouve à guérir certains érysipèles compliqués avec d'autres maladies, telles que les éphélides dartreuses, syphilitiques, etc.

MALADIES DARTREUSES.

Les dartres sont en général formées par de petits boutons rouges, transparents, jaunâtres, environnés d'une aréole rouge, enflammés à leur base, réunis en groupe, occasionnant un prurit variable, un sentiment de démangeaison légère ou de formication, de brûlure, de piqûre, d'élancements, de tension, etc. Les boutons s'ouvrent spontanément ou par le frottement. Il peut survenir des ulcérations rebelles, d'où s'écoule une matière ichoreuse irritante. Enfin il se forme des écailles, des croûtes, qui tombent en desquamation. Ces exanthèmes chroniques sont ordinairement exempts de phénomènes généraux; on convient qu'ils ne se communiquent pas par contagion.

La dartre farineuse est caractérisée par la séparation de l'épiderme, sous la forme d'une poussière légère ou d'écailles de diverses dimensions et de formes variables.

Ces efflorescences sont quelquefois précédées de petits boutons imperceptibles à l'œil nu, peu sensibles au toucher, sans changement de couleur à la peau et rarement rouges; elles occasionnent un prurit plus ou moins vif. Ces éruptions peuvent occuper toutes les parties du corps.

Les croûtes sont le résultat de l'exhalation et de la concrétion sur la peau d'une matière puriforme sécrétée par des espèces de boutons ou par des altérations particulières, plus ou moins superficielles, de la peau. Il se manifeste sur plusieurs points de cette surface une tuméfaction accompagnée ou plutôt précédée de prurit, de chaleur et de tension, une rougeur plus ou moins vive, une douleur insupportable après les repas et pendant la nuit. Il s'élève sur cette partie sensiblement enflammée une multitude de papules, et quelquefois de pustules et même de vésicules qui contiennent un liquide variable, qui devient blanc, opaque, et s'échappe au-dehors par la rupture des boutons. La base des pustules est ulcérée; le fluide qui s'en échappe se dessèche pour former des écailles ou des croûtes grisâtres, jaunâtres, fauves, épaisses ou minces, tombant avec facilité ou adhérentes. Circonstances qui ont fait admettre un grand nombre de variétés de dartres au moins superflues. La variété de forme qui n'est malheureusement que trop commune et qui est la plus redoutable, a été désignée sous le nom d'herpès squameux humide (*herpes squamosus madidans*); la peau irritée laisse transsuder continuellement une humeur semblable à de la rosée; cette humeur s'échappe par de petites gouttes; elle est quelquefois si abondante qu'elle imbibe et traverse tous les linges appliqués sur le corps; elle exhale une odeur qu'on peut jusqu'à un certain point caractériser, et qui se rapproche beaucoup de celle de la farine gâtée ou de celle du bois pourri ou vermoulu; elle a quelque chose de nauséabond. A mesure que son écoulement s'effectue, la cuticule se fend, se gerce et s'exfolie; la couche sous-épidermique s'enflamme de plus en plus. Nous avons dit que cette variété de forme était la plus redoutable; pour connaître les tourments qu'elle fait endurer à ceux qui ont le malheur d'en être atteints, écoutons Alibert, lorsqu'il dit dans son grand ouvrage sur les Dermatoses :

« C'est surtout lorsque l'herpès squameux se trouve à l'état humide et que la peau est imbibée de toutes parts par la rosée ichoreuse, que les démangeaisons deviennent insupportables; toute la surface du derme est si violemment irritée, qu'elle rougit comme le carmin ou comme un fer devenu incandescent; les malades ne parlent plus que d'âcreté du sang, du feu intérieur qui les dévore, etc.; il en est qui souffrent comme s'ils étaient dans un brasier ardent; d'autres ressentent comme des flammes qui montent et traversent subitement le visage ou toute autre partie du tégument. »

Il est vrai que les démangeaisons provoquées par la présence de l'herpès squameux humide ne sont pas continues; les malades ont des instants de relâche, durant lesquels les douleurs prurigineuses paraissent un peu amorties; mais leur corps semble recéler des humeurs ennemies, qui éclatent pour la moindre cause; tout-à-coup et sans qu'on s'y attende, une nouvelle crise se déclare et un nouveau prurit se fait sentir. La susceptibilité de la peau s'exalte à un tel point, qu'elle absorbe toutes les facultés de l'âme; il serait alors impossible d'arrêter l'ardeur que ces malheureux ont à se gratter. Loin de s'apaiser, cette ardeur augmente de violence à mesure qu'ils se déchirent. L'heure de la nuit, que d'autres attendent avec impatience, devient une heure fatale pour eux, puisque c'est l'heure de leur supplice.

Qui peindra jamais les souffrances que les malades éprouvent, quand l'herpès gagne toute la surface cutanée! Une jeune femme est précisément dans cet état, que Willam désigne sous le nom d'*eczema rubrum*; sa peau est d'une couleur flamboyante; on y aperçoit çà et là une multitude de vésicules, entourées d'un cercle injecté; ces vésicules, échauffées, exhalent une odeur fétide, et il s'en écoule un mucus détérioré. Les tourments qu'éprouve cette malheureuse personne durent depuis long-temps; ce qui la réduit au désespoir et lui fait comparer ses tourments à ceux de l'enfer. Si le feu s'apaise pour quelques heures, et si la malade croit que ses maux vont s'adoucir, bientôt son espoir est déçu; toutes ses tortures recommencent, et elle se voit comme replacée dans une fournaise; la fièvre s'allume, sinon d'une manière continue, du moins par intervalles; la peau rougit de plus en plus; elle devient chaude et brûlante; les vésicules se multiplient, se rapprochent et crèvent par l'effet de l'effervescence cutanée: la sérosité coule avec abondance, c'est une inflammation qui remonte toujours à son apogée, et dont tous les redoublements sont formidables. »

Traitement. — On adoptera un régime doux, on usera de petit-lait, de limonades, de décoctions d'orge, de fumeterre, de racine de bardane, de patience, de douce-amère, etc.

«Pour ramener le derme à son état normal, dit Alibert, les bains jouent, sans contredit, le rôle le plus utile; il est même incontestable que les maladies dartreuses seraient plus rares, si les soins de propreté étaient plus généralement répandus. Ce sont surtout les eaux minérales naturelles qui sont considérées comme l'agent thérapeutique le plus efficace; celles de Bagnières-de-Luchon, de Barèges, de Cauterets, etc., sont particulièrement conseillées. Les eaux d'Aix en Savoie sont indiquées avec grand avantage pour les mêmes circonstances. »

En 1836, j'ai eu occasion de constater les heureux effets des eaux sulfureuses des Pyrénées contre les maladies dartreuses.

J'ai vu plusieurs personnes atteintes depuis long-temps de cette affection, guérir complétement, après avoir fait usage pendant plusieurs semaines des eaux de Cauterets (Source de la Ralière).

Quand l'affection dartreuse est d'un caractère très opiniâtre, on se rend aux bains de Louesche, qui agissent avec d'autant plus d'efficacité qu'ils sont plus prolongés.

Les malades qui, à cause de la modicité de leur fortune, ne peuvent point entreprendre de longs voyages, devront recourir aux eaux minérales factices, qui, sans ressembler parfaitement à celles de la nature, n'en sont pas moins un agent thérapeutique très puissant. Le professeur Alibert, dans le but de rendre la peau plus accessible à l'action salutaire des bains artificiels, faisait humecter les parties malades avec les barbes d'une plume préalablement trempée dans l'acide hydrochlorique étendu d'eau. Ce procédé stimulant anime la peau, favorise son exhalation, change son mode de sensibilité, et seconde merveilleusement l'action de la douche.

Si les dartres résistent à l'action des douches et des humectations hydrochloriques, on pourrait employer avec avantage la cautérisation avec le nitrate d'argent; le grand avantage de cet escarrotique est de dénaturer, pour ainsi dire, l'inflammation dartreuse chronique, pour la transformer en inflammation aiguë.

Lorsque les dartres se trouvent dans un état invétéré, on peut faire usage de pommades d'iode associé au soufre, au plomb, au mercure; mais le soufre est, aux maladies dartreuses, ce que le mercure est aux maladies vénériennes: «Ajoutons, dit Alibert, que la nature semble prodiguer ce médicament, comme pour aller au-devant des besoins de l'homme; la terre le recèle; certains végétaux en sont imprégnés. C'est à l'aide de ce principe abondant, que tant de sources d'eaux minérales se montrent propices à nos désirs; quelques animaux y accourent par la seule impulsion de leur instinct; on dirait qu'une main infaillible les conduit vers ces fontaines de salubrité.»

PRURIGO.

Cette maladie, assez fréquente chez les femmes à l'époque critique, est caractérisée par de petites papules prurigineuses, ou de petits boutons, de petites élevures sèches, pleines ou solides, avec peu ou point de changement de couleur à la peau; faisant saillie à la surface du corps, et appréciables à la vue et au toucher. Le plus souvent ces papules se montrent sur les épaules, sur les faces dorsale et externe des membres supérieurs, sur la nuque; dans quelques cas elles se répandent sur presque toute l'étendue des téguments, quand la maladie est invétérée. Ces papules discrètes, isolées, tantôt petites, peu saillantes, accompagnées d'un prurit modéré, d'autres fois plus larges, plus saillantes, accompagnées d'un purit intolérable, qui s'exaspère surtout le soir et la nuit, et qui force quelques malades à se frotter avec des brosses dures, et à se déchirer avec les ongles, à se ratisser la peau avec des étrilles de manière à se mettre tout en sang.

Quand la maladie est bénigne, elle peut se terminer en deux ou trois septenaires; les papules s'effacent sans laisser de traces de leur existence; mais dans beaucoup de cas la maladie, lorsqu'elle a de l'intensité, s'invétère et se prolonge pendant des mois, des années, et même pendant un temps indéfini. Alors les papules sont dures, larges, saillantes, accompagnées d'un épaississement rugueux très marquéà la peau; de temps à autre de nouvelles papules se montrent, des exacerbations plus ou moins intenses ont lieu; c'est surtout dans ces cas qu'on peut voir survenir accidentellement des éruptions, des furoncles, des abcès, etc.

Les auteurs ont décrit plusieurs variétés de prurigo, dont les principales sont le prurigo formicans, le prurigo partiel, etc. Le prurigo formicans, ainsi nommé à cause de la sensation de fourmillement qui l'accompagne, excite un prurit des plus intenses et des plus intolérables : voici un passage du professeur Alibert sur cette terrible affection : « Il est des douleurs que l'habitude émousse, et rend plus ou moins supportables; mais il n'en est pas ainsi des tourments que suscite le prurigo formicans. Ces douleurs se manifestent toujours aussi vives et aussi intenses; elles ne se ralentissent que par une forte occupation; la solitude et l'imagination semblent même en accroître la vivacité. A chaque instant, les malades se croient en butte à une légion de fourmis qui parcourent les téguments, sensation désespérante, d'où est venu le nom de prurigo formicans. »

Le prurigo partiel occupe le siége ou les parties génitales. A l'époque de la cessation des règles, les femmes en sont souvent atteintes. « Au commencement, dit Lorry, la maladie se présente sous un aspect bénin, et ne cause que de la démangeaison, mais plus tard, tant chez les hommes que chez les femmes, surgit une ardeur incroyable pour les plaisirs vénériens. C'est en vain que la morale et la pudeur résistent à ces désirs; la main se porte involontairement sur les parties irritées; le frottement ajoute encore au prurit... «Et animus ipse in partem operis venit » cum artuum tremore et palpitatione.» Il y a des heures de rémission pendant lesquelles les malades jouissent de quelque tranquillité, mais le mal se reproduit par accès qui se montrent surtout la nuit. Les relations familières qui existent entre les personnes de sexe différent contribuent beaucoup à entretenir ces paroxysmes. Biett a vu une dame âgée, atteinte du prurigo pudendi, qui était prise d'attaques hystériformes, toutes les fois qu'un jeune homme s'approchait d'elle. Le vin, les épices, le café, les spiritueux, accroissent les accidents, tellement même, que j'ai connu des hommes qui n'étaient en proie à ce tourment que lorsqu'une semblable cause venait le provoquer: aussi, instruits par l'expérience, ils évitaient soigneusement l'usage des stimulants. Le mal faisant des progrès, les parties où il siège se couvrent de taches jaunâtres; le scrotum s'épaissit et devient rugueux;

il se rétracte singulièrement pendant le paroxysme. Il en est à peu près de même des grandes lèvres chez la femme. La fréquence des érections réagit sur le moral qu'enflamment des images passionnées. Les parties n'offrent pas précisément d'éruption lichénoïde, mais elles ont un épiderme rugueux d'où suinte une perspiration odorante dont le produit ne tache pas le linge et n'adhère pas aux doigts, mais rend la peau onctueuse au toucher. A mesure que la maladie s'accroît, le prurit devient de plus en plus insupportable, les paroxysmes redoublent de force et de fréquence, si bien que le malade, perdant toute retenue, ne saurait s'empêcher de se gratter, même en présence d'un roi ! Souvent, dans l'intervalle même des paroxysmes, la peau est le siége d'élancements douloureux, comme si elle était traversée par des aiguilles enflammées, et cette sensation pénible arrache des cris aux malades. La peau se gerce, se ride, se fendille ; elle est écorchée par les ongles du patient : le moindre frottement lui fait exhaler un liquide odorant, et l'éréthisme vénérien devient continu. »

Le prurigo de la vulve s'accompagne assez souvent de leucorrhée, et même parfois d'une inflammation chronique des parties génitales ; il devient assez fréquemment une cause d'onanisme ou même de nymphomanie. « Biett l'a observé chez une femme de soixante ans ; il examina les parties génitales à la loupe, il n'y découvrit jamais rien. Cependant cette femme avait des pollutions fréquentes ; la maladie avait commencé d'abord par des démangeaisons ; celles-ci augmentèrent, et prirent le caractère de la nymphomanie : la malade avait des syncopes à la vue des jeunes gens. » (Schedel et Cazenave.)

Le prurigo des parties génitales coexiste assez souvent avec le prurigo du siége. Il peut être accidentellement produit par le frottement déterminé par la marche, par des vêtements de laine, et n'a ordinairement alors qu'une durée passagère.

Traitement. — Lorsque la femme atteinte de prurigo a une constitution bonne, une peau fine ou irritée, que la maladie présente une certaine acuïté, on a recours d'abord à la saignée générale, à la saignée locale lorsque l'affection est partielle (et spécialement quand ellle occupe la vulve) ; les boissons tempérantes, délayantes, relâchantes, légèrement acidules, les bains tièdes, les lotions ou les applications froides, et, conviennent très bien au commencement du traitement.

Lorsque le prurigo résiste à ces premiers

moyens, lorsque la malade est avancée en âge, peu irritable ou affaiblie par un mauvais régime, et que la peau est rugueuse, épaissie, alors on a recours au calomel donné comme purgatif, au soufre uni à la magnésie, aux boissons rendues acides par l'addition de l'acide muriatique, ou alcalines par l'addition du sous-carbonate de soude et de potasse, ou laxatives par les sels neutres; les tisanes amères de houblon, de patience, de gentiane, les eaux ferrugineuses seront administrées avec avantage; et à l'extérieur, les bains alcalins, les lotions savonneuses, les onctions avec des pommades, composées avec les onguents ou le camphre, le laudanum, sont unis à un excipient, auquel on aura incorporé le soufre, la chaux, le sous-carbonate de potasse, sont employés avec succès.

Le célèbre Bateman traite les femmes atteintes du prurigo partiel de la manière suivante : lotions chaudes ou froides, avec les préparations de plomb, de zinc, d'eau de chaux; lotions avec le vinaigre ou l'acétate d'ammoniaque; onctions avec les onguents mercuriels, et surtout avec le nitrate de mercure. A l'intérieur, petites doses de calomel, toniques végétaux. Tempérance.

Dans le prurigo pudendi muliebri, lotions saturnines et salines, eau de chaux seule ou avec le calomel; vinaigre, liniments huileux avec la soude ou la potasse, et surtout la solution de sublimé dans l'eau de chaux (deux grains par once ou dix centigrammes par trois décagrammes), toujours après que l'irritation ou les excoriations auront été palliées suffisamment.

Nous terminerons ce traitement en publiant deux formules que nous prenons dans l'ouvrage du docteur Gibert :

Pour une femme adulte :

1° Boire chaque jour trois verres d'eau sulfureuse d'Enghien.

2° Se purger une fois par semaine avec la potion suivante :

Pr. Huile de ricin...... 1 once ou 32 gram.
Sirop de rhubarbe.. 1 once ou 32 gram.

3° Frictionner le soir les parties affectées de boutons avec la pommade alcaline opiacée :

Pr. Axonge................ 3 onces ou 96 gram.
Fleurs de zinc.......... 1 gros ou 4 gram.
Fleurs de soufre......... 1/2 gros ou 2 gram.
Laudanum............. 1/2 gros ou 2 gram.
Huile d'amandes douces.. 1 once ou 32 gram.

4° Trois bains alcalins par semaine.

5° Se nourrir spécialement de légumes aqueux, tels que épinards, chicorée, laitue, etc.

Autre médication tonique.

1° Se laver tous les matins avec une eau de savon très chargée.

2° Onctions tous les soirs avec la pommade suivante :

Pr. Racine d'ellébore blanc en poudre. . 1/2 once ou 16 g.
Hydrochlorate d'ammoniaque. . . . . 1 gros ou 4 gram.
Axonge. . . . . 3 onces ou 96 g.

3° Pommade contre les affections prurigineuses des parties génitales chez la femme :

Pr. Axonge. . . . .
Suc de joubarbe. . . . .
Huile de millepertuis. . . . .
Eau de chaux. . . . .
} aa parties égales.

M. le docteur Gibert, dont nous venons de rapporter les formules, a soigné une dame chez laquelle le prurigo avait coïncidé avec les approches de l'époque critique, et qui n'avait échangé les incommodités que lui causait la maladie cutanée que contre celles plus inquiétantes d'une affection rhumatismale et d'un mode particulier d'irritation chronique des membranes muqueuses.

Les femmes sont encore sujettes à des démangeaisons de la vulve, qui reviennent surtout le soir; cette indisposition est plus commune qu'on ne le croit; par un sentiment de pudeur bien naturel, les femmes répugnent souvent à entretenir leur médecin d'un mal qui n'a rien de grave en lui-même. Mais l'affection ordinairement passagère devient quelquefois tellement insupportable et si opiniâtre, que les malades veulent à tout prix en être délivrées; laissons parler le docteur Trousseau à ce sujet : « Nous avons connu des dames chez lesquelles ces démangeaisons étaient portées au point qu'il avait fallu renoncer au monde; chez d'autres, elles excitaient un orgasme vénérien qui se rapprochait de la nymphomanie; chez les jeunes filles enfin, elles éveillaient souvent de vives sensations qui devenaient l'origine d'actes solitaires que la nature et la morale réprouvent également. »

Il importe donc au médecin de savoir remédier à une indisposition qui, si simple en elle-même, a pourtant quelquefois des conséquences si graves. Les lotions émollientes, les bains entiers, les bains de siége, les saignées générales et locales, les injections opiacées, sulfureuses, etc., etc., tels sont les moyens ordinairement employés, et chacun de nous sait avec combien peu de succès. Déjà nous avions été conduit par analogie à employer dans ce cas les injections et les lotions avec une solution alcaline de sous-carbonate de soude ou de potasse; nous avions obtenu des résultats rapidement avantageux; mais nous avons vu échouer quelquefois cette médication, et nous avons eu recours à un autre moyen qui manque rarement le but;

nous voulons parler des injections mercurielles. »

« Une dame de trente ans éprouvait depuis sept années une démangeaison insupportable de la vulve; cette infirmité revenait à chaque époque menstruelle, et durait alors six ou sept jours; puis elle reparaissait avec une nouvelle violence dix ou douze jours après. Cette malade s'était adressée à ce que la médecine et la chirurgie avaient de plus recommandable, et les soins les plus attentifs n'avaient apporté aucun changement dans son état. Les bains, les injections narcotiques, les lotions sulfureuses, la diète, les émissions sanguines peut-être exagérées, n'avaient produit aucun bon résultat. Elle s'adressa à nous; nous conseillâmes des injections alcalines, et la maladie fut six mois sans reparaître; le prurit avait cessé dès le deuxième jour du traitement; cependant les démangeaisons se renouvelant quoique avec moins de violence sous l'influence des lotions alcalines, nous recourûmes aux préparations mercurielles; nous prescrivîmes donc la solution suivante : deutochlorure de mercure, deux gros ou huit grammes; alcool, quantité suffisante pour dissoudre le sublimé; ajoutez eau distillée, dix onces ou trois cent vingt grammes. Mettre d'abord une cuillerée à café, et successivement jusqu'à trois ou quatre cuillerées à bouche, de cette solution dans une livre d'eau chaude. Se laver à plusieurs reprises et faire plusieurs injections deux ou trois fois par jour avec cette eau. Pour les injections, il est important de remplir huit ou dix fois la seringue, à moins qu'on ne fasse usage d'une seringue à pompe aspirante et foulante, semblable à celles dont se servent maintenant beaucoup de femmes. Après la première injection, le prurit cessa pour ne plus reparaître; et ainsi fut guérie en quelques heures une maladie que rien n'avait pu modifier pendant sept ans. Les injections furent continuées trois fois par jour pendant une semaine; puis on les fit le matin seulement jusqu'au retour des règles. A cette époque on les reprit matin et soir; on les cessa complétement deux jours après la disparition du flux menstruel, pour les recommencer lorsque les règles reparurent. Depuis ce temps, la malade s'est contentée de faire deux ou trois injections à chaque époque menstruelle par précaution seulement, car rien n'indique que les démangeaisons doivent se renouveler. »

CHAPITRE X.

RHUMATISMES.

« Les rhumatismes, dit le professeur Chomel, constituent une classe naturelle de maladies qui seraient suffisamment distinguées d'avec les autres groupes nosologiques par les trois caractères suivants : 1° siége dans les organes fibreux, tels que muscles, tendons, aponévroses, ligaments, etc. ; 2° mobilité, extrême facilité à se déplacer, à se transporter d'un point de l'économie à un autre ; 3° intermittences, c'est-à-dire alternatives plus ou moins fréquentes et plus ou moins soudaines de disparitions et de réapparitions. »

M. le docteur Requin, dans l'excellent livre qu'il a publié d'après les leçons du professeur Chomel, sur le rhumatisme et la goutte, dit qu'on doit encore ajouter à cette définition générale un quatrième caractère, savoir : la diversité des formes. « En effet, poursuit M. Requin, si dans un grand nombre de cas le rhumatisme apparaît sous une forme franchement inflammatoire ; si aux articulations, par exemple, il se manifeste le plus souvent par un appareil complet de symptômes phlegmasiques, douleur, chaleur, rougeur, tuméfaction et même altération de la sécrétion synoviale ; maintes fois au contraire, la région rhumatisée n'offre ni gonflement ni excès de chaleur, il n'y a qu'une seule douleur qui le plus ordinairement s'exaspère par la pression. »

Les maladies rhumatismales sont divisées en deux classes : celles qui attaquent les muscles, qu'on nomme rhumatismes musculaires, et celles qui ont leur siége aux articulations, connues sous le nom de rhumatismes articulaires ou goutte, d'après le professeur Chomel.

Le rhumatisme musculaire peut avoir son siége dans toutes les régions du corps ; mais néanmoins il attaque le tronc plus fréquemment que les membres. Le lumbago, le torticolis et la pleurodynie sont les espèces les plus communes ; et quand les membres sont atteints, c'est presque toujours dans les parties les plus voisines du tronc.

Les symptômes essentiels, constants, caractéristiques du rhumatisme musculaire, sont 1° une douleur plus ou moins vive qui s'exaspère particulièrement par la contraction ou plutôt par les tentatives de contraction du muscle affecté, et qui, par conséquent, gêne ou rend tout-à-fait impossibles les mouvements dépendants de ce muscle.

Cette douleur n'est pas, comme les douleurs inflammatoires, constamment accompagnée d'un excès de chaleur; quelquefois au contraire il y a sentiment de froid, et, comme dit le vulgaire, fraîcheur dans la région endolorie.

Quelque superficiel que soit le rhumatisme musculaire, il n'offre jamais ni le gonflement ni la rougeur qui accompagnent assez ordinairement le rhumatisme articulaire ou goutte.

2° Le transport d'un siége à un autre. On voit toujours le rhumatisme musculaire, des muscles qu'il a dès l'abord atteints, s'étendre aux muscles voisins, ou bien se transporter aux muscles correspondants : il frappe, par exemple, aujourd'hui le deltoïde droit, demain le deltoïde gauche. Bien souvent il voyage dans les divers muscles du tronc et des membres de la façon la plus irrégulière et la plus bizarre; il va, vient et revient comme par d'inexplicables caprices.

Le professeur Chomel observe que certaines femmes sont sujettes à des douleurs qu'on peut convenablement nommer hystériformes. Ces douleurs, qui ont, ou du moins semblent avoir le même siége de rhumatisme musculaire, se développent tout-à-coup et sont souvent très aiguës, au point d'empècher le mouvement et d'arracher des cris ; puis elles cessent aussi brusquement qu'elles sont nées. L'instantanéité de leur apparition et de leur disparition suffirait déjà pour les caractériser et pour les différencier du rhumatisme musculaire, qui met quelque temps à se développer, à moins qu'il ne soit déterminé par un effort, et qui surtout ne diminue et ne décline que peu à peu. De plus, ces douleurs hystériques, que Sauvages appelait *rhumatismus hystericus*, surviennent chez une femme qui aura déjà éprouvé des attaques d'hystérie, ou tout au moins quelques phénomènes évidemment hystériques.

Traitement. — Si le rhumatisme musculaire est aigu, on aura recours à la saignée, aux applications de sangsues, aux bains, aux topiques émollients; s'il est chronique, c'est aux rubéfiants qu'il faut recourir, tels que vésicatoires, moxas.

On emploie encore très souvent contre le rhumatisme musculaire les frictions, soit sèches, avec une pièce de flanelle ou une brosse particulière destinée à cet usage, soit à l'aide de liniments sédatifs ou excitants. Les premiers se composent principalement de médicaments narcotiques propres à amortir les douleurs ; les autres ont pour base des médicaments irritants, dans le but de combattre le mal par une sorte de révulsion sur la peau. Les liniments sédatifs conviennent en général quand les douleurs sont très vives, et qu'il faut avant tout les apaiser. Quand les douleurs sont modérées, mais opiniâtres et rebelles, les excitants sont plus efficaces, et ils paraissent plus propres à détruire le principe même du mal.

Nous transcrivons ici les formules des liniments sédatifs et excitants que nous prenons dans le livre du professeur Chomel et du docteur Requin.

Liniments sédatifs.

1.

Huile d'amandes douces..........	2 onces ou 64 gram.
Camphre......................	1 gros ou 4 gram.
Teinture thébaïque..............	1/2 gros ou 2 gram.

2.

Baume tranquille...............	âa, 2 onces ou 64 g.
Huile camphrée.................	
Huile de camomille..............	
Huile de jusquiame..............	

3.

Savon officinal.................. 1/2 once ou 16 gram.
Huiles d'amandes douces......... 2 onces ou 64 grem.
Teinture d'opium................ 1 once ou 32 gram.

Liniments excitants.

1.

Huile d'amandes douces.......... 2 onces ou 64 gram.
Camphre......................... 1 gros ou 4 gram.
Ammoniaque liquide.............. 1 gros et demi ou 6 g.
Huile essentielle de romarin....... 12 gouttes.

2.

Teinture de cantharides.......... 1/2 once ou 16 gram.
Huile d'amandes douces.......... 4 onces ou 128 gram.
Savon officinal.................. 1 once ou 32 gram.
Camphre......................... 1/2 gros ou 2 gram.

(Dissoudre le camphre dans l'huile, et le savon dans la teinture, puis mélanger le tout.)

Une dame âgée de quarante-cinq ans, ayant le système musculaire très prononcé, voit ses règles se supprimer tout-à-coup, et se voit prise en même temps de douleurs très vives à la cuisse gauche. La maladie augmente à un tel point en quelques semaines, que les souffrances sont terribles et les mouvements nuls. Plusieurs médecins la virent, et rapportant cet accident à un cas de syphilorrhagie dont elle avait été atteinte dans sa jeunesse, lui firent un traitement anti-syphilitique. Cette dame se voyant toujours dans le même état malgré le traitement, appela les docteurs Sabatier et Gardanne, qui appliquèrent conjointement deux moxas à la cuisse malade, l'un à sa partie interne et supérieure, l'autre trois pouces au-dessus de l'articulation fémoro-tibiale. Cette méthode eut tout l'effet désiré : les escarres tombèrent; la suppuration causa une légère fièvre qui suscita une sueur avantageuse, et lorsque la cicatrisation fut achevée, la malade recouvra l'usage de sa cuisse.

Une dame âgée de vingt-six ans était ordinairement bien réglée et bien portante. Le 28 novembre 1838, ayant depuis plusieurs jours ses règles, qui étaient sur le point de cesser, elle apprend qu'un de ses frères, auquel elle était très attachée, est très malade à quelques lieues de Paris. Elle s'y rend à pied, le trouve mort, et revient très fatiguée. Ses règles s'arrêtent tout-à-coup, et aussitôt elle est prise de douleurs dans les reins, qui s'étendent bientôt à presque tout le corps, avec une fièvre assez prononcée. Le lendemain, douleurs violentes, mais à peu près bornées au ventre. Les jours suivants, ces douleurs augmentèrent encore; la fièvre persista, quoique peut-être moins forte qu'au début; il n'y eut pas de selles; l'émission des urines devint rare et difficile. La malade ne subit aucun traitement autre que le repos et des boissons émollientes jusqu'au 3 décembre, c'est-à-dire jusqu'au septième jour à partir de l'invasion. Alors elle offrit l'état suivant : figure animée, très rouge, exprimant une vive souffrance, mais sans décomposition des traits ; peau chaude sans sécheresse ; pouls fréquent, langue sans rougeur, large, blanchâtre ; bouche amère ; absence de vomissements, d'envies de vomir et de selles ; soif très vive, émission des urines rare et douloureuse ; l'abdomen souple, sans tension, est le siége de douleurs spontanées très aiguës, augmentant beaucoup par la pression la plus légère. Ces douleurs occupent tout l'abdomen, et sont également vives partout. On reconnaît par la pression qu'elles occupent aussi les parties molles qui recouvrent les fausses côtes des deux côtés. Elles sont continues, et cependant offrent de temps en temps de très forts paroxysmes sous forme d'élancements. Il y a beaucoup de dyspnée et de l'agitation. (Quarante sangsues sur l'abdomen ; bain de siége, ensuite cataplasme, bourrache nitrée.)

Le 5, le facies est bon, calme, le pouls vif, peu fréquent, la peau sans chaleur ni sécheresse ;

les douleurs de l'abdomen sont beaucoup diminuées; elles se font cependant sentir encore dans la région cœcale. La pression continue à être douloureuse; l'émission des urines est plus facile et plus abondante. (Pédiluve sinapisé; guimauve, deux pots; lait, quatre tasses.)

Le 6, la malade a pris un bain de pied trop chaud, et a été reprise à la suite de très vives douleurs. La moindre pression sur l'abdomen est très douloureuse. Le pouls est normal, la peau chaude et sans sécheresse. Il n'y a point encore de garderobe. (Saignée de deux palettes; bain, cataplasme.)

Le 7, la malade est mieux; il n'y a plus de contracture des muscles des parois abdominales, mais les douleurs sont encore vives; point de selle. (Deux lavements, bain de siége, cataplasme.)

Après l'effet des lavements, la malade se trouva mieux. Les deux jours suivants, le bien-être continue; mais le 12, les douleurs reviennent très vives et sont bornées à l'abdomen; il n'y avait point eu de selles depuis quatre jours; on prescrit une demi-once d'huile de ricin qui ne produisit pas d'effet, et les douleurs persistent jusqu'au 15. Alors une once et demie d'huile de ricin détermine d'abondantes évacuations, qui sont suivies d'une rémission complète et durable des douleurs.

« Une femme, nous dit Bordeu, qui depuis un mois, époque de ses couches, était sujette à des sueurs copieuses et à une fièvre lente, ayant eu l'imprudence de se baigner les jambes dans l'eau froide, fut bientôt attaquée par tout le corps, mais surtout à la région lombaire, d'un rhumatisme violent, avec fièvre et une espèce de suffocation. Les eaux de Cauterets, de la fontaine de la Ralière, en boisson et en bains, rétablirent son appétit, ses règles et sa santé, dans l'espace de quinze jours. »

« Une femme quinquagénaire fut, après la suppression de ses règles, atteinte de douleurs très vives à l'épaule, au coude et au carpe gauches, dont les accès étaient fréquents et se terminaient par une diarrhée bilieuse. Les eaux de Cauterets, de la fontaine Dubois, et la boisson de celle de la Ralière, lui ayant procuré des sueurs fort copieuses, elle en reprit, la saison suivante, l'usage qui produisit les mêmes effets et la guérit radicalement. »

GOUTTE.

Hippocrate assure que les femmes ne sont attaquées de la goutte qu'après la cessation des menstrues ou leur suppression. *Mulier podagrâ non laborat, nisi ipsam menstrua defecerint.*

Quoique le sentiment de ce grand homme soit exact pour un grand nombre de femmes, Sénèque, qui n'était pas médecin, Arétée, Galien, et beaucoup d'autres praticiens très distingués, ont observé que non seulement les femmes sont atteintes de goutte, mais qu'un grand nombre d'entre elles sont goutteuses avant l'époque de la cessation de leurs règles.

Sans accuser Hippocrate d'erreur, on pourrait attribuer, comme nous allons voir que l'a fait Sénèque, à la dépravation des mœurs, la perte d'un privilége naturel au sexe féminin.

Quoi qu'il en soit, je cède au plaisir de reproduire l'énergique et pittoresque passage du philosophe latin. « Le plus grand des médecins, le créateur de l'art, a dit que les femmes ne devenaient ni chauves ni goutteuses. Or, aujourd'hui leurs cheveux tombent et leurs pieds sont pris de goutte. Les femmes n'ont pas changé de nature, mais de vie; car, devenues les égales des hommes en fait de licence, elles le sont aussi devenues en fait d'infirmités corporelles. Leurs veilles ne sont pas moins prolongées, leurs excès de boisson ne sont pas moindres. En dépenses d'huile et de vin, elles portent défi aux hommes. Elles rejettent également par régurgitation la surcharge de leurs entrailles, et rendent en vomissements tout ce qu'elles ont avalé de vin ; elles mangent également de la neige pour apaiser les ardeurs de leur estomac. En libertinage, elles ne le cèdent pas non plus au sexe masculin ; elles, nées pour un autre rôle. Maudites soient-elles ! tant est monstrueux leur nouveau genre de débauche ! Elles se font hommes. Qu'y a-t-il donc d'étonnant que le plus grand des médecins, le plus habile observateur de la nature, soit convaincu d'avoir dit faux, puisque tant de femmes sont goutteuses et chauves ? C'est qu'elles ont perdu, à force de vices, le privilége de leur sexe ; et comme elles n'ont presque plus rien de féminin, elles sont condamnées aux maladies de l'autre sexe. » (Sénèque, *Traduc. Epist.* XCV.)

Le docteur Ferrus, dans son article Goutte du Dictionnaire de médecine, dit avoir sous les yeux quatre malades goutteuses, chez lesquelles la menstruation était très régulière, quoique la maladie durât depuis plusieurs années. Le professeur Chomel a rencontré un semblable cas de coïncidence de la diathèse goutteuse avec une mentruation régulière.

On peut dire cependant que les femmes sont, à l'époque de la cessation de leurs menstrues, très sujettes à la goutte, car un bon nombre de médecins, entre autres Cullen, et depuis Scudamore, ont eu plusieurs exemples dans lesquels la goutte a succédé à la ménorrrhagie.

La goutte se présente sous la forme aiguë et chronique.

La goutte aiguë est ordinairement annoncée par les phénomènes suivants : les malades éprouvent un sentiment de gêne, d'engourdissement ou même d'irritation, un certain degré de roideur dans les articulations qui doivent être affectées de goutte. « C'est en général, dit le professeur Chomel, à l'instant du réveil et au sortir du lit, ou bien lorsque après avoir un peu marché et s'être reposés quelques instants ils veulent marcher de nouveau, que la roideur de ces articulations leur devient sensible. Ils y portent souvent la main instinctivement, et comme automatiquement comme pour se frotter. »

Invasion de la goutte aiguë. — Vers le milieu de la nuit, survient une douleur plus ou moins vive qui d'abord simule celle d'une crampe, et revêt ensuite, en s'exaspérant, des formes différentes presque dans chaque individu. Suivant l'expression de quelques uns, c'est une sorte de tenaillement; suivant d'autres, c'est une sensation analogue à celle que produirait l'action d'une vrille, d'un clou enfoncé dans nos tissus ; ceux-là se plaignent d'une torsion, d'un déchirement, d'une morsure dans la partie la plus profonde de l'articulation. Enfin cette douleur est si vive, que le seul poids des vêtements, de la couverture exerce sur la partie qui en est le siége une compression insupportable. Le début de l'accès est quelquefois accompagné d'un frisson général; d'autres fois ce sentiment est borné au membre affecté; dans une période plus avancée, il y a une chaleur vive dans toute l'habitude du corps, mais surtout de la face; le pouls et la respiration sont accélérés. Après six ou huit heures de durée, la douleur commence à décroître, mais peu à peu et d'une manière fort lente, de sorte qu'elle persiste jusqu'au troisième ou quatrième jour, en recevant chaque soir une légère exacerbation.

Mais, outre la douleur, symptôme que la goutte a de commun avec le rhumatisme musculaire, il y a d'ordinaire une chaleur intérieure. ou même manifeste à l'extérieur, rougeur à la peau et gonflement.

Presque toujours la chaleur à la peau, la rougeur et le gonflement co-existent à la péripherie de la même articulation, mais ils n'y sont pas également intenses dans tous les points.

En général, la rougeur cutanée est d'autant plus caractérisée, que l'articulation est plus petite, ou, pour mieux dire, moins couverte de chair et moins éloignée de la peau.

Le gonflement, lui aussi, est très manifeste quand la maladie affecte les petites articulations, comme celles des doigts ou des orteils, ou même les articulations de moyenne grandeur, comme celles du poignet, du cou-de-pied, du genou et du coude. Dans ces dernières, le gonflement peut encore exister à un faible degré, indépendamment de la rougeur. Mais quand la goutte aiguë siège dans une grande articulation, recouverte d'épaisses couches de muscles, à l'épaule, par exemple, ou à la hanche, jamais, au contraire, on n'aperçoit de tuméfaction bien prononcée.

Si la goutte attaque à la fois des articulations voisines l'une de l'autre, le gonflement, sorte d'œdème aigu, qui se sera primitivement manifesté sur chacune d'elles, se propagera plus loin, s'étendra de l'une à l'autre, et envahira tout l'espace intermédiaire. C'est ainsi qu'en certains cas, les doigts ou la main tout entière, les orteils ou le pied tout entier, sont universellement tuméfiés. Alors, tout mouvement de flexion est absolument impossible.

Le siége qu'affecte le plus fréquemment la première attaque de la goutte aiguë est l'articulation du gros orteil avec l'os du matatarse correspondant, ou bien la longueur de cet os sur l'un ou l'autre pied indifféremment. Après le premier accès de goutte, la partie qui en est le siége ne présente que peu de changements remarquables.

Des observateurs d'un grand mérite ont remarqué que la goutte aiguë ou rhumatisme articulaire est souvent accompagnée ou remplacée par d'autres maladies graves, telles que l'inflammation du péricarde, de la plèvre, et même du poumon et des méninges. Le professeur Andral a observé un cas de pleurésie double avec épanchement, durant le cours du rhumatisme articulaire. Le professeur Bouillaud dit avoir observé très souvent la péricardite pendant ou à la suite du rhumatisme articulaire aigu. « L'existence d'une péricardite est certaine, dit ce jeune professeur, chez un individu affecté d'un rhumatisme articulaire aigu, lorsqu'on observe les symptômes suivants: matité de la région précordiale beaucoup plus étendue qu'à l'état normal (doublée, triplée dans tous les sens); voussure de la même région; battements du cœur éloignés, peu ou nullement sensibles au toucher; bruits du cœur lointains, obscurs, accompagnés de différents bruits anomaux dont les uns dépendent du frottement des feuillets opposés du péricarde l'un contre l'autre, et dont les autres proviennent quelquefois de la complication de la péricardite avec une endocardite valvulaire. Une douleur plus ou moins vive à la région précordiale, des palpitations, des irrégularités, des inégalités, des intermittences de pouls, se joignent quelquefois aux symptômes précédents.» (*Nouv. Recherches*, p. 16.)

Le grand Sydenham, après avoir décrit le plus exactement possible et d'après la nature les symptômes de la goutte, et après avoir cherché en vain les moyens de se guérir de cette cruelle maladie qui l'avait mutilé, a donné une consolation à ses compagnons d'infortune en écrivant : « Ce qui doit me consoler, aussi bien que les autres goutteux qui n'ont ni grand bien, ni grand génie, c'est que les rois, les princes, les généraux d'armée, les grands capitaines, les sages, les philosophes, les grands esprits, etc., sont morts de cette maladie. Je dirai, en un mot, que la goutte a cela de particulier que vous ne trouverez pas dans une autre maladie, c'est qu'elle tue plus de gens riches que de pauvres, plus de gens d'esprit que de sots. »

On pourrait appliquer ici ces beaux vers de l'épître à M. de Montulé :

La nature a voulu, sans doute mère sage,
Entre tous ses enfants faire un égal partage;

Au brutes n'accorder qu'un instinct limité,
Mais au lieu de l'esprit leur donner la santé.

Le célèbre Desault rapporte dans sa dissertation sur la goutte, un fait qui a trait à celui qui vient d'être rapporté de Sydenham : « J'ai vu un valet, dit-il, envier le bonheur de son maître. Il couche, disait ce valet, dans un lit de damas, il boit le meilleur vin de la ville et toujours pur, il mange ses morceaux tout chauds; il a des revenus solides, une belle femme, des domestiques attentifs à lui plaire, etc.; tandis que le maître gisant dans son lit, tourmenté de la goutte et de la gravelle, regardait avec envie, à son tour, la bonne santé, l'agilité et le bon appétit de son domestique. Il m'a dit plusieurs fois que la nécessité de travailler, dans laquelle Dieu faisait naître les laboureurs et les artisans, était un bienfait singulier et un bonheur réel au-dessus des richesses, puisqu'il est très peu de riches qui n'en abusent, au lieu que ceux qui sont sages par force, trouvent dans l'exercice une bonne santé dont on ne connaît le prix qu'après qu'on l'a perdue. »

Goutte chronique. — Les symptômes de la goutte chronique ont beaucoup d'analogie avec ceux de la goutte aiguë; aussi, pour ne point tomber dans d'inutiles répétitions, donnerons-nous de la goutte chronique qu'une bien courte description.

Le phénomène le plus remarquable de la goutte chronique est la formation de concrétions tophacées tout autour de l'articulation, sortes de tumeurs dures, qui font saillie tantôt dans la cavité même de la membrane synoviale, ou entre cette membrane et les cartilages qu'elle recouvre, ou entre les parties fibreuses environnantes, tantôt dans le tissu cellulaire, les muscles, les aponévroses, le périoste, et le tissu osseux lui-même.

Le volume de ces concrétions tophacées varie depuis celui d'un grain de millet jusqu'à celui d'une forte noix ; leur surface est ordinairement rugueuse. On voit quelquefois un grand nombre de ces corps très rapprochés les uns des autres et formant des tumeurs en forme de chapelets, ordinairement apparentes sous la peau et même superficielles.

L'analyse, faite par des chimistes distingués, a montré que ces concrétions tophacées sont formées par l'urate de soude et le phosphate de chaux. En se rappelant que l'urine est formée d'acide urique et de phosphate de chaux, il ne serait pas impossible de trouver des relations directes entre la goutte et les fonctions urinaires, et des indications importantes pour le traitement de la goutte; c'est ce que nous espérons pouvoir justifier dans un travail spécial sur cette maladie.

Indépendamment de ces tumeurs tophacées, la douleur, quoique très vive dans la plupart des cas de goutte chronique, est sans irradiation; le gonflement est circonscrit; la rougeur, s'il en existe, offre une nuance particulière de violet.

Les paroxysmes sont moins tranchés que dans la goutte aiguë; si les souffrances sont quelquefois un peu moins vives, en revanche, elles n'ont point d'interruption; elles pourront ainsi persister quinze ou vingt jours, et disparaître tout d'un coup. Il est rare qu'elles décroissent graduellement, et une disparition brusque n'est souvent qu'un changement de siége. Dans ces cas, en effet, la goutte semble affecter une extrême mobilité; elle passe subitement d'une articulation à une autre, de manière à en frapper cinq, six, et plus dans la même attaque; quelquefois même elle semble quitter le siége qui lui est propre (les articulations) pour se porter sur d'autres appareils organiques : c'est ce que l'on a appelé goutte remontée, goutte rétrocédée.

Traitement. — On doit apporter beaucoup de

prudence dans le traitement de la goutte, à l'âge critique. Si la goutte est aiguë, si les douleurs sont très intenses, si la malade est forte, il conviendra de pratiquer des saignées, de poser des cataplasmes de lin et de pavot, arrosés de laudanum, d'administrer des bains chauds, des fomentations émollientes et de donner des boissons légèrement diaphorétiques.

Si au contraire la goutte est à l'état chronique, et si elle suit régulièrement sa période d'accroissement et de décroissement, on enveloppera la partie malade d'une peau de lièvre ou de flanelle et de taffetas gommé. On aura recours aux bains de vapeur simples ou aromatiques, ainsi qu'aux bains alcalins ou sulfureux. D'après une observation curieuse il paraîtrait que l'usage intérieur des eaux acidules gazeuses, telles que les eaux de Vichy, combiné à leur administration extérieure sous forme de bains et de douches, peut réussir à déterminer la résolution et la résorption des concrétions tophacées.

A l'intérieur, boissons sudorifiques de salsepareille, de gaïac, de squine; à l'extérieur, vésicatoires, cautères, moxas.

La sobriété, la modération dans les plaisirs de l'amour, et l'active dépense des forces musculaires, concourront puissamment à empêcher les retours de la goutte.

CHAPITRE XI.

APOPLEXIE.

Le sang, à l'époque de la cessation de la menstruation, ne se portant plus sur l'utérus, devient surabondant dans toute l'économie, et donne lieu souvent à l'apoplexie sanguine. Cette maladie est ordinairement annoncée par des bouffées de chaleur à la face, des rêves fatigants, des étourdissements, des migraines, par des palpitations, une respiration pénible, par des oppressions avec duretédu pouls ou d'autres symptômes d'une pléthore générale.

L'apoplexie peut se déclarer sous trois formes différentes : dans la première forme, la malade, soudainement frappée, tombe privée de sentiment et de mouvement; la face est injectée, la respiration stertoreuse, le pouls plein, sans fréquence; dans quelques cas, il se manifeste des convulsions ou une contraction des muscles des extrémités.Ces mouvements sont parfois limités aux muscles d'une moitié du corps, tandis que ceux du côté opposé sont dans le relâchement. La durée de cette stupeur varie de quelques minutes à plusieurs jours; alors, si la mort ne survient pas, ou la malade se rétablit sans conserver aucune trace de son attaque, ou le coma disparaissant laisse après lui une hémiplégie, la perte de la parole ou la perte de la vue, accidents qui sont persistants ou passagers.

Dans la seconde forme de l'apoplexie, la malade, affectée d'une céphalalgie vive, pâlit et s'affaisse; elle est prise en général de vomissements, et tombe quelquefois dans un état qui se rapproche de la syncope. La face se décolore, le pouls faiblit beaucoup sans disparaître entièrement et le froid gagne tout le corps. Dans cette crise de douleur soudaine, à laquelle se joignent quelquefois de légères convulsions, la sensibilité est conservée ainsi que la faculté de marcher; mais la céphalalgie ne cessant pas après un intervalle de quelques minutes à plusieurs heures, les idées deviennent incohérentes, le coma survient.

Enfin, dans la troisième forme, la malade est subitement paralysée d'une moitié du corps. Cette paralysie, désignée sous le nom d'hémiplégie, est caractérisée par l'état suivant : le bras et la jambe du même côté du corps sont pris, la moitié de la face est paralysée, et la bouche et une plus ou moins grande portion de la figure se trouvent tirées du côté opposé à la paralysie; quelquefois alors, l'air chassé de la poitrine par la bouche soulève et gonfle la joue à chaque mouvement respiratoire, et s'échappe en produisant un bruit assez analogue à celui que font les fumeurs quand ils renvoient la fumée dont ils ont rempli leur bouche. Il est rare que la langue soit entièrement paralysée; c'est presque toujours une de ses moitiés; alors, lorsque la malade la fait sortir de la bouche, sa pointe se tourne du côté paralysé, et très rarement du côté opposé. Cette paralysie est toujours accompagnée de difficultés dans l'articulation des mots; la paralysie de l'œsophage ne s'observe pas aussi souvent, on ne la rencontre même guère que dans des apoplexies très graves, et alors le danger est augmenté par l'obstacle qu'elle met à la déglutition.

Traitement. — Lorsqu'on remarque quelques uns des symptômes qui doivent faire craindre une attaque d'apoplexie, on doit avoir recours à la saignée du bras pour diminuer la masse du sang, et mettre la malade à un régime très sévère. Si malgré ces précautions l'apoplexie survient, il faut réitérer la saignée, ouvrir même la veine jugulaire et appliquer des sangsues ou des ventouses au cou, sur l'apophyse mastoïde, poser de larges vésicatoires aux jambes et des sinapismes aux pieds. Si l'apoplexie est comateuse, on fera des applications de glace sur la tête; ce moyen a arraché à la mort des malades qui avaient été inutilement saignés cinq ou six fois, inutilement émétisés, couverts de vésicatoires et de sangsues.

On doit aussi opérer une dérivation sur le canal intestinal, au moyen de l'émétique en lavage, de purgatifs, tels que des sels neutres, l'eau de Sedlitz donnés à l'intérieur, et la casse, la manne, l'huile de ricin administrés en lavements. Stoll avait souvent recours à de semblables moyens dans l'apoplexie, et disait en obtenir de très grands succès. La liberté du ventre favorise singulièrement l'absorption, diminue l'intensité des mouvements fluxionnaires, et prévient soit l'inflammation, soit la fluxion séreuse, qui ont lieu dans les parois du foyer de l'épanchement.

Je dois ajouter que pendant mon service comme aide de clinique médicale à l'hospice de la Charité de Paris et dans ma clientèle en ville, j'ai obtenu des résultats très avantageux de l'application d'un vésicatoire, entretenu pendant quelque temps à la partie supérieure et postérieure du cou.

CÉPHALALGIE OU MIGRAINE.

Les douleurs de la migraine sont locales, limitées au front, occupant à droite ou à gauche la région du sourcil, la fosse temporale, la cavité orbitaire. Elles se manifestent par accès, dont le nombre varie depuis un, deux par mois, jusqu'à trente, quarante par an, siégeant constamment du même côté, ou tantôt vers un point, tantôt sur un autre. Elles sont vives, poignantes, insupportables.

A l'époque de l'âge critique, les femmes sont très sujettes à la migraine, qui éclate presque constamment en plein jour. Elle débute ordinairement d'une manière subite; quelques femmes éprouvent cependant avant l'invasion de l'accès de la tristesse, du malaise, de la morosité, des envies de vomir, de bâiller, de la répugnance pour la nourriture; d'autres se plaignent de surdité. La malade se sent prise d'une douleur vive, hémicrânique ou générale, comme si les sutures allaient se disjoindre, ou comme si la calotte crânienne était de plomb ou que les tempes fussent lentement comprimées dans un étau; elle sent ses traits se contracter, s'allonger; une inquiétude mêlée d'impatience, d'anxiété, agite son esprit; sa figure devient pâle et abattue; le besoin d'isolement et de silence se fait sentir; le moindre mouvement, le bruit d'une montre augmente la douleur et le malaise. Au fort de l'accès, le pouls est concentré, dur, vibrant; la sensibilité générale est exaltée, l'exercice de la pensée presque nul, très ralenti; la malade, absorbée par la violence du mal, cherche à prendre une position horizontale; enfin des envies de vomir suivies d'évacuations bilieuses, lui procurent pour l'ordinaire quelque soulagement, et bientôt le sommeil qui s'empare de la malade semble dissiper les principaux accidents nerveux.

La durée moyenne d'un accès de migraine est de huit à dix heures. J'ai vu plusieurs dames être délivrées de douleurs atroces de migraine par une abondante excrétion d'urine; par une transpiration des pieds, des mains, et par une épistaxis.

La migraine est le plus souvent exempte de danger; cependant, lorsque la douleur occupe la cavité de l'œil, qu'elle retentit cruellement vers le cerveau, que la face est très gonflée, la paupière comme paralysée, que les vomissements sont suivis de défaillances, que le mal tend à persister au-delà d'un jour, cette maladie nécessite des secours actifs.

Traitement. — On ne doit pas ignorer que beaucoup de personnes calment la migraine en mangeant modérément et à propos, en buvant au début du mal, ou pendant l'accès, quelques tasses de café, d'une infusion chaude de thé, de feuilles d'oranger, de sauge, de fleurs de tilleul, etc. D'autres font usage de lotions d'eau froide, d'alcool, d'éther, dont elles provoquent rapidement l'évaporation. L'expérience enseigne qu'il vaut mieux observer souvent une immobilité complète, et attendre, sans s'imposer aucun remède, la fin de l'attaque, qui semble hâtée sur quelques sujets par l'usage de l'opium administré à la dose d'un ou de deux centigrammes.

On peut recourir avantageusement aux émissions sanguines, locales et générales, à la saignée de la veine jugulaire, à la saignée du pied, dans les violentes attaques de migraine, lorsque la congestion du cerveau et de la face devient alarmante. A. Paré obtint la guérison d'une migraine rebelle en faisant ouvrir l'artère temporale. Si dans de semblables circonstances il y a constipation, il faut la vaincre au moyen de lavements. Il faut soustraire la malade à toutes les causes qui peuvent tenir les sens en éveil, favoriser le sommeil. On ne doit pas négliger une ou plusieurs applications de sangsues à l'anus et même à la vulve, l'usage des bains tièdes et des pédiluves irritants; et si la migraine a des accès séparés par des intervalles régulièrement égaux, les préparations de quinquina et les décoctions de plantes amères procureront le plus souvent un soulagement marqué ou une guérison parfaite.

Il convient cependant de mettre beaucoup de réserve et de prudence dans l'administration des médicaments pour guérir les accès de la migraine; car il importe beaucoup de ne pas oublier que certains moyens qui tendent à supprimer ces accès, peuvent y parvenir, mais en faisant subir à la malade la chance d'autres affections plus graves, telles que l'asthme, la goutte, l'amaurose, des maladies chroniques des viscères abdominaux et génitaux urinaires.

« Une femme, nous apprend Bordeu, de trente-cinq ans, assez bien réglée, était depuis long-temps en proie à une migraine; malgré les remèdes qu'elle prenait, ou peut-être pour raison de leur mauvaise administration, la douleur s'empara de toute la tête; cette douleur était périodique; elle fut parfaitement guérie par les bains tempérés de Barèges, et ses eaux chaudes en boissons qui, vers le quinzième jour, procurèrent des déjections critiques purulentes par les narines. »

« Les règles s'étant supprimées chez une jeune fille, elle fut attaquée de la fièvre et d'une cruelle douleur de tête du côté droit; les remèdes ordinaires semblèrent d'abord lui faire quelque bien; mais bientôt la douleur se réveilla avec plus de violence. L'usage des eaux de Cauterets en boisson et en bains ne tarda pas à procurer un bon appétit, une transpiration abondante et le rétablissement des règles; de manière que la malade disait qu'on lui rendait la tête, et qu'elle-même était rendue à la santé. »

CHAPITRE XII.

HYSTÉRIE.

Une autre disposition générale chez les femmes à l'âge de retour, mais principalement chez celles qui ont le système nerveux très prononcé, est une grande susceptibilité nerveuse, ou pour mieux dire l'exaspération de la susceptibilité déjà existante et inhérente à la constitution. Cet état est quelquefois borné à ce que l'on a appelé vapeurs, neuropathie; d'autres fois il donne lieu au développement de l'hystérie, de l'hypochondrie ou de la mélancolie.

Cette maladie est très fréquente à l'époque de la cessation des menstrues. Les accès se déclarent rarement sans signes précurseurs; le plus souvent pendant quelques minutes, une ou plusieurs heures et même plusieurs jours d'avance, la femme éprouve un sentiment de malaise, d'accablement et d'agitation; des bâillements fréquents, des bouffées de chaleur, rougeur, pâleur de la face; froid des extrémités, palpitations, céphalalgies, tristesse accompagnée de soupirs et de pleurs qui alternent, dans certains cas, avec des rires immodérés et sans motif.

Au début de l'accès, la malade ressent vers l'hypogastre le sentiment d'une boule qui remonte vers l'épigastre, le comprime, s'élève jusqu'au cou, où elle fait éprouver une sorte de constriction, de strangulation, une suffocation insupportable. Il existe ordinairement une douleur locale très circonscrite nommée *clou hystérique*, qui fait éprouver, tantôt la douleur d'une aspérité qu'on enfoncerait dans les chairs, d'autres fois un tiraillement très incommode; il y a aussi un resserrement douloureux et des palpitations fatigantes à la région précordiale. Si l'accès est peu intense, on observe des convulsions légères et souvent une paresse de l'ouïe et un affaiblissement momentané des facultés intellectuelles. Si l'attaque est plus violente, il survient des défaillances et même des syncopes qui ne durent que quelques instants, après lesquelles l'accès cesse quelquefois. Dans certains cas, il se manifeste dans les muscles des membres et du tronc des mouvements convulsifs ordinairement si violents, que plusieurs personnes ont peine à contenir les femmes les plus faibles, qui s'agitent et se débattent sur leur lit. Lorsqu'elles ne sont pas empêchées, elles font des chutes épouvantables, se frappent la poitrine, s'arrachent les cheveux. Le corps, qui se roidit, se porte en avant, en arrière, à droite et à gauche. Les mâchoires sont resserrées, et les paupières, qui pendant l'accès recouvrent presque constamment tout le globe de l'œil, se contractent et s'agitent d'un frémissement continuel et précipité. Les narines sont largement ouvertes. Le ventre est dur, tendu, rétracté, ou au contraire singulièrement ballonné, tuméfié ; la face est alternativement pâle et colorée ; le pouls petit, quelquefois inégal, irrégulier; les battements du cœur sont cependant prononcés; ceux des carotides et des artères temporales sont en même temps très sensibles. La malade pousse des cris singuliers et perd en apparence l'usage de ses sens; elle ne paraît sensible à aucun excitant; mais, après l'accès, elle se souvient de ce qui s'est passé, et fait connaître qu'elle entendait.

D'après plusieurs auteurs, l'hystérie a des symptômes communs avec l'hypocondrie; mais d'après le professeur Rostan, l'hystérie diffère de l'hypocondrie par les mouvements convulsifs, et de l'épilepsie, en ce que les convulsions, 1° sont excentriques (signe douteux et peu important); 2° en ce que la face est beaucoup moins altérée, décomposée, signe sur lequel M. Landré-Beauvais a beaucoup insisté, et qui véritablement peut être le plus certain; 3° en ce que les malades entendent les questions qu'on leur adresse, et ne perdent jamais entièrement connaissance; 4° en ce qu'ils n'écument pas; 5° en ce qu'ils n'éprouvent pas de sommeil stertoreux.

L'hystérie est en général une maladie plus effrayante que dangereuse; elle simule souvent la mort. Le célèbre anatomiste Vesale s'y est mépris en portant le scalpel sur une dame espagnole qu'il croyait morte. Le *Journal des savants*, année 1745, rapporte l'histoire d'un colonel anglais qui, aimant éperdument son épouse atteinte d'une syncope hystérique, ne voulut point la laisser enterrer, et s'en établit la sentinelle vigilante. Après huit jours d'une garde sévère, quel fut son étonnement lorsqu'il vit sa femme se réveiller au bruit des cloches d'une église voisine! (A. Paré, livre XIV.)

Traitement. — On placera les malades sur un lit, la tête élevée; on écartera tous les liens qui pourraient gêner la respiration et la circulation; on les contiendra, afin d'empêcher qu'elles ne se blessent, et on donnera un libre accès à l'air. Si les femmes sont pléthoriques, on retirera de grands avantages des émissions sanguines, soit par la saignée du bras, soit par l'application des sangsues; mais s'il y a prédominance du système nerveux, on administrera par cuillerées, toutes les heures, une potion composée de quelques onces ou plusieurs décagrammes d'eau de fleurs d'oranger, de menthe, d'un gros ou quatre grammes de liqueur anodine d'Hoffmann, et deux ou trois gros de sirop d'éther. On doit faire respirer aussi à la malade l'éther, l'ammoniaque liquide. On emploiera avec avantage les fomentations sur les tempes et le front, avec un mélange de huit parties d'eau et d'une partie d'eau de Cologne; les demi-lavements à l'eau froide avec addition de trois grains ou quinze centigrammes de camphre et de dix grains d'assa-fœtida dissous dans un jaune d'œuf, et quinze ou vingt gouttes de laudanum de Sydenham. Le docteur Colombat assure avoir employé avec avantage la potion suivante : eau distillée de mélisse trois onces; eau de fleurs d'oranger une once; sirop de valériane et de diacode, de chaque une once, teinture de musc et de castoréum, de chaque vingt gouttes; éther sulfurique quinze gouttes. Mêlez et donnez d'abord deux cuillerées à la fois, ensuite une d'heure en heure.

Lorsque les accès sont très violents, on retirera de bons effets des frictions sèches ou des frictions excitantes faites avec l'alcool camphré; et même avec un liniment composé de deux onces d'huile d'olive, d'une once d'alcool camphré, d'une once d'essence de térébenthine, d'un gros d'ammoniaque liquide et d'un gros de laudanum de Sydenham, sur les membres et la colonne vertébrale.

On appliquera aussi sur les cuisses, sur les jambes ou sur les pieds des cataplasmes de farine de lin saupoudrés de farine de moutarde.

Les femmes qui ont les passions vives, l'imagination ardente, le système nerveux et l'utérus très irritables, devront se livrer à des exercices musculaires prolongés, à des occupations mécaniques et à des études sérieuses pour prévenir les accès hystériques; elles feront bien d'abandonner la lecture des romans, la fréquentation des spectacles, des bals; de ne se coucher que lorsque le sommeil approche, et de se lever aussitôt le réveil; elles feront usage d'aliments non stimulants, et de l'eau pure ou presque pure; elles s'abstiendront de thé, du café et des liqueurs spiritueuses; elles prendront en se couchant une infusion légère de fleurs d'oranger, de tilleul, avec quelques gouttes d'éther ou un verre de lait d'amandes.

Une dame d'un tempérament sanguin et très irritable, d'une maigreur extrême, était sujette, lors de sa première menstruation, à des vapeurs hystériques qui se sont dissipées à la suite du mariage. Cette dame aima beaucoup son mari et en fut très jalouse. A quarante-cinq ans, époque à laquelle la cessation des règles s'opèra, l'hystérie survint. Cette maladie parut six fois en quatre mois, et le dernier accès fut plus violent et plus prolongé que les autres. Le grand plaisir de la malade était de faire brûler du vieux cuir, et d'en respirer la fumée; ce moyen lui réussit. La douleur principale s'étant portée sur le col de la matrice, qui, au dire de la malade, semblait être serrée fortement avec des tenailles, on fit appliquer des sangsues aux aines; on joignit à ce moyen des injections faites dans le vagin avec une décoction de morelle, dans laquelle on ajouta du laudanum; on administra des lavements d'assa-fœtida, et ces moyens, aidés d'un régime sévère, rétablirent la santé de cette malade.

La cessation des règles et l'hystérie, ajoute le docteur Gardanne, apportèrent de grands changements au physique comme au moral de cette dame, qui acquit de l'embonpoint, et qui sut dès lors aimer sans jalousie.

NYMPHOMANIE OU FUREUR UTÉRINE.

Cette affection, caractérisée par un désir violent des plaisirs de l'amour, désir que la réflexion repousse quelquefois long-temps, mais dont l'empire est souvent au-dessus de la raison, attaque principalement les femmes d'un tempérament sanguin et irritable, celles qui sont brunes, abondamment fournies en poils, et qui ont des yeux noirs, grands et vifs. Elle est fréquente depuis la puberté jusqu'à l'âge de retour, et principalement à ces deux époques; elle a été observée cependant chez des femmes de soixante-dix à quatre-vingts ans.

L'invasion de la nymphomanie est rarement subite; elle est ordinairement précédée par des désirs vifs, mais que la raison repousse encore quelque temps; la femme est triste, rêveuse, taciturne; son regard est tour à tour languissant ou animé; elle se trouble et rougit sans cause apparente en la présence et surtout à la voix de la plupart des hommes; son imagination s'exalte; son langage devient vif et animé; elle recherche la solitude pour ne pas être distraite des pensées et des désirs qui l'agitent, et s'y livre souvent à des manœuvres criminelles. Bientôt il se manifeste de la pesanteur dans les lombes, des chaleurs dans l'abdomen et les seins, du prurit dans les parties génitales, et presque toujours il s'y joint un écoulement par la vulve, variable en quantité et en nature. Successivement le mal s'aggrave par la non-satisfaction des désirs; la femme se repaît de lectures obscènes, et loin de cacher son penchant irrésistible, la malade emploie toute son adresse à le faire connaître par de fréquents soupirs, des propos encourageants, des attitudes voluptueuses, enfin par l'oubli complet de toute pudeur. A la vue d'un homme, ses yeux étincellent, sa figure s'anime et se couvre de rougeur, sa respiration est précipitée; et soupirs, langage, regard, attitudes, tout en elle respire la volupté et provoque aux assauts amoureux. C'est principalement aux époques de la menstruation que les symptômes s'aggravent ainsi. Enfin la raison s'égare; pour satisfaire sa passion délirante, la nymphomane provoque le premier homme qu'elle rencontre : adresse, ruse, prières, supplications, menace et violence, elle emploie tout pour obtenir ses caresses. En même temps, une soif brûlante la dévore; la bouche est sèche et chaude, l'haleine fétide; les lèvres se couvrent d'écume. Quelquefois elle grince des dents, cherche à mordre, éprouve un sentiment de strangulation et l'horreur des liquides. L'état de folie devient continu, et alors la femme se livre aux actes désordonnés qui accompagnent ordinairement cet état; mais son délire roule toujours sur les plaisirs vénériens. Chez plusieurs femmes, le clitoris augmente beaucoup de volume, comme nous le verrons plus bas par un fait curieux; les grandes lèvres et le vagin se gonflent et parfois s'excorient, et il se fait par ces parties un écoulement plus ou moins épais et souvent fétide. Les malades périssent souvent dans le marasme ou dans une exacerbation violente et subite de la maladie.

Laissons parler Tissot à ce sujet : « Les femmes livrées à cette luxure périssent misérablement ses victimes; elles sont particulièrement exposées à des accès d'hystérie ou de vapeurs affreux, à des jaunisses incurables, à des crampes cruelles de l'estomac et du dos, à de vives douleurs de nez, à des pertes blanches, dont l'âcreté est une source continuelle de douleurs les plus cuisantes; à des chutes, à des ulcérations de matrice, et à toutes les infirmités que ces deux maux entraînent; à des prolongements et à des dartres du clitoris, à des fureurs utérines, qui, leur enlevant à la fois la pudeur et la raison, les mettent au niveau des brutes les plus lascives, jusqu'à ce qu'une mort désespérée les arrache aux douleurs et à l'infamie.

« Le visage, ce miroir fidèle de l'état de l'âme et du corps, est le premier à nous faire apercevoir des dérangements intérieurs. L'embonpoint et le coloris, dont la réunion forme cet air de jeunesse, qui seul peut tenir lieu de beauté, et sans lequel la beauté ne produit plus d'autre impression que celle d'une admiration froide; l'embonpoint, dis-je, et le coloris disparaissent les premiers; la maigreur, le plombé du teint, la rudesse de la peau, leur succèdent immédiatement; les yeux perdent leur éclat, se ternissent, et peignent par leur langueur celle de toute la machine; les lèvres perdent leur vermillon, les dents leur blancheur, et enfin, il n'est pas rare que la figure reçoive un échec considérable par la déformation totale de la taille. »

Traitement. — Tant que la nymphomanie n'est qu'au premier degré, d'après plusieurs auteurs, il est possible de la guérir par l'accomplissement des désirs vénériens; mais quand la maladie est plus intense et plus ancienne, les plaisir de l'amour n'apportent aucune amélioration. Il faut alors avoir recours à des applications de sangsues derrière les oreilles ou à la nuque, à des bains tièdes avec affusions froides sur la tête pendant la durée de chaque bain, à des boissons rafraîchissantes, froides, acidules, telles que les sirops d'orgeat et de guimauve, étendus dans les eaux de laitue, de nénuphar et de concombre, la limonade, l'orangeade, l'eau de veau et de poulet.

Il est très important d'éloigner des sens de la malade toutes les causes capables d'y entretenir de l'exaltation, telles que statues, images, et de s'abstenir avec elle ou auprès d'elle d'entretiens érotiques, d'occuper son esprit d'objets étrangers à la passion qui la domine, comme aussi de la mettre exclusivement en rapport avec des femmes.

Quand la maladie se trouve liée à quelque cause locale d'excitation, comme une affection herpétique, un prurigo, outre les moyens spéciaux que nous avons indiqués contre ces maladies, on retirera d'heureux effets de l'emploi des bains de siége froids, rendus émollients par l'addition de décoctions de graines de lin, de racine de guimauve, etc., ou narcotiques avec la morelle, les têtes de pavot. On pourra aussi faire usage de topiques calmants, comme le cérat de concombre opiacé, ou cataplasmes froids de farine de graines de lin, appliqués aux parties génitales.

Si la nymphomanie avait pour origine une autre cause locale d'excitation vénérienne, telle que la masturbation, il faudrait chercher à émousser la sensation qui porte la malade à des excès révoltants, qui lui sont si funestes, en joignant aux moyens indiqués, l'opération ou ablation du clitoris, siége principal de la volupté chez les femmes; c'est par son irritation qu'elles provoquent les jouissances. De là l'idée que conçut Levret de guérir la nymphomanie par son amputation. Rien, en effet, ne doit être plus propre à réprimer de trop vifs désirs, que le retranchement de l'organe dans lequel réside principalement la sensation. « Une jeune personne était tellement adonnée à la masturbation, qu'elle avait peu de pas à faire pour atteindre au dernier degré de marasme. Pénétrée du danger de sa situation, et cependant trop faible ou trop impérieusement entraînée par l'attrait du plaisir, entièrement subjuguée, elle ne pouvait se contenir. En vain lui liait-on les mains; elle savait y suppléer en s'agitant contre quelque partie saillante de sa couche. On lui lia les jambes; il lui suffisait du seul mouvement des cuisses, qu'elle pouvait encore frotter l'une contre l'autre, ou de l'agitation du bassin et des lombes, pour provoquer d'abondantes pollutions. Ses parents la conduisirent au célébre professeur Dubois, notre premier maître dans la carrière médicale. A l'exemple de Levret, il crut devoir proposer l'amputation du clitoris. Les parents et la malade s'y soumirent sans répugnance. L'organe fut retranché d'un seul coup de bistouri, le moignon fut cautérisé par un bouton de feu; c'est ainsi qu'on arrêta l'hémorrhagie. Le succès de l'opération fut complet. La malade, guérie de sa funeste habitude, recouvra bientôt sa santé et ses forces. Cet exemple peut servir de règle dans un cas semblable. »

Une dame, d'un tempérament nerveux, d'une taille élevée, mais très mince, a toujours eu les passions très exaltées, aussi n'a-t-elle jamais eu d'enfant. A trente-neuf ans, le flux commença à ne paraître qu'en très petite quantité, et irrégulièrement. Depuis ce moment jusqu'à sa quarante-unième année, il se manifesta un orgasme violent dans les organes de la génération, qu'elle assouvit elle-même le plus souvent. On employa tous les moyens de l'art pour apaiser un feu si vif. Les parties génitales externes se gonflaient quelquefois à un tel point qu'il fallait une application d'une ou de deux sangsues pour les dégorger. Les bains froids, des applications froides et narcotiques pendant la nuit sur les organes malades, sur l'hypogastre, sur les cuisses; des boissons de nénuphar, des semences froides, des saignées, un régime sévère, les moyens de percepta ne purent réussir à éteindre cette irritation. Le temps seul y porta remède.

«Une jeune femme, rapporte le docteur Deslandes, s'était livrée, en pension, à tous les excès de l'onanisme. Mariée à dix-sept ans, elle put connaître enfin ce dont elle s'était fait, me disait-elle, l'idée la plus voluptueuse. Quel désappointement! Le mariage ne fut le plus souvent pour elle qu'une source de malaise et de douleurs, ou bien, et c'était le cas le plus heureux, elle était complétement insensible aux caresses de son époux; ou bien, elle éprouvait en les recevant les sensations les plus désagréables. Alors un état pénible de spasme et de convulsions s'emparait d'elle, et se prolongeait plusieurs heures encore après que sa cause avait cessé d'agir. Plus d'une fois, je fus appelé au milieu de la nuit pour remédier à cet état.»

HYPOCHONDRIE.

Cette maladie s'empare souvent de la femme à l'âge de retour; le docteur Gardanne assure l'avoir observée plusieurs fois à cette époque.

La femme affectée d'hypochondrie présente les

phénomènes les plus nombreux et les plus variés; il n'est presque aucune partie de son corps qui ne soit le siége de quelque trouble, de quelque souffrance : la tête, la poitrine, l'abdomen, les parties extérieures sont tour à tour ou en même temps accusées par la malade de recéler différentes causes de gêne, de désordre, de douleur. La malade se plaint de ressentir des douleurs violentes plus ou moins étendues, des malaises, des chaleurs, des pesanteurs, des resserrements, des compressions, des fourmillements, des battements, des bouillonnements dans la tête ; elle entend dans l'intérieur du crâne des bruits singuliers, des sifflements, des détonations, de la musique, le murmure d'un ruisseau ; souvent la chaleur et la rougeur de tête sont augmentées ; le sommeil est difficile, de peu de durée, troublé par des rêves, des cris de cauchemar, interrompu par des réveils en sursaut, par des bruits extraordinaires dans la tête.

La malade éprouve aussi des dépravations de l'odorat et du goût; quelquefois elle flaire avec plaisir les odeurs les plus désagréables, et savoure avec délices des corps que tout le monde trouve détestables à goûter. Elle a en général l'humeur très inégale ; elle passe presque sans motif de la crainte à l'espérance, de la gaieté à la tristesse, des emportements à la douceur, des ris aux pleurs; souvent elle devient timide, craintive, irascible, inquiète, difficile à vivre; elle est facile à émouvoir, un rien la contrarie, l'agite, lui cause des craintes, des tourments, des terreurs paniques, des accès de désespoir; les motifs les plus légers la font passer de l'amour à l'indifférence ou à la haine.

La femme hypocondriaque éprouve aussi une succession d'idées et d'émotions les plus diverses sans que la volonté puisse les maîtriser ou les diriger, elle se plaint de tomber dans des états de faiblesse extrême. Elle emploie les expressions les plus exagérées pour peindre le mauvais état de son intelligence et les souffrances qu'elle ressent dans la tête. Elle ne cesse de répéter que sa maladie est nouvelle, extraordinaire, inconnue, incurable, qu'elle n'en guérira jamais, qu'elle perdra tout-à-fait la tête, qu'elle deviendra stupide, qu'elle tombera en apoplexie; qu'elle a le cœur desséché, désorganisé, pétrifié!

Le femme hypocondriaque sent quelquefois au cou des resserrements spasmodiques, des sentiments d'étranglement; elle est quelquefois prise d'oppression, de suffocation, d'étouffements; elle a souvent la langue légèrement chargée d'un enduit jaunâtre, quelquefois une excrétion abondante de salive, une digestion lente, douloureuse, avec un sentiment de chaleur et de gonflement à l'épigastre; quelquefois de la céphalalgie, accompagnée de vomissements. L'appétit est tantôt diminué, tantôt augmenté. La soif est rarement considérable. Presque toujours la malade éprouve une constipation opiniâtre, elle se plaint de chaleur dans les entrailles, quelquefois d'une sensibilité très vive dans l'abdomen, des battements du tronc cœliaque; sa physionomie est très mobile, d'un moment à l'autre elle annonce la santé et un état de souffrance, le bonheur et la tristesse; elle est pâle ou animée, jaunâtre ou offre les couleurs les plus vives, elle pleure avec une grande facilité, et l'écoulement abondant des larmes la soulage presque toujours. Très souvent son embonpoint n'est pas diminué, d'autres fois on remarque un amaigrissement considérable.

L'hypocondrie interminente s'observe souvent parmi les femmes arrivées à l'âge de retour; on lui donne alors le nom de vapeurs. Entre les accès, les malades jouissent d'une bonne santé, sauf les incommodités qui déterminent si souvent la prédominance du système nerveux. « Une dame, affectée de ces vapeurs, sent pendant quelques jours venir la tristesse sans sujet; elle n'a plus de force, elle a besoin de manger sans en avoir le désir, son sommeil est triste, sa volonté nulle ; elle ne peut chasser le malaise moral qui l'accable; l'accès est quelquefois marqué par une douleur vive sur un point, à la poitrine, à l'estomac, à la tête, etc. ; elle se désespère et croit sa mort inévitable, et tout cela se dissipe au bout de peu de jours, quelquefois après avoir pleuré sur sa mort qu'elle croyait très prochaine. Après l'accès, l'esprit est plus actif et plus disposé qu'auparavant. » (*Dict. méd.*)

Traitement. — Lorsque la femme est forte et que l'hypocondrie dérive ou est accompagnée d'une surabondance sanguine, que l'organe utérin menace de devenir le foyer d'une congestion sanguine ou d'une désorganisation, la saignée du bras doit être pratiquée; mais s'il n'y a aucun indice d'irritation vers la matrice, ou s'il existe une turgescence hémorroïdale, on doit faire désemplir les vaisseaux hémorroïdaux.

Si l'hypocondrie s'était développée après un déplacement d'une affection rhumatismale ou goutteuse, d'une irritation cutanée, dartreuse, etc. on devra se hâter de placer des vésicatoires d'abord sur le siége primitif de l'affection qui a été déplacée, ensuite sur l'épigastre, et enfin sur la région qui manifeste un sentiment douloureux. Ces topiques, dit un auteur, sont des révulsifs par excellence, et bien propres à dissiper les irritations locales si fréquentes dans la plupart des hypocondries.

Les bains tièdes conviendront également aux femmes maigres, tandis que celles qui ont beaucoup d'embonpoint, et dont la peau est flasque, retireront un très grand avantage des bains froids, et surtout de ceux de mer ou d'eau courante.

Si les femmes hypocondriaques sont faibles, irritables, sujettes aux coliques hépatiques ou néphrétiques, avec constipation, soif, sécheresse de la peau, on fera usage des boissons délayantes, petit-lait, eau de veau, de poulet.

Si l'appétit ne revient pas, si la bouche est pâteuse ou amère, s'il y a embarras dans l'estomac, on administrera très avantageusement un léger vomitif tel que l'ipécacuanha.

Si les viscères abdominaux sont surchargés de mucosités, il sera utile de prescrire des purgatifs ou des laxatifs, tels que le sulfate de soude, de magnésie, l'eau de Sedlitz, la manne, l'huile de ricin.

Les femmes nerveuses et débiles feront bien de faire usage des eaux ferrugineuses acidules thermales, telles que les eaux de Vichy, administrées à l'intérieur et même en bains et en douches, ou les eaux ferrugineuses acidules froides de Spa.

On a employé aussi avec beaucoup de succès les eaux sulfureuses de Cauterets, de Barèges, de Bagnières.

On parviendra à calmer l'excès de sensibilité ou les douleurs par les potions avec l'opium gommeux et les eaux distillées aromatiques, les sirops. On fera usage des narcotiques isolément ou associés à d'autres médicaments tels que les toniques; d'autres fois, on donnera les toniques le matin, et on conservera les calmants pour le soir.

Les substances que l'on peut administrer comme de véritables antispasmodiques, sans être narcotiques, sont le camphre, l'éther, la liqueur d'Hoffmann, la poudre tempérante de Sthal, l'extrait de Valériane, les oxides de zinc, de Bismuth, que nous avons eu occasion d'employer avec avantage.

Les femmes hypocondriaques, surtout celles qui sont nerveuses, agiront prudemment en ayant recours, même avant les premiers froids, aux habillements d'hiver, et aussi elles ne devraient les quitter qu'à l'approche des grandes chaleurs.

L'exercice agit favorablement sur l'organisation de l'hypocondriaque, il facilite le jeu des fonctions, excite l'appétit, aide la digestion, la nutrition et les mouvements circulatoires. Son activité sur le moral n'est pas moins salutaire ; il provoque l'activité des sens, des facultés morales et des fonctions intellectuelles ; en amenant des sensations et des rapports nouveaux, il détourne l'attention des malades de leurs idées chagrines, de leurs craintes continuelles, et les fait sortir du cercle des pensées relatives au dérangement de leur santé : *Quand nos mains sont industrieusement occupées, notre esprit suit leurs mouvements, et ne peut errer sur des idées pénibles.*

Il sera utile d'éloigner l'hypocondriaque du séjour qui lui retrace des souvenirs pénibles, quand surtout rien ne l'y attache.

Quelle puissante distraction et quelle sensibilité douce exerce la vue de la campagne, le spectacle de la belle nature, et même parfois la contemplation des chefs-d'œuvre de l'art et des monuments célèbres ! L'imagination est absorbée, toutes les facultés intellectuelles et morales sont agréablement occupées ; déjà la douleur a perdu de son empire, et l'âme devient accessible à des idées de consolation ; elle peut insensiblement renaître aux affections douces, à l'amitié, aux plaisirs tranquilles du sage.

Le médecin doit encore être persuadé que l'hypocondrie est une véritable maladie. Il doit accueillir avec attention le récit des malades, il leur présentera la maladie dont elles se plaignent, non comme imaginaire, mais au contraire comme une affection réelle des plus pénibles, mais peu dangereuse et très souvent susceptible d'une guérison prochaine et durable. En consolant ainsi l'esprit, il imprimera à l'organisation physique une impulsion avantageuse. L'imagination n'étant plus aussi alarmée, la femme hypocondriaque renaîtra à l'espérance et ne tardera pas à éprouver les bons effets de cette déférence salutaire.

Pomme réduit tout le traitement de l'hypocondrie à peu près à l'usage des bains tièdes et froids, des boissons rafraîchissantes, des pédiluves, des lavements froids, des fomentations émollientes, des potions huileuses et mucilagineuses, des eaux minérales, de l'eau pure pour boisson ordinaire. Il fait rester les malades dans l'eau plusieurs heures chaque jour. Il se propose, à l'aide de ces moyens, de relâcher le système nerveux atteint d'éréthisme.

On lit dans l'ouvrage du docteur Gardanne : « Une dame d'une constitution délicate a joui d'une bonne santé jusqu'au moment de la ménopause. Depuis un an elle voit irrégulièrement, et se trouve affectée d'hypocondrie. Quelques légères contrariétés ont pu donner lieu à cette maladie. Les symptômes chez elle sont portés au dernier degré ; rien ne peut la distraire, malgré qu'elle soit, du côté de la fortune, dans une position extrêmement heureuse. Elle fuit la société, les plaisirs ; elle a un abandon insoutenable, elle qui auparavant était très vive et très recherchée dans sa mise. Plusieurs fois cette dame a essayé d'attenter à ses jours. Je ne puis parvenir à redresser ses idées : « Comme vous, me dit-elle, je réfléchis sur mon mal, je cherche à le vaincre, et je ne le puis. J'ai honte de ma situation. » Son état taciturne n'est point toujours aussi fortement prononcé ; cependant les périodes de mieux ne sont pas de longue durée. »

L'illustre Bordeu dit dans ses recherches sur les maladies chroniques : « J'ai vu beaucoup de malheureux hypocondriaques qui s'ennuyaient d'une vie qu'ils passaient dans mille traverses, mille craintes, s'observant avec la dernière rigueur depuis la tête jusqu'aux pieds, et sentant des douleurs plus ou moins aiguës dans tous les membres ; quelques uns souffraient des douleurs dans le dos, des vertiges, et rendaient des vents par en haut et par bas ; d'autres étaient tremblants de tout le corps, et leur figure décharnée avait l'air de celle d'un cadavre; ils respiraient avec peine et éprouvaient dans leurs intestins une grande agitation accompagnée d'un sentiment d'un vive chaleur, qui changeait à chaque instant de place; leur ventre se gonflait, il s'aplatissait irrégulièrement, et ils se plaignaient d'un poids vers l'épigastre comme s'ils y avaient un morceau de bois; ils jasaient sans cesse, assaillaient les passants et consultaient, comme c'est d'ordinaire, tous les médecins indistinctement; de ces malades, dis-je, quelques uns parurent être guéris par l'usage des eaux chaudes, en boisson et en bains, et beaucoup d'autres en furent soulagés. J'ai parfaitement remarqué que ceux à qui ces eaux causaient une grande chaleur dans les entrailles, guérissaient radicalement s'ils persévéraient dans leur usage.

De deux femmes, poursuit ce grand médecin méridional, l'une qui était d'un esprit vif et pénétrant, souffrait des convulsions cruelles dans le bas-ventre, avec des trémoussements de tout le corps qui duraient des semaines entières et qui la reprenaient ensuite avec plus ou moins violence, des vomissements et une oppression de poitrine suffocative; l'autre, d'un tempérament plus délicat, était atteinte à peu près des mêmes symptômes; toutes deux étaient assez bien réglées et avaient épuisé les ressources de l'art; elles avaient fait usage d'adoucissants, d'apozèmes, et du lait à grandes doses, et enfin des eaux de Cauterets. Ayant été appelé, je jugeai à propos de leur faire quitter le lait et de leur faire boire les eaux en plus grande quantité, ce qui procura une chaleur beaucoup plus forte et une fièvre que terminaient des sueurs copieuses. Les bains tièdes qui furent ensuite mis en usage rappelèrent leur appétit qu'elles avaient perdu presque tout-à-fait auparavant, et leurs forces et leur gaîté. La première fut trois mois sans éprouver la moindre convulsion, et la dernière se porte encore mieux.

Une femme âgée de quarante-cinq ans, qui avait depuis long-temps trois grosses tumeurs écrouelleuses au col, sans compter un goître considérable, et qui était d'ailleurs sujette à des attaques de vapeurs si vives, qu'elles gonflaient périodiquement toutes ses tumeurs, vint à perdre ses règles, et devint depuis sujette à un asthme et un crachement de sang périodique; ses glandes du col augmentèrent même, et elle était dans une situation si triste, qu'on aurait dit qu'elle allait étouffer à chaque instant.

Nous nous bornâmes à tâcher de la remettre dans l'état où elle était avant d'avoir perdu ses règles ; nous lui fîmes prendre les eaux de Barèges seules pour l'asthme, après la saignée et quelques purgatifs, et nous ouvrîmes deux cautères, ce qui diminua tous les accidents, et rendit les tumeurs aussi supportables qu'elles l'étaient depuis quinze ou vingt ans. »

MÉLANCOLIE.

La femme, au temps critique, est souvent atteinte de cette maladie. Elle a alors un corps maigre et grêle, le teint pâle, jaunâtre. Sa physionomie est immobile, mais les muscles de la face, dans un état de tension convulsif, expriment l'effroi et la crainte. Ses yeux sont fixes, baissés vers la terre, le regard inquiet, soupçonneux. Se refusant à tout mouvement, la malade passe ses jours dans la solitude et l'oisiveté. Sa démarche est lente et craintive, comme s'il y avait quelque danger à éviter. Quelquefois la femme mélancolique repousse opiniâtrément toute nourriture ; on en a vu passer plusieurs jours sans manger, quoique ayant faim ; mais retenues par la crainte tantôt du poison, tantôt du déshonneur. On en a vu qui ont passé, treize, vingt, quarante jours sans manger.

Le pouls est ordinairement lent, faible, concentré, quelquefois il est très dur; la peau est sèche et brûlante, la transpiration nulle, tandis que les extrémités des membres sont baignés de sueurs.

La mélancolique n'a point de sommeil; l'inquiétude, la crainte, la jalousie la tiennent éveillée, et si elle dort, son sommeil est interrompu, agité par les rêves les plus sinistres.

L'urine est abondante, claire et aqueuse, quelquefois elle est rare, épaisse et bourbeuse. On a vu des mélancoliques qui retenaient l'urine pendant plusieurs jours de suite. On doit se rappeler l'histoire de ce mélancolique qui ne voulait point uriner par la crainte d'inonder la terre, et qui ne se décida à uriner qu'après qu'on lui eut persuadé qu'il n'y avait que ce moyen pour éteindre un violent incendie qui venait d'éclater.

La mélancolie présente deux degrés bien marqués : dans le premier la malade est d'une susceptibilité et d'une mobilité extrême ; la plus légère cause produit les plus grands effets sur elle ; le froid, le chaud, la pluie, les vents, la font frissonner de douleur et d'effroi ; le bruit la saisit et la fait frémir; le silence la trouble et l'épouvante; si quelque chose lui déplaît, elle la repousse avec obstination ; si les aliments ne lui conviennent pas, elle est dégoûtée jusqu'à éprouver des nausées et à vomir; si elle a quelque sujet de crainte, elle se sent terrifiée; si elle éprouve quelque revers, elle croit avoir tout perdu.

Dans le second degré, il n'y a pas seulement exagération ; mais la mélancolique ne conserve plus sa raison ; elle voit mal les objets qui lui paraissent enveloppés d'un nuage épais ou d'un voile noir. Elle se crée des chimères plus ou moins ridicules ; elle associe les idées et les choses les plus disparates. Elle s'effraie de tout. Trallien a vu une femme, tenant toujours un doigt élevé, croyant soutenir le monde sur ce faible appui. Toute sa crainte était de le voir fléchir, parce qu'elle se persuadait qu'elle aurait été ensevelie sous les ruines de l'univers. Chambon en a connu qui étaient tourmentées par la crainte de la colère du ciel, des vengeances célestes; elles étaient poursuivies par les furies ; elles se croyaient dévorées par les flammes de l'enfer et vouées aux supplices éternels. D'autres, par esprit de pénitence, racontaient à tous ceux qui les abordaient les fautes qu'elles avaient commises, afin, disaient-elles, qu'on les accablât du mépris qu'elles avaient mérité par leur conduite. Elles ne supportaient pas la vue de deux de leurs enfants; dont la présence leur rappelait le souvenir de leurs erreurs passées.

Le délire de la mélancolique prend le caractère de l'affection morale qui la préoccupait avant l'explosion de la maladie, ou conserve celui de la cause même qui la produit. Une femme dans une dispute est appelée voleuse, aussitôt elle se persuade que tout le monde l'accuse d'avoir volé, et que tous les suppôts de la justice sont après elle pour la livrer aux tribunaux. Une dame est horriblement effrayée par des voleurs qui pénètrent dans sa maison ; dès lors elle ne cesse de crier au voleur ! tous les hommes qu'elle voit, même son fils, sont des brigands qui viennent pour la voler et l'assassiner.

La mélancolique n'ayant la raison lésée que sur un point, il semble qu'elle emploie toute son intelligence pour se fortifier dans son délire. On ne pourrait se faire une idée de toute la force, de toute la subtilité de raisonnement pour justifier ses inquiétudes, ses craintes : il est rare qu'on vienne à bout de la convaincre, jamais on ne la persuade : *J'entends bien ce que vous me dites*, disait un mélancolique; *vous avez raison, mais je ne puis vous croire.*

Quelquefois au contraire la mélancolique saisit avec force, et conserve avec plus ou moins de ténacité les idées qu'on lui inspire. Une dame croit que son mari veut la tuer d'un coup de fusil; elle s'échappe de son château, elle va se jeter dans un puits; on lui crie que si l'on voulait la faire périr, le poison est un moyen plus facile; aussitôt elle a peur du poison et refuse toute espèce de nourriture. (*Dict. des Scien. médic.*)

« La mélancolie est une maladie grave, dit Chambon; après la disparition des règles, elle augmente l'épaississement des liquides : elle obstrue tous les couloirs de la bile et les autres organes où cette humeur se dépose : de là la couleur jaune de la peau, et les taches qu'on y observe et qui prennent quelquefois une teinte noirâtre. Elle gêne la circulation dans les viscères du bas-ventre; d'où, leurs obstructions, les squirrhes et les cancers de ces parties. Si la matière pénètre dans la cavité des grands vaisseaux, elle coagule le sang, forme des concrétions polypeuses dans les troncs principaux et dans les cavités du cœur. »

Traitement. — Il ne doit point se borner à l'administration de quelques médicaments; avant d'en faire l'application, le médecin doit être bien convaincu que la mélancolie est opiniâtre, difficile à guérir; que la médecine morale, qui cherche dans le cœur les premières causes du mal, qui plaint, qui console, qui partage les souffrances, et qui réveille l'espérance, est souvent préférable à toute autre.

L'air a toujours été considéré avec raison comme exerçant une grande influence sur les mélancoliques. Un climat sec et tempéré, un beau ciel, une température douce, un site agréable et varié, conviennent parfaitement à ceux qui sont atteints de cette maladie. Les vêtements chauds ne doivent point être négligés. Les bains tièdes seront aussi d'une grande utilité pour le rétablissement de la transpiration.

On doit proscrire les aliments salés, épicés, irritants, pour leur préférer les viandes fraîches, rôties et choisies parmi les jeunes animaux. La femme mélancolique fera usage de fruits rouges, de raisins, d'oranges, de grenades. Elle cherchera à se distraire par la promenade à pied ou en voiture, et si ses moyens le lui permettent, par des voyages, qui agiront avantageusement sur son intelligence, en faisant passer en quelque sorte à travers son esprit une multitude d'idées sans cesse renouvelées.

Aux exercices du corps, les femmes mélancoliques joindront avantageusement ceux de l'esprit. L'étude a quelquefois contribué à les guérir; il faut cependant avoir soin qu'elles ne s'appliquent point à des objets propres à exalter leur imagination. Quelquefois aussi il est utile de se prêter aux idées mélancoliques de celles qu'on veut guérir.

Une émotion vive, forte, imprévue ; la frayeur, une surprise ont souvent agi d'une manière favorable sur les mélancoliques. Alexandre de Tralles guérit une femme qui croyait avoir avalé un serpent, en jetant un serpent dans le vase en même temps qu'elle vomissait.

Lorsque la femme commence à donner des signes de mélancolie, on fera bien de lui administrer un léger vomitif, ou mieux encore un éméto-cathartique. On se trouvera bien aussi d'entretenir une diarrhée artificielle, lorsque les forces de la malade le permettent. Les lavements plus ou moins irritants ont aussi leur avantage. Les évacuants conviennent principalement lorsque la mélancolie est caractérisée par la nonchalance, l'aversion pour le mouvement et la lenteur des fonctions.

A quelque degré que soit parvenue la mélancolie, les personnes qui environnent la malade contribueront beaucoup à sa guérison par les consolations et les conseils nécessaires pour rappeler le calme dans son esprit. Une des causes les plus ordinaires de cette affection est l'amour;

passion funeste quand elle n'a pas pour base une amitié solide. Elle est d'autant plus inévitable chez les âmes faibles, qu'elle a sa source dans les besoins de la nature. C'est un sentiment que l'imagination embellit toujours aux dépens de la vérité; il trouble la raison, prête des charmes à la laideur et des attraits au vice. Il impose un joug tyrannique à ceux qui s'abandonnent à ses voluptés insensées; il tourmente ceux qui l'éprouvent dans les jouissances comme dans les désirs. Il rend injuste, en ce qu'il dépouille tous les êtres pour n'embellir que l'objet, quelquefois révoltant, de ses adorations. Il ne laisse souvent à sa suite que le chagrin d'avoir éprouvé des voluptés mensongères, ou d'être devenu le vil esclave d'un être qui ne méritait que le mépris. Passion que l'homme orgueilleux partage avec les monstres qui errent dans les forêts et les insectes qui s'agitent dans une fange dégoûtante.

A l'amour succède la jalousie, sorte d'aveuglement de l'esprit, qui tire sa source d'une vanité stupide, et qui concentre tout en soi. Si les chagrins que cause l'amour sont quelquefois durables et violents, ils sont mêlés d'une langueur qui y fait trouver une sorte de plaisir; mais ceux qui naissent de la jalousie sont toujours révoltants; ils humilient tous l'amour-propre. La femme jalouse n'éprouve que tourments dans sa vie. Chaque hommage rendu au mérite d'une autre femme est un vol fait à sa vanité; vol douloureux qui irrite et excite constamment sa colère et lui fait ressentir en même temps le dépit causé par l'abandon, l'injustice et l'humiliation : de l'abandon, parce qu'elle n'était pas l'objet des vœux momentanés de celui qu'elle aime; de l'injustice, parce qu'une autre a reçu les témoignages de respect ou de tendresse qu'elle se croit dus exclusivement; de l'humiliation enfin, parce que tout hommage rendu à une autre beauté la plonge dans la confusion. Elle est malheureuse par le bonheur qui échappe à ses injustes prétentions, et plus malheureuse encore par la gloire des autres; sa vie n'est qu'une suite de disgrâces et de désolations. Par quel moyen dissiper la cause des inquiétudes qui l'accablent, si son esprit se refuse à la raison?

Quel que soit le sujet de chagrin qui occupe l'âme des femmes mélancoliques, il est indispensable de les distraire par quelques amusements ou des occupations capables de fixer leur attention. On les éloigne des lieux qui leur rappellent le souvenir de leurs inquiétudes; on les dissipe par des voyages; on les ramène à des plaisirs analogues à leurs premiers goûts, pourvu cependant qu'ils soient de nature à donner quelque tranquillité à leur âme; on évite avec soin de leur faire éprouver des contrariétés. C'est, comme nous l'avons déjà dit, en paraissant d'abord adopter leurs idées, qu'on parvient à les diriger vers un but qui leur soit utile. L'aménité et la complaisance sont les grands mobiles à l'aide desquels on peut les amener à ses vues. Ces secours moraux ont souvent rendu la santé aux femmes qui n'étaient affectées que d'une mélancolie commençante.

FIN.

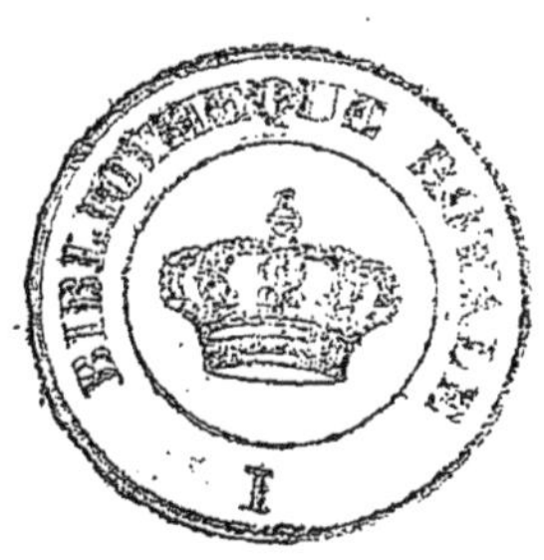

TABLE DES MATIÈRES.

Pages.

DEUXIÈME PARTIE.

TROISIÈME PARTIE.

FIN DE LA TABLE DES MATIÈRES.

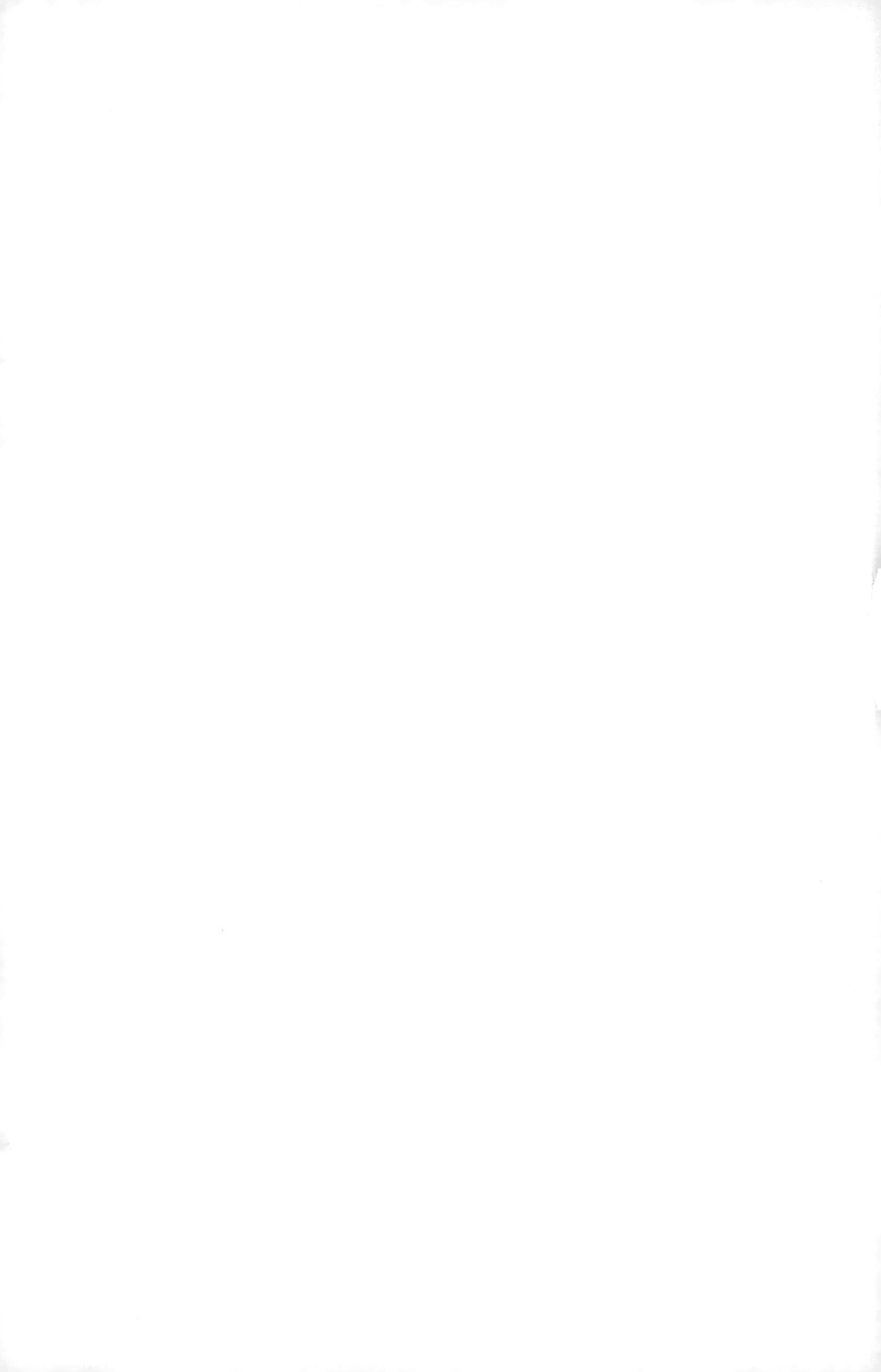

www.ingramcontent.com/pod-product-compliance
Ingram Content Group UK Ltd.
Pitfield, Milton Keynes, MK11 3LW, UK
UKHW012000240726
13965UKWH00001B/69

9 782013 577304